AF383803

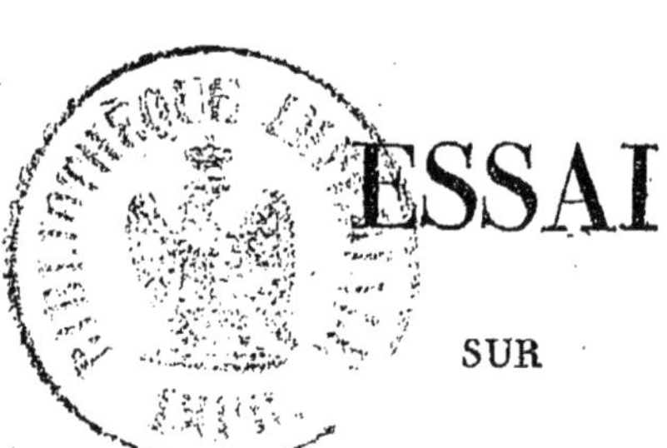

ESSAI

SUR

LA MÉDECINE DU COEUR.

LYON, IMPRIMERIE DE DURAND ET PERRIN,

succ. de Ballanche et de Cutty,

HÔTEL DE MALTE, RUE DU PLAT, N.º 15.

ESSAI

SUR LA
MÉDECINE DU COEUR,

AUQUEL ON A JOINT

LES PRINCIPAUX DISCOURS

PRONONCÉS A L'OUVERTURE DES COURS D'ANATOMIE, D'OPÉRATIONS ET DE
CHIRURGIE CLINIQUE, DE L'HÔTEL-DIÉU DE LYON,

PAR MARC-ANTOINE PETIT,

Docteur en médecine de l'Université de Montpellier, ancien Chirurgien en chef
de l'Hôtel-Dieu de Lyon, Professeur d'opérations et de chirurgie clinique,
Membre du Conseil municipal, de l'Académie, de la Société de médecine de
la même ville, Correspondant de l'Institut de France, etc., etc., etc.

SECONDE ÉDITION.

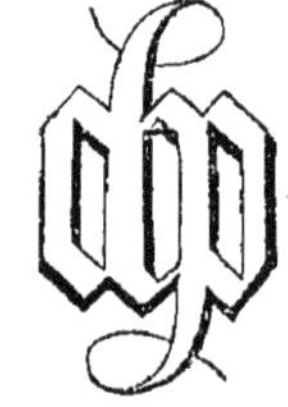

Prix : 5 francs.

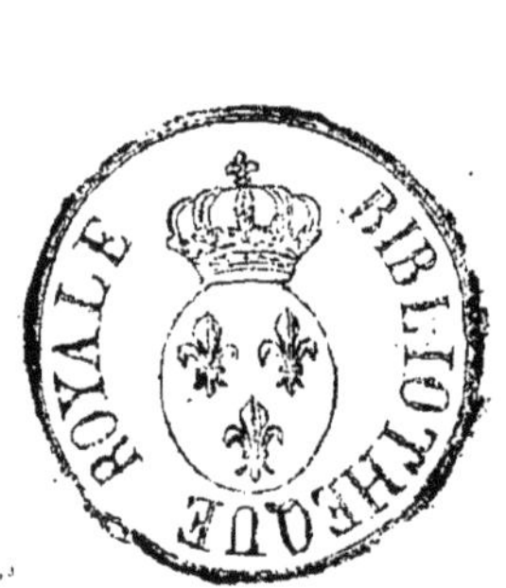

A LYON,

CHEZ LES PRINCIPAUX LIBRAIRES,
ET CHEZ LA VEUVE DE L'AUTEUR.

M DCCC XXIII.

AVIS DE L'ÉDITEUR.

En donnant une nouvelle édition de la Médecine du cœur, nous avons pensé qu'il convenait de donner une notice biographique de l'auteur , dont le souvenir est encore cher à ceux qui l'ont connu. Personne n'a oublié ses qualités bienfaisantes , sa douceur, son humanité, l'attention qu'il portait au malheureux qui avait besoin de son ministère. Parmi la classe ouvrière , celle qui fréquente le plus les hôpitaux par suite des accidens, auxquels elle est sujette, il est une foule de personnes qui ne se rappellent pas sans attendrissement tout ce qu'elles ont dû à ses soins et à ses talens, pour leur conserver une partie de leur individu, sans laquelle leurs moyens d'existence eussent été à jamais compromis.

On aime à suivre les premiers pas d'un homme distingué dans la carrière qu'il a parcourue. Ses études , ses occupations., ses progrès , l'emploi de son temps , tout intéresse; pour ceux qui se destinent au même état tout devient un sujet d'émulation et de persévérance dans un art difficile et hérissé d'épines. Semblable à son maître, il écrivit tout ce qui pouvait offrir quelque importance ; il fit des notes sur tous ses malades ; il pensait qu'aucune observation ne pouvait être inutile. Il existe de lui en manuscrit plus de 2400 consultations.

En composant la Médecine du cœur il y était constamment encouragé par un sentiment de bienveillance, qui était le mobile de toutes ses pensées, de toutes ses actions, par le désir d'être utile à ses élèves, et un jour à son fils, qu'il espérait diriger en lui faisant embrasser le même état. Si la providence en a autrement disposé, ses vœux n'en auront pas moins été exaucés ; et, privé des leçons de son père, il ne devra qu'à lui seul, à ses propres moyens, les connaissances à la hauteur desquelles il se sera élevé dans la science dont il s'occupe.

La tâche que nous nous imposerions a été remplie beaucoup mieux que nous ne pourrions le faire ; ainsi, nous croyons être plus agréable aux lecteurs en faisant précéder la réimpression des ouvrages de M. Petit, de l'éloge de M. Parat. Il fut son camarade d'études, son antagoniste au concours de la place de chirurgien-major de l'hôpital de Lyon, son ami constant. Il a fait avec le pinceau de l'amitié, animé des couleurs de la sensibilité, le portrait exact du caractère et des qualités inappréciables de son modèle. Le charme du style, l'intérêt qu'il y a répandu, ne laissent rien à désirer.

M. Petit succomba à une maladie longue et douloureuse, dont peut-être son extrême sensibilité fut la cause, et occasionna des altérations si profondes dans les organes de la vie, que tous les moyens curatifs furent inutilement employés.

L'esprit constamment tourné vers un même but, le désir ardent de l'atteindre, un travail opiniâtre excité par de brillans succès, une sensibilité trop vive dans un art où elle est si souvent exercée et a tant à souffrir, étaient autant de causes qui pouvaient bien porter la désorganisation dans la santé la plus robuste. Aussi considérait-il cette excessive sensibilité comme une des principales sources destructives de notre frêle existence, et celle qui devait encore produire les plus funestes effets.

On peut bien lui appliquer cette phrase qu'on trouve dans son discours sur l'influence de la révolution sur la santé publique.

« La vie est un flambeau qui doit se consumer
» lentement ; plus il jette d'éclat, moins il a de
» durée ; et tel est sans doute le prix que la nature
» attache à la sensibilité, qu'il faut lui en payer le
» don par la brièveté de l'existence. »   *

Nous avons augmenté l'ouvrage de M. Petit d'une Ode sur l'anatomie et de quelques pensées inédites. Il existe encore un assez grand nombre de poésies fugitives de l'auteur, mais étrangères à la médecine : nous ne les publions point dans ce moment.

A la suite de l'éloge historique de M. Parat, nous avons placé un hommage rendu à la mémoire de M. Petit, par M. Dumas; une élégie de M. Pitt, et un article du journal de Lyon sur les observations cliniques de M. Petit, par M. Ste-Marie. Ces pièces, imprimées à l'époque de sa mort, respirent les sentimens que chacun éprouva sur la perte qu'il venait de faire ; elles sont un témoignage certain des regrets qu'il laissa après lui. Rarement la mémoire d'un homme s'étend au-delà du jour où on lui rend les derniers devoirs, et les pleurs qu'il fait verser ne dépassent guère ce terme.

ÉLOGE HISTORIQUE

DE MARC-ANTOINE PETIT,

PAR M. PARAT,

Docteur en Médecine de la ci‑devant Université de Montpellier, Membre de l'Académie, ancien Secrétaire‑général de la Société de Médecine, et ancien Médecin titulaire du grand Hôtel‑Dieu de Lyon; Médecin actuel de l'infirmerie de l'Ecole vétérinaire, Médecin‑consultant du Dispensaire de la même ville, et Correspondant des Sociétés littéraire et médicale de Grenoble et Bruxelles;

Lu dans la séance publique de la Société de Médecine de Lyon, le 30 juillet 1812;

IMPRIMÉ PAR ORDRE ET AUX FRAIS DE CETTE SOCIÉTÉ. — LYON, 1812.

Messieurs,

S'il est des regrets que le temps affaiblit, il en est d'autres que le temps accroît. Une année s'est écoulée depuis que le docteur Petit n'est plus, et elle ne semble s'être écoulée que pour nous faire sentir davantage ce que nous possédions et ce qui nous manque. L'homme malade dont il calmait les souffrances, l'infortuné qu'il consolait, comme les sociétés dont il faisait l'ornement ou les délices, le redemandent encore tous les jours. Par quel charme avait‑il pu captiver ainsi tous les suffrages et se concilier tous les cœurs? c'est que le sien l'inspirait toujours; c'est qu'il savait tout embellir par la plus douce sensibilité, et constamment réunir la bienfaisance aux talens.

Telle fut l'heureuse alliance dont il offrit le modèle, et qui développa chez lui les qualités brillantes qui l'élevèrent, dans la profession qu'il exerça, à la célébrité dont il a joui. Mais, quelle marche suivit-il pour l'atteindre ? quels principes le dirigèrent, et quels ont été les fruits de son émulation et de son génie ? voilà le tableau dont je vais présenter l'esquisse.

Que cette tâche est délicate ! combien je sens qu'il me sera difficile de la remplir d'une manière digne de vous et de lui ! Mais, vous le savez, Messieurs, je ne me suis chargé d'être l'interprète de vos sentimens de reconnaissance et d'estime, que sous les auspices de votre indulgence, et pourriez-vous la refuser à l'ami qui a perdu son ami, et dont la voix est encore troublée par la douleur ?

Marc-Antoine Petit naquit à Lyon le 3 novembre 1766. Né sans fortune, il trouva dans sa mère ce qui remplace les richesses, et ce que les richesses ne remplacent pas, une tendresse inépuisable, et une ame pleine d'élévation et d'énergie. Pour elle toutes les privations et toutes les peines furent légères, parce que son fils en était l'objet. Elle put ainsi suffire aux besoins de son enfance comme à ceux de son éducation, et le jeune Petit eut des maîtres dès qu'il put les entendre.

Placé au collége de Beaujeu, il s'y fit remarquer par sa facilité pour l'étude, par la vivacité de son imagination et par son goût pour la poésie.

Ses humanités finies, il revint à Lyon, et le choix de sa mère, plus que le sien, lui fit embrasser la chirurgie.

A cette époque, comme aujourd'hui, cette ville possédait des magistrats éclairés. Les sciences et les arts trouvaient en eux des protecteurs puissans. MM. les échevins avaient fondé des prix en faveur des élèves en chirurgie; et, pour les seconder dans leurs vues de bienfaisance, les membres du collége de médecine faisaient annuellement des cours gratuits sur l'anatomie et la physiologie.

Cette année-là (1782), notre estimable collégue, M. le docteur Brion, en était chargé. Petit, qui les avait suivis avec assiduité, se présenta au concours qui devait les terminer. Son premier pas fut une victoire : le premier prix lui fut adjugé, et Petit n'avait que seize ans.

A ce succès il en ajouta bientôt un autre. L'année suivante, le 16 juillet 1783, on devait nommer aux places de chirurgiens internes de l'hôpital de la Charité de Lyon. Dans le nombre des concurrens il s'en trouvait qui, par leur instruction déjà reconnue, semblaient assurés du premier rang : Petit concourt, et obtient encore la première place.

Il l'occupa pendant deux ans, après lesquels il se rendit à Paris, nouveau théâtre où son émulation découvrit sans doute de nouveaux lauriers à cueillir, mais aussi de plus grands obstacles à surmonter.

Elle existait alors dans la capitale, cette célèbre académie de chirurgie, qui, par les grands hommes qu'elle renfermait, avait forcé les nations voisines à reconnaître les chirurgiens français pour les premiers chirurgiens de l'Europe.

Les savans qui la composaient ne se bornaient pas à rassembler de toutes parts, pour les perfectionner et les répandre, les procédés opératoires et les traitemens qui étaient de leur ressort.

Ils ne se bornaient pas non plus à propager leurs principes par un enseignement public sur toutes les parties de la chirurgie, ils portaient encore leurs vues de perfectionnement et d'utilité jusqu'à former, par un enseignement particulier, des sujets capables de devenir un jour leurs dignes successeurs. Cette dernière institution était connue sous le nom d'École pratique de chirurgie.

On y parvenait en subissant à la fin de chaque cours un examen public; ordinairement les élèves ne s'y présentaient qu'après plusieurs années d'études, parce qu'ils n'avaient pas seulement pour but de suivre les cours les plus complets qui se faisaient alors sur l'anatomie et la chirurgie, mais parce que de plus ils désiraient atteindre à cette supériorité qui pouvait leur faire soutenir avec honneur le concours des médailles, par lequel se terminaient les travaux de cette école.

Petit, qui n'avait pu s'y préparer, hésite et croit un moment devoir y renoncer; mais son séjour dans la capitale est limité, il ne peut attendre, il concourt pour l'école pratique et se trouve admis.

Ce premier avantage était grand sans doute; mais pouvait-il suffire à son ambition, quand il pensait que six mois après huit médailles devaient être distribuées, et ne pouvaient être que le partage d'une instruction consommée.

Cette époque fut pour lui la plus difficile comme la plus importante de toutes ses études. Jamais, m'a-t-il dit souvent, je n'avais autant senti le prix du temps, et plus regretté celui que j'avais perdu. Comment ne pas l'apprécier en effet, lorsque, dans l'espace si fugitif de six mois, l'on démontrait, dans leur plus grande étendue, et nécessairement avec la plus grande rapidité, toutes les parties de l'anatomie et des opérations chirurgicales. Comment aussi ne pas le regretter, quand il voyait tous les jours, dans le plus grand nombre de ses condisciples, des hommes à qui ces détails étaient déjà familiers, tandis qu'il ne les entendait que pour la première fois.

Mais, loin de se décourager, son émulation et son ardeur s'en augmentent, il redouble d'assiduité et de travail; et, mettant à profit jusqu'à l'instruction de ses rivaux, il s'exerce avec eux à préparer les armes dont il devait bientôt se servir pour les combattre.

Arrive enfin le moment de l'examen public. Quatre médailles en or et quatre en argent sont prêtes, et n'attendent que le nom des vainqueurs.

Je ne m'arrêterai point à vous dire combien l'assemblée était imposante et nombreuse. Je suis trop pressé de vous apprendre qu'interrogé à son tour, Petit a frappé ses juges par la justesse de ses réponses, et fixé leurs suffrages pour la seconde médaille en or, ne cédant la première qu'aux profondes connaissances de M. Lallemant, qui est aujourd'hui l'un des savans professeurs qui composent la nouvelle école de médecine de Paris.

Dès cet instant Petit sembla n'avoir que des triomphes à remporter; du moins il ne désira plus que d'en faire naître et d'en saisir l'occasion. La première qui se présenta fut celle des chirurgiens internes du grand Hôtel-Dieu de Lyon. Le concours s'ouvrit le 30 mai 1787, et l'on se persuade aisément que Petit n'y soutint qu'une lutte dont l'issue fut heureuse. La seconde, quoique plus importante, puisqu'il s'agissait de la place de chirurgien en chef du même Hôpital, ne s'offrit point à son esprit comme une difficulté plus grande, puisqu'il la provoqua lui-même.

Avant lui, la place de chirurgien-major de cet hospice n'avait jamais été publiquement disputée : l'administration seule y nommait. Petit, qui n'en était point assez connu, parce qu'il n'avait pas rempli sa place de chirurgien interne, craignit que ses compétiteurs, qui étaient alors en exercice, n'eussent sur lui un avantage décisif, comme plus anciens et plus formés. Pour se montrer leur égal il n'avait que la voie du concours ; il fait réclamer et réclame lui-même auprès des administrateurs : le concours est établi et fixé pour l'année suivante.

Doué d'une imagination vive, d'une mémoire heureuse, et d'une élocution facile, riche de ses études, confiant dans ses succès, accoutumé à soutenir les regards et à fixer l'attention d'un public nombreux, Petit attendait avec calme le moment de s'engager dans la lice ; elle fut ouverte les 9, 10 et 11 juin 1788, et ces trois jours d'épreuves furent tout autant d'occasions pour lui, de montrer l'étendue comme la profondeur de ses connaissances; il fut proclamé vainqueur et méritait de l'être.

Une victoire si flatteuse dut sans doute lui faire goûter une satisfaction bien vive. Qu'il fut loin d'en concevoir de l'orgueil ! Il sentit qu'un poste éminent n'offre qu'un grand devoir à remplir, et que la confiance qui l'impose, ne devient irrévocablement honorable, qu'autant qu'elle est justifiée. C'est ainsi qu'il jugea de l'avenir, considérant la place élevée qu'il venait de conquérir, bien moins comme la récompense de ses premiers travaux, que comme l'obligation de faire de nouveaux efforts pour prouver qu'il en était digne.

Ce sentiment d'une noble émulation, plus encore que le réglement qui l'obligeait à prolonger ses études, le ramena dans la capitale ; et, désigné pour occuper une des premières places de la chirurgie française, il voulut s'attacher à l'un des premiers chirurgiens dont s'honorait la France. Tel fut le motif qui lui fit ambitionner l'honneur qu'il obtint de devenir le disciple particulier de Desault.

Cette faveur fut inappréciable. Non-seulement Petit y trouva celle de connaître, dans l'intimité, le grand anatomiste qui, par vingt ans de méditations et de recherches, était parvenu à faire citer dans toute l'Europe sa méthode et son nom. Il eut de plus l'avantage, non moins inappréciable, de pouvoir continuellement suivre l'opérateur et le praticien consommé, qui tous les jours, sur le plus vaste théâtre des misères humaines, dans le grand Hôtel-Dieu de Paris, variait à chaque instant ses procédés et ses moyens, suivant l'immense variété des cas qui se présentaient à son génie ; et c'est là que Petit parvint à se rendre si familière la connaissance des maladies chirurgicales, et celle de toutes les opérations qu'elles exigent.

Mais la connaissance des maladies chirurgicales et des opérations qui leur sont applicables, ne parut point suffisante à celui qui avait déjà reconnu les rapports qui se trouvent entre les maladies intérieures et les affections externes.

Il jugea donc qu'il n'était pas moins essentiel de se livrer à l'étude de la connaissance et du traitement des maladies internes. Toujours nécessaire dans ce qui précède et ce qui suit une opération, cette partie de l'art de guérir peut étendre bien au-delà son empire, puisque souvent on l'a vu terminer seule des maladies extérieures des plus graves, et rendre inutiles des opérations que l'on avait d'abord jugées indispensables. Telle est la perfection de la science, disons le mot propre, et le triomphe de la médecine interne.

Pour en recevoir les principes dans celle des écoles qui jouissait de la plus grande célébrité, Petit se rendit à Montpellier où il eut, comme moi, le bonheur de trouver un guide éclairé dans un jeune, médecin notre compatriote et notre ami.

M. Dumas, qui était alors l'un des disciples les

plus distingués de cette université, dont il devait être un jour l'ornement et le chef, se plut à nous indiquer les sources de la saine doctrine qu'il y avait acquise, comme il se plaît à la répandre aujourd'hui, et par les ouvrages dont il ne cesse d'enrichir la médecine, et par le professorat qu'il remplit avec tant de distinction et d'éclat.

Petit ne put la connaître, cette doctrine, sans en devenir l'admirateur, et à cet égard on relit toujours avec un nouveau plaisir, dans ses *Epîtres à Forlis*, l'hommage plein d'éloquence et de vérité qu'il a rendu aux hommes célèbres qui soutiennent si bien la gloire de cette antique et fameuse école.

Aussi désira-t-il lui appartenir, en y prenant ses grades : à cet effet il soutint sa thèse le 25 octobre 1790.

Le sujet de la dissertation latine qu'il présenta fut la phthisie laryngée, dissertation dans laquelle on pouvait déjà reconnaître, par les procédés opératoires qu'il indique, le génie chirurgical qu'il a depuis si heureusement développé.

Son grade de docteur obtenu, il revint dans sa patrie, et fit son entrée à l'Hôtel-Dieu, en qualité de chirurgien-aide-major.

Cette année (1791), l'académie de chirurgie de Paris proposa pour prix : « De déterminer la meil-
» leure forme des diverses espèces d'aiguilles pro-
» pres à la réunion des plaies, à la ligature des
» vaisseaux, et autres cas où leur usage serait
» jugé indispensable, et de décrire la méthode de
» s'en servir. »

Cette question offrit à Petit un sujet dont la connaissance approfondie lui était trop essentielle, dans une place comme celle qu'il devait occuper, pour ne pas chercher par lui-même quelles étaient les corrections dont ces instrumens étaient susceptibles: il s'en occupa donc et concourut.

Plusieurs mémoires furent envoyés, aucun d'eux ne fut couronné, parce que « l'académie, comme » nous l'apprend M. Sabatier, ne trouva point toutes » ses vues remplies, quoiqu'elle fût satisfaite des » nouvelles aiguilles que quelques concurrens lui » avaient présentées. »

Mais, comme la description que le savant auteur de *la Médecine opératoire* donne de ces aiguilles nouvelles (qui sont celles qu'il préfère et qu'il adopte), est rigoureusement la description qui se trouve dans le manuscrit qu'a laissé Petit, on peut légitimement conclure que s'il n'a pas eu la gloire exclusive d'indiquer ces corrections, il doit au moins la partager avec ceux qui ont proposé des corrections semblables ; de même que ses concurrens doivent reconnaître à leur tour, comme il le fit lui-même, que le suffrage d'un grand maître est bien fait pour consoler de la perte d'une palme académique.

Ce qui put aussi l'en dédommager fut le succès qu'il obtint l'année suivante dans le pronostic et la guérison d'une maladie des plus obscures par ses symptômes, et qui pouvait devenir des plus funestes par ses suites.

Il s'agissait de prononcer sur le caractère et le

traitement d'une tumeur énorme placée à la jambe gauche, et que portait depuis quatre ans une jeune demoiselle âgée de dix-huit ans.

L'ancienneté comme la profondeur de cette altération ne pouvait permettre que des opinions douteuses ; aussi les hommes de l'art qui furent consultés eurent tous des avis différens : les uns crurent reconnaître une ancienne fracture dont la consolidation s'était faite d'une manière irrégulière , et les autres une tumeur lymphatique dégénérée. Petit seul affirma que c'était un anévrisme, et l'événement justifia pleinement la justesse de sa pensée, de même que le rétablissement de la malade qu'il opéra, prouva toute la sûreté de son talent d'opérateur.

Telle fut la guérison si remarquable qu'il fit dès son début dans la pratique. Sa réputation ne tarda pas à s'accroître, et la fortune pour la première fois vint lui sourire : jusqu'alors il n'en avait connu que les rigueurs, mais ces rigueurs mêmes lui préparèrent un des momens les plux doux de sa vie.

Je viens ici révéler un secret ; mais le bienfaiteur que je vais trahir m'excusera sans doute, puisque la voix de mon ami ne peut plus se faire entendre, et que, déposée dans le sein de l'amitié , sa reconnaissance n'a pu descendre toute entière avec lui dans la tombe.

Pour le cours entier de ses études, Petit avait toujours trouvé dans sa mère des ressources proportionnées à ses besoins. Dès qu'il fut désigné chirurgien - major , il fut le premier à mettre un terme aux privations que cette tendre mère s'était imposées. Cependant il était loin de pouvoir se suffire à lui-même. Trois années devaient séparer le moment de son exercice de celui de sa nomination, et cet intervalle de temps ne lui présentait qu'un tableau de dépenses nouvelles. Elle furent connues ou plutôt pressenties par l'un de ses protecteurs, dont la délicatesse se pressa d'aller au devant de ses demandes, par l'offre d'une somme suffisante pour ses voyages. Petit l'accepta : à son âge et dans sa position il ne voyait que la certitude de pouvoir promptement s'en acquitter ; ce moment, en effet, arriva.

Mais en se présentant chez celui qui l'avait si noblement obligé, et en lui faisant connaître l'objet de sa visite, quelle fut sa surprise d'être arrêté par ces mots :

« Cet or n'est plus à moi, Monsieur; je vous
» l'ai offert pour assurer à l'humanité un talent qui
» lui fût utile ; secourez les malheureux , et sa
» destination est remplie. »

Petit insiste, mais il insiste en vain ; en vain il répète que les malheureux seront également secourus. — Rien ne change la résolution de son bienfaiteur , qui cependant, pressé par des instances nouvelles , se hâte de les terminer par un nouveau trait de délicatesse bien digne d'une ame élevée comme la sienne.

« Il est un moyen de nous concilier, ajouta-
» t-il aussitôt ; vous ne serez que le dépositaire
» de cette somme, et je vous la confie, sous la

» condition que vous en ferez pour un autre l'usage
» que j'en ai fait pour vous ; il ne me reste qu'à
» faire des souhaits pour que votre choix soit heu-
» reux comme le mien. »

L'admiration fut sans doute le premier sentiment dont Petit fut frappé ; il en éprouva bientôt
un autre, plus flatteur encore pour celui qui l'inspirait, ce fut le sentiment du bonheur qu'il eut
de recevoir une si belle leçon sur la bienfaisance,
et l'engagement qu'il prit avec lui-même de la pratiquer toute sa vie.

Je sais qu'il a religieusement rempli la condition qui lui fut imposée, et qu'un élève ami de
l'étude et des lettres a reçu de sa main les mêmes
encouragemens, et sous la promesse de les donner
à son tour,

Je sais de plus qu'il avait l'intention de rendre
public ce trait, avec le nom de celui qui avait su
trouver dans un premier bienfait, la source de mille
bienfaits nouveaux.

Mais, si une mort aussi cruelle que prématurée
n'a pu lui permettre d'offrir lui-même cet hommage, ne dois-je pas remplir ce vœu pour lui,
puisque ce vœu m'était connu ?

Qu'il me soit donc permis de faire connaître ce
nom si respectable et si cher, en prononçant celui
de notre concitoyen M. Trollier de Fétan.

Comme vous le voyez, Messieurs, sous le rapport de l'esprit et du cœur, Petit n'eut rien à désirer dans le choix de ses modèles, et ce fut ainsi
que, toujours guidé par les secrètes inspirations

d'un Desault et d'un de Fétan, il continua sa marche dans la carrière qu'il avait si bien commencée.

Une chose pourtant manquait à son bonheur : né avec le cœur le plus aimant, pouvait-il être indifférent à l'amour ? mademoiselle Julie Michelin, par la réunion des plus heureuses qualités, lui en fit sentir le pouvoir. L'hymen couronna sa tendresse, et son mariage fut célébré à Châlons-sur-Saône, le 2 septembre 1792.

Une heureuse grossesse mit bientôt le comble à ses vœux. Mais ce qui devait ajouter à ses jouissances, devait également ajouter à ses peines.

Les orages révolutionnaires qui venaient d'éclater dans la capitale, s'étaient étendus dans les provinces, et plus particulièrement dans sa patrie : des Français s'y déclarèrent les ennemis des Français ; Lyon fut cerné, et ce ne fut qu'au milieu des horreurs et des dangers d'un siége, que son épouse put recevoir le doux nom de mère ; mais la providence veillait sur elle et sur la fille chérie qu'elle mit au jour, qui heureusement conservée, et maintenant embellie par tous les agrémens de son sexe et de son âge, rappelle avec fidélité l'esprit et l'amabilité de son père.

A peine délivré des craintes qu'il avait si vivement ressenties pour ce qu'il avait de plus cher, Petit craignit pour lui-même. La persécution menaça de l'atteindre, il s'éloigna, et son absence dura plusieurs mois ; mais, n'écoutant plus que la raison du devoir, qui l'emporta sur toutes les autres, Petit rentra dans l'Hôtel-Dieu pour y commencer l'exercice de ses fonctions de chirurgien en chef.

Ici, Messieurs, s'ouvre pour nous une scène nouvelle : nous avons vu jusqu'à présent le disciple et l'homme privé, c'est maintenant l'homme public et le maître qui vont se présenter à nos regards.

Placé à la tête d'un établissement qui renfermait près de 400 malades à visiter tous les jours, et chargé de diriger les soins des nombreux élèves associés à ses travaux, il sentit que le moyen le plus sûr pour les pénétrer de leur devoir et de la sévère exactitude qu'ils devoient mettre à les remplir, était celui de s'imposer cette sévérité pour lui-même ; parce que, comme l'expérience universelle l'apprend, de toutes les autorités la plus forte est l'exemple. Telle fut sa première règle de conduite.

Il trouva la seconde dans l'émulation qui l'animait sans cesse, ce fut celle de rendre le devoir facile en le rendant agréable, par le charme et l'intérêt qu'un esprit éclairé trouvera toujours à se perfectionner dans la science qu'il cultive : c'est ce nouveau motif qui lui fit introduire dans le grand Hôtel-Dieu de Lyon l'enseignement de l'anatomie et de la chirurgie clinique, que le savant Desault avait établi dans le grand Hôtel-Dieu de Paris.

Un troisième principe, non moins important, lui servit également de guide ; ce fut celui de recueillir scrupuleusement tous les faits soumis à sa pratique, et de porter dans l'examen des cas difficiles cette analyse et cette pénétration profonde qui en recherche toutes les causes, en étudie tous les signes, en distingue toutes les complications ; qui en embrasse, en un mot, toutes les circonstances, puisque c'est de leur connaissance seule que doit naître celle des moyens capables de les éloigner ou de les combattre avec succès.

En cela encore il imita Desault; mais il l'imita comme le génie sait imiter le génie, en créant comme lui.

En effet, Messieurs, si Desault a rendu son nom célèbre par les nombreuses méthodes qu'il a perfectionnées ou découvertes, l'on peut aussi dire que Petit a su en découvrir et perfectionner à son tour.

Et pour en donner des preuves, n'est-il pas maintenant bien acquis pour l'art, que la méthode que l'on doit à Petit, de réunir sur-le-champ les plaies de poitrine, est le fruit d'une méditation savante; que l'expérience en a confirmé les avantages; que ses successeurs à l'Hôtel-Dieu l'ont constamment suivie, et qu'elle a été répandue avec succès dans les armées, par ses disciples?

Ne sait-on pas encore que sa manière de vider les dépôts froids, par la ponction et les ventouses, est une des découvertes les plus ingénieuses de la chirurgie moderne?

N'est-il pas aussi reconnu que les anciens avaient proscrit la suture des tendons, et regardé comme incurables tous les cas où les tendons des doigts étaient coupés; que Petit a osé penser le contraire; qu'il a deux fois, chez des sujets différens, pratiqué la suture du tendon de l'indicateur de la main droite, et qu'il a chaque fois rendu le mouvement

à des parties qui paraissaient pour toujours frappées d'immobilité?

Ne sait-on pas, enfin, que si la science met au
rang des découvertes ces conceptions et ces résolutions hardies qui rendent capable d'exécuter ce qui
paraissait impraticable, l'on citera toujours l'exemple qu'en a donné Petit? puisqu'on l'a vu, dans un
cas désespéré et qui ne présentait chez le malheureux qui l'éprouvait que les cruelles angoisses
d'une suffocation prochaine; on l'a vu, dis-je,
porter quatorze fois un fer rouge dans le fond de
la gorge, pour arrêter la marche d'une pustule
maligne qu'il parvint à détruire.

C'est ainsi que le disciple sut marcher sur les
traces du maître, pour en devenir un jour l'un
des plus dignes émules.

Une pareille gloire devait être la récompense de
l'application qu'il avait mise à se pénétrer de ses
principes, et du soin qu'il prit d'honorer sa mémoire; car, vous ne l'avez point oublié, Messieurs,
il fit de l'éloge de Desault le sujet du premier
discours qu'il prononça dans l'Hôtel-Dieu, parce
que la reconnaissance était un de ses premiers besoins, comme la bienfaisance et l'étude.

Ce discours, que l'on entendit avec le plus vif
intérêt par rapport à celui qui en était l'objet, ne
fut pas moins remarquable par le mérite du style,
et l'on ne put s'empêcher de dire qu'aux qualités
de médecin et de chirurgien habile, Petit savait
allier celles qui distinguent l'écrivain et l'orateur.

Ce fut toujours ainsi qu'il se montra, chaque

année , dans les autres sujets qu'il choisit pour l'ouverture de ses cours, et que je m'empresserais de rappeler , s'ils étaient moins connus par le recueil qu'il en a publié dans sa *Médecine du Cœur*.

Dans le nombre, cependant, il en est un que je ne peux passer sous silence , soit pour l'importance de la matière , soit pour la manière dont il la traita : c'est le Compte-Rendu de ses travaux pendant le cours entier de son séjour à l'Hôtel-Dieu.

Le style en est sévère , les ornemens en sont bannis , les faits seuls y paraissent, l'exposé en est rapide , et le résultat, d'un intérêt qui frappe.

On y voit les revers , mais aussi les succès ; les difficultés à vaincre , mais aussi les difficultés vaincues ; en un mot, les limites et la faiblesse de l'art , à côté de ses triomphes et de ses conquêtes.

De tels ouvrages sont les vrais monumens de la science , et les sources pures où les grands maîtres puiseront toujours les sujets les plus dignes de leur méditation.

Mais , plus on en sent le prix , plus on est étonné de voir qu'ils aient été pendant si long-temps oubliés. Qui le croirait , en effet ; de tous les prédécesseurs de Petit , M. Dussausoy ; qui mérite si bien la haute réputation dont il jouit, M. Dussausoy est le seul qui en a donné l'exemple ; et encore ne l'a-t-il donné que par la voie d'une correspondance détachée , ce qui ne permit pas d'en apprécier les avantages, comme on l'a fait depuis en entendant, en séance publique, les discours de Petit, et en jugeant, par l'enthousiasme qu'il faisait naître, de l'heureuse impulsion qu'il donnait aux esprits?

C'est sous ce rapport que Petit doit être regardé comme le fondateur de ces Comptes-Rendus, dont les administrateurs ont sagement fait un acte obligatoire pour les chirurgiens-majors des hospices.

Aussi maintenant, à la fin de chaque majorité, l'on voit éclore une production essentielle, où non-seulement l'observateur attentif trouve, comme classés dans un tableau d'époques historiques, le nombre et le caractère des maladies qui ont été dominantes, mais où l'ami de l'humanité contemple encore avec la plus douce émotion, la marche du génie qui, inspiré par les difficultés mêmes, arrache quelques victimes de plus à la douleur, par le perfectionnement d'une méthode, ou la découverte d'un procédé nouveau.

J'en appelle, Messieurs, pour la vérité de ce que j'avance, à l'empressement que le public a toujours montré, et que vous avez montré comme lui, pour entendre, dans ces époques solennelles, les discours des successeurs ou des collègues de Petit dans les hospices.

Qu'il me soit permis, à cet égard, d'exprimer ici le vœu que je fais depuis long-temps, de voir enfin livrer à l'impression des recueils aussi précieux de faits et de découvertes, qui ne peuvent être retenus dans l'enceinte d'une assemblée, quand c'est à l'humanité entière et aux savans de tous les pays qu'ils appartiennent. Une administration publique qui remplirait un tel vœu, assurerait à jamais la plus flatteuse des récompenses à ceux qui ont déjà terminé les travaux de cette carrière, et donnerait un grand mobile de plus à l'émulation de ceux qui ont à la parcourir, et qui ne manqueraient pas d'obtenir les mêmes succès, parce qu'ils auraient pour but d'atteindre aux mêmes honneurs.

Ceux dont Petit fut comblé, en terminant sa majorité, furent tels que son éloge était dans toutes les bouches, et sa réputation répandue dans la France entière.

Quelque grande et méritée qu'elle fut, cette réputation reçut pourtant une atteinte légère.

Avec une pratique des plus étendues, et dans un moment où chaque praticien avait plus ou moins de pertes à déplorer, Petit en éprouva qui, plus senties et plus remarquées, devinrent un instant le sujet de quelques doutes sur son expérience et son savoir.

Quelle perte la science n'avait-elle pas à craindre pour elle-même, si l'injustice de pareils doutes eût prévalu, ou si le découragement se fût emparé de Petit; mais il devait avoir ce triomphe de plus, celui de fixer plus que jamais la confiance, à l'instant même où l'on cherchait à l'éloigner.

Plusieurs cas difficiles se présentèrent de nouveau dans sa pratique : il en conduisit le traitement de la manière la plus heureuse, et, en prouvant ainsi que le vrai talent ne se perd pas dans quelques revers, il se replaça dans le rang distingué qu'il occupait.

Cet exemple que la vérité réclamait, et qui n'est pas moins fait pour éclairer l'opinion des gens du monde, que pour soutenir l'émulation des gens de l'art; cet exemple, dis-je, méritait d'autant mieux d'être cité, qu'il est nécessaire pour connaître l'occasion et le sens dans lesquels Petit a composé ses *Épîtres à Forlis*.

Le plan en est sagement conçu : l'auteur semble d'abord n'avoir d'autre intention que celle d'initier un jeune adepte dans les mystères de l'art de guérir ; mais bientôt il amène avec adresse le tableau des peines et des chagrins qu'il doit attendre et peut trouver sur sa route ; et le but caché se dévoile tout entier lorsqu'il dit à Forlis :

« Le croirais-tu, Forlis ! quand, plongé dans le deuil,
Tu pleureras celui qui descend au cercueil,
On blâmera tes soins, sans respect pour sa cendre ;
A les justifier il te faudra descendre.
L'ignorant vantera ce qu'il eût fait sans toi ;
Le méchant flétrira ta conduite et ta foi ;
Le calomniateur te prêtera des crimes ;
L'homme trompé croira ces discours légitimes ;
On t'accusera seul....., sans penser que le Ciel
Fit à l'homme, en naissant, la loi d'être mortel....,
Sans mettre tes succès dans la même balance,
On se taira sur eux, on fuira ta présence,
Et ton cœur, accablé de tant d'inimitié,
N'aura plus qu'un refuge au sein de l'amitié. »

Mais tout en cédant au besoin d'exhaler sa plainte, Petit n'en reste pas moins pénétré de ses devoirs ; et s'il va jusqu'à parler des rapports qui doivent lier le malade au médecin, ce n'est que pour rappeler avec plus de force ceux qui lieront toujours le médecin au malade, et pour répéter à Forlis : Quelle que soit l'injustice des hommes, celui qui se destine à l'art qui les soulage, a toujours les mêmes obligations à remplir ; il peut, en effet, se rendre insensible à l'ingratitude, il ne doit jamais l'être à la voix de la douleur.

Avec de si nobles sentimens, ne devait-il pas ramener tous les esprits ? Aussi le vit-on reconquérir, pour ne plus la perdre, la confiance générale dont il avait joui.

Elle surpassa son attente en s'étendant au-delà de son art ; car, de même que chaque position différente avait fait naître pour lui l'occasion de développer une qualité de plus, chaque qualité nouvelle lui mérita de nouveaux suffrages : ils devinrent universels. Inscrit sur la liste honorable des fondateurs de la Société de médecine, et sur celle des hommes de lettres qui concoururent au rétablissement de l'Académie de Lyon, il reçut dans l'une et dans l'autre les honneurs de la présidence. Le corps municipal, dont il était membre, lui confia aussi plusieurs fois le soin, si délicat et si flatteur, d'être l'organe de ses sentimens de reconnaissance et d'admiration, pour celui dont le bras puissant terrassa l'anarchie qui dévorait la France.

Petit suffisait à tout et suffisait au point qu'il put en même temps terminer son poëme qui a pour titre : *Le Tombeau du Mont-Cindre*, ouvrage qu'il aurait pu sans doute mûrir davantage, mais qu'il se hâta de publier, entraîné par la persuasion où il était que l'utilité du but serait aussi facilement reconnue du public, que l'avait été le mérite de l'exécution, par les Académies dont il avait obtenu les suffrages.

Immédiatement après la publication de cet ouvrage qui parut en 1809, Petit se rendit à Milan, pour céder aux instances d'un malade affecté de deux cataractes, qui déjà avait inutilement subi l'opération sur un œil, et qui, néanmoins, ne craignit point de confier celui qui lui restait à l'habileté du chirurgien français. Ses espérances ne furent point trompées. L'opération nouvelle eut un résultat heureux ; le bruit s'en répandit, et le nom de Petit fut répété dans Milan comme à Lyon.

Une chose digne de remarque, c'est que l'envie ne s'éleva point contre lui. Il fut accueilli des hommes éclairés de sa profession, autant que recherché des malades ; et le célèbre Scarpa, qu'il eut l'avantage de voir, s'empressa de lui témoigner son estime particulière, par le présent qu'il lui fit de la collection de ses œuvres, si précieuses par le mérite du texte et la beauté de l'impression et des gravures.

A tous ces motifs de satisfaction que Petit fut dans le cas d'éprouver, ne devons-nous pas ajouter celui qu'il eut, d'avoir pu dignement soutenir, chez une nation étrangère, l'honneur de la chirurgie française, et de pouvoir, en particulier, en faire refléchir l'éclat sur sa patrie ?

Il y revint enfin après deux mois d'absence, pour y reprendre le cours de sa correspondance, de ses rédactions et de sa pratique.

Ne craignons pas de le dire, il embrassa trop d'objets. Aux travaux déjà si étendus de sa profession, il voulut associer des fonctions publiques, très-honorables sans doute, mais qui multipliaient ses fatigues sans rien ajouter à sa réputation. Son zèle surpassa ses forces, et sa santé s'altéra.

Le repos pouvait encore détourner les orages qui le menaçaient; mais ses occupations, toujours plus grandes, l'arrachaient à toutes ses résolutions; et malgré tous les conseils et toutes les instances de ses confrères et de ses amis, et le pressentiment qu'il avait lui-même d'être frappé d'une maladie mortelle, il ne céda qu'à la nécessité, et ne fut arrêté que par la fièvre qui se développa le 11 janvier 1811.

Elle fut accompagnée, dès le principe, d'accidens si effrayans, qu'on regarda sa perte comme aussi prompte qu'assurée. Cependant les symptômes, tout alarmans qu'ils paraissaient, et tout dangereux qu'ils pouvaient être, cédèrent aux moyens qu'on employa; au septième jour le calme fut rétabli et se soutint quelque temps : il était donc permis d'espérer encore.

Il n'en fut pas de même à la fin du second mois de sa maladie, où nous eûmes la douleur de voir, comme subitement, renaître tous les accidens primitifs.

Dès ce moment toutes mes espérances s'évanouirent, et s'évanouirent pour toujours. Je ne voyais plus que la marche et les progrès d'un dé-sordre irréparable et funeste.

Il le sentit comme nous, et le vit sans effroi. Souvent son courage se montra plus grand que le nôtre. Les lois éternelles de la nature étaient présentes à sa pensée; la religion lui prêta son appui, et l'on n'entendit qu'une seule plainte : « A mon » âge, dit-il, il me restait encore quelque bien à » faire »..... Mais, parlons des consolations qu'il reçut pour celui qu'il avait fait. Disons combien furent douces, pour une ame sensible comme la sienne, les marques de la bienveillance publique dont il était devenu l'objet. Rappelons que toutes les classes s'occupèrent de ses souffrances; que les sociétés dont il était membre lui envoyèrent des députations; que des villes éloignées ne furent point étrangères à cet intérêt général; et que la distinction flatteuse de Correspondant de l'Institut de France, qu'il reçut peu de temps avant sa mort, sembla le rendre un moment à toutes les jouis-sances de sa vie, parce qu'il y trouva la récom-pense la plus honorable de tous ses travaux; et qu'en effet, pour l'homme de bien qui touche au terme de sa carrière, le plus consolateur de tous les sentimens est l'hommage qu'il reçoit de l'estime qu'il a méritée.

Répétons encore que Petit en recueillit, jusqu'à son dernier soupir, les témoignages les plus tou-chans, et qu'ils lui donnèrent, si je peux m'expri-mer ainsi, la bienfaisante illusion d'une couronne toujours offerte à ses regards, et dont le charme lui déroba la vue du tombeau qui s'ouvrit pour lui le 7 juillet 1811, à la quarante-cinquième année de son âge.

La nouvelle de sa mort, si déchirante pour sa famille et ses amis, fut également un deuil pour tous ses concitoyens. Malgré la distance où se trouvait la campagne dans laquelle il termina ses jours, et le lieu de la sépulture qui l'attendait, un nombreux cortége d'hommes recommandables se rendit à son convoi *.

Sa tombe fut arrosée des larmes de l'amitié; la douleur publique que causa sa perte se fit entendre dans des hommages et des élégies pleines de sensibilité. Au nom de la ville, le corps municipal lui décerna les honneurs d'un service funèbre. Son éloge fut prononcé dans le sein de l'Académie, par l'un de ses plus dignes collègues. Dans la capitale, le savant Desgenettes a publié une notice sur sa vie; et tout récemment, dans le discours pour la rentrée des écoles de médecine de Paris, l'éloquent Perci a rappelé à la France entière la perte du docteur Petit, avec celle des Sabatier et des Lombard.

Qu'il vous tardait, Messieurs, d'arriver au terme fixé par vos travaux, pour lui payer à votre tour le juste tribut de regrets que nous lui devons tous à tant d'égards!

Et dans quelle société pouvait-il en inspirer au-

* Ses dépouilles mortelles furent transférées à Lyon, le 15 janvier 1812.

tant que dans celle où il a laissé de si honorables souvenirs ? Il fut l'un de ses fondateurs, il en était l'un des plus dignes soutiens, il en a été le généreux donateur.

Qui, mieux que vous, pourrait donc apprécier son zèle, vous qui reçûtes si souvent le tribut de ses veilles ?

Qui, mieux que vous, pourrait encore rendre hommage à l'étendue de ses connaissances, et aux ressources de son expérience et de son génie, vous qui si souvent entendîtes ses discussions savantes, et reclamâtes la sagesse de ses conseils ?

C'était donc à vous qu'il appartenait plus particulièrement de les proclamer, pour les avoir mieux connues, les qualités qu'il avait en partage, et d'ajouter qu'on ne peut surpasser la délicatesse de la conduite qu'il tenait envers ses confrères, le respect qu'il rendait à ceux qui l'avaient dévancé dans sa profession, et la bienveillance qu'il avait pour ceux qui s'y présentaient après lui ; de répéter enfin que, nouveau de la Peyronie par la passion qu'il eut pour l'honneur et les progrès de son art, il ne lui en manqua que les immenses richesses ou le temps de les acquérir ; et que s'il n'a pu, comme l'illustre chirurgien de Paris, créer une académie, ou fonder des prix, Petit n'en est pas moins recommandable par le cabinet d'anatomie qu'il a créé parmi nous ; parce que l'enrichir, comme il l'a fait, par une donation particulière de toutes les pièces qu'il avait recueillies lui-même, c'est également servir la science et l'humanité.

Mais, en parlant de ses dispositions testamentaires, n'ai-je pas à citer encore le don qu'il nous a fait de la riche collection de ses instrumens, et le soin qu'il nous a confié de la remettre nous-mêmes à son fils, s'il se destine à la même profession? Pouvait-il mieux nous prouver l'affection qu'il nous portait, puisque c'est en quelque manière nous charger de le remplacer auprès de lui?

Cependant, Messieurs, tout en reconnaissant qu'il ne pouvait nous donner un ministère plus doux à remplir, ne nous dissimulons point qu'il ne pouvait nous en donner un plus difficile; que dis-je? ne nous a-t-il pas laissé son exemple? et si ce fils, sur lequel repose tant d'intérêts, de consolations et d'espérances, se présente un jour parmi nous, ne nous suffira-t-il pas, pour lui faire connaître la route qui conduit à la gloire, de lui rappeler les travaux et la vie de celui que la nature lui donna, tout-à-la-fois, pour père et pour modèle?

HOMMAGE

RENDU A LA MÉMOIRE

DE MARC-ANTOINE PETIT,

PAR J.-B. DUMAS,

Secrétaire de l'Académie de Lyon, pour la section des
lettres et arts.

Multis ille bonis flebilis occidit;
Nulli flebilior quàm mihi....
HOR. I, Od. 25.

AVERTISSEMENT.

La longue et douloureuse maladie de M. le docteur PETIT laissait briller, par intervalles, quelques
lueurs d'espérance pour sa guérison. Alors, c'était
comme une fête publique ; on voyait éclater de
toutes parts les témoignages du vif intérêt qu'il
inspirait. Quoique je fusse trop éclairé par des
médecins, nos amis communs, sur le sort dont il
était menacé, j'embrassais, avec tous ceux dont il
était connu, un espoir doux et flatteur, cet espoir
que la sage Providence a mis dans la balance de la
vie pour servir seul de contre-poids aux misères humaines. Peu de temps avant la mort de l'homme

3

célèbre que nous pleurons, il paraissait tendre à la convalescence; il croyait lui-même au prochain retour de sa santé. Un sentiment si fort nous attache à l'existence qui va nous échapper! Je lui écrivis à cette époque pour le féliciter sur son rétablissement. Je cherchai à lui peindre la considération et la reconnaissance publique dont il était entouré, et j'empruntai, pour forcer sa modestie à pardonner à la louange, les formes d'un langage qu'il aimait et dont il me donnait des leçons. Hélas! il n'a pu recevoir ma lettre. Si je la publie aujourd'hui, ce n'est point par le désir d'une froide gloriole littéraire; je connais trop l'extrême faiblesse de mes productions : c'est pour jeter quelques fleurs, même inodores, sur le tombeau de celui qui m'accorda une bienveillante amitié; c'est pour adoucir, s'il est possible, par l'expression de ma douleur, les regrets que m'inspire sa perte. Puisse rejaillir sur l'ouvrage une partie de l'intérêt du sujet!

Il n'est donc plus cet homme qui, doué d'une imagination brillante, d'une sensibilité exquise et presque surnaturelle, plein de grace et d'abondance dans l'élocution, savait émouvoir sans effort toutes les facultés de l'ame, et répandre sur tout ce qui l'approchait l'excès de vie dont il était animé. Il n'est plus; mais il vivra dans la mémoire des hommes, parce qu'il a beaucoup aimé et parce qu'il a recherché la gloire dans des rapports d'utilité pour le genre humain. Voilà ses plus beaux titres à la louange.

Les réglemens de l'Académie des sciences, belles-lettres et arts de Lyon, imposent à ses secrétaires l'honorable obligation de prononcer publiquement l'éloge de chaque titulaire décédé : c'est la fonction la plus chère à leur cœur. Enrichissant les porte-feuilles de toutes les classes de l'Académie, M. Petit tenait spécialement à celle des sciences. Le plaisir de le louer appartient donc au professeur distingué, secrétaire de cette classe. Plus heureux et plus habile, un autre payera un riche tribut d'hommages aux qualités du grand citoyen dont la patrie est en deuil; il dira, dans la pompe du style, ses vertus, ses talens, ses travaux et ses succès; il lui tressera, d'une main savante, une couronne de chêne, de lierre et de laurier. Je sens le prix de cette tâche digne d'envie, et je me garderai bien de vouloir priver du bonheur de la remplir, un confrère qui s'en acquittera mieux que moi.

L'Epître qu'on va lire n'a rien de commun avec un éloge historique; elle n'offrira pas même une pierre pour le monument funèbre que la science et la littérature doivent ériger à la mémoire de M. Petit.

A

MARC-ANTOINE PETIT.

N'ENTENDS-TU pas ces cris de joie?
Quelle ivresse ! quels vifs transports !
PETIT revient des sombres bords;
L'Achéron a rendu sa proie.
Loin du Cocyte et du Léthé,
Enfin la bienfaisante Hygie
Dans son temple l'a transporté :
Son œil brille encore de génie (1),
D'amour, de gloire et de santé.

Toi, qui de l'humaine machine
Calculas chaque mouvement,
Dis quel fatal engorgement
Recèle l'humeur assassine
Qui te causa tant de tourment?
Chez ceux qui vivent en aimant,
Le mal a fixé sa racine
Près du siége du sentiment.

Comme une étincelle électrique,
Cet art, qui te soumet les cœurs (2),
Pour nous de ta douleur unique
Fit une chaîne de douleurs.

Quand de tes jours on désespère,
Placerai-je sous mon crayon
Une épouse qui t'est si chère,
Ta fille, rose printannière,
Ton fils, tendre fleur en bouton ?
Des cyprès bordent leur carrière,
Et de la cloche funéraire
Leur cœur entend déjà le son.
Peindrai-je leur angoisse ?.. Oh ! non.
Deuil universel, plainte amère,
Partout des sanglots étouffans :
Ta famille est la ville entière ;
Tous les pauvres sont tes enfans.

Ton corps allait tomber en poudre,
Au sein de la Divinité.
Ton ame aimante allait résoudre
L'énigme de l'éternité :
Gémissant déjà de ta perte,
J'ai vu sur ta tombe entr'ouverte,
Et la gloire et l'humanité,
Les vertus et la bienfaisance,
L'amitié, l'amour, l'éloquence,
Et fière de toi, la cité,
Faire entendre à toute la France
La voix de la postérité.
On se recherche, on s'interroge ;
Les regards sont noyés de pleurs ;
Chaque bouche exhale un éloge
Et l'espoir s'éteint dans les cœurs.

« La clarté lui serait ravie !
» Il n'aurait pu fléchir le sort !
» L'organe qui nourit la vie
» Est le principe de sa mort.
» Quoi ! nous perdons cet homme rare,
» Ce grand et célèbre talent,
» Que la nature trop avare
» N'a laissé briller qu'un instant !
» Faire le bien fut son étude,
» Instruire son délassement ;
» Il enchantait par habitude,
» Il obligeait par sentiment.
» Bon, juste, délicat, affable (3),
» Le cœur haut, l'esprit prévenant,
» Fût-il un sage plus aimable,
» Fût-il un docteur plus savant (4) ? »

Ainsi s'exprimait ta patrie,
Et dans ton sein la maladie
Enfonçait son dard destructeur.
Vois ce chêne plein de vigueur :
Sa cime se perd dans la nue ;
D'une région inconnue
Son pied sonde la profondeur.
Soudain des cavernes d'Eole
Un vent terrible siffle, vole ;
L'arbre conserve sa fierté.
Sous les efforts de la tempête
Pourtant il va courber la tête ;
Il succombe avec majesté,
Mais le vent retient son haleine ;

Zéphir seul caresse la plaine;
Et le chêne, orgueil de l'été,
Aux feux du jour reprend sans peine
Et son éclat et sa beauté.
Maint petit émigré volage
Va retrouver dans le feuillage
Son nid, ses chants et sa gaîté:
Il célèbre par son ramage
Les charmes d'un heureux retour.
Bientôt sous l'ombre tutélaire
Nous verrons encore la bergère
S'endormir et rêver d'amour.

Tel, tu renais à l'existence;
Et déjà la convalescence
T'offre plus d'un gage certain:
De jours nombreux la Providence
T'enrichit pour le genre humain.
Accomplis ta belle carrière:
Verse, comme un astre puissant,
Des bienfaits, des flots de lumière,
Sur un peuple reconnaissant;
Et pendant dix lustres encore,
Des Muses, du dieu d'Epidaure,
Sois l'amant, sois le favori;
En tous lieux, en tout temps chéri,
Enchaîne les maux et l'envie:
Sensible, noble, généreux (5),
Charme les cœurs, donne la vie,
Fais des beaux vers et des heureux.

Ainsi, sur son aile de rose
Par l'espoir j'étais entraîné;
A l'ami dont le ciel dispose
Je crus le bonheur destiné.
Je chantais au bord de sa tombe....
La foudre gronde, éclate, tombe,
Et le chêne est déraciné.
Fuyez, illusion perfide,
Un cœur dans vos bras endormi :
De vengeance la mort avide
Vient de frapper son ennemi.
Espoir, ton charme est un délire;
Il n'est de vrai que les douleurs :
Le crêpe enveloppe ma lyre,
Les Muses demandent des pleurs (6).

NOTES.

NOTE I.

M. Petit a publié deux ouvrages qui décèlent un véritable talent pour la poésie : *Essai sur la Médecine du cœur*, 1 vol. in-8.° ; *Onan* ou *le Tombeau du Mont-Cindre*, 1 vol. in-8.°

Dans le premier poëme, l'auteur trace le tableau des études d'un adepte dans l'art de guérir ; il lui montre la vaste étendue de la science, les dangers, les dégoûts et les obstacles dont son sanctuaire est entouré et semé ; il fixe les règles de sa conduite dans la dispensation des secours dont il sera le dépositaire ; il lui indique la nature de ses devoirs et la source des jouissances qu'il éprouvera dans leur accomplissement ; il l'arme d'avance contre les revers qui l'attendent et contre l'ingratitude de ses semblables, et lui révèle enfin tous les plaisirs et toutes les peines de la plus épineuse et de la plus noble des professions.

Ainsi que l'avait prévu M. le docteur Martin, auquel j'emprunte cette rapide analyse, cet ouvrage, d'un genre absolument neuf, a été avidement accueilli par la jeunesse, dont l'ardente imagination se plaît à mesurer l'espace avant de le parcourir, et par l'âge mûr qui y trouve d'utiles leçons et des tableaux intéressans. Sa lecture offre beaucoup de charmes à toutes les classes de lecteurs, parce que l'auteur a mis à chaque vers l'empreinte de sa belle ame. Il l'écrivit aux sources minérales de l'ancienne Savoie, où sa santé l'avait appelé, au milieu des sites enchanteurs dont on reconnaît l'inspiration. Ces *Lettres à Forlis* ne devaient être que le préliminaire d'un ouvrage bien important, qui aurait paru, en deux volumes in-8.°, sous le titre de *Collection clinique*, ou *Tableau des maladies les plus intéressantes, observées dans l'Hôtel-Dieu de Lyon, pendant le cours de neuf années.* Cet ouvrage était achevé; l'auteur le laissait mûrir. Comme il existe sans doute dans ses manuscrits, il ne sera pas perdu pour la science. On sent de quel prix sera pour l'art de guérir ce recueil formé par un observateur si exact, par un praticien si habile. M. Petit en avait conçu l'idée à l'époque à laquelle il fonda, dans l'Hôpital des malades, les cours publics d'anatomie et de chirurgie, qui jusqu'alors avaient manqué seuls à ce magnifique établissement.

L'Essai sur la Médecine du Cœur, où l'auteur enseigne, en grande connaissance de cause, l'art d'être bon dans les formes, lorsqu'on l'est déjà au fond de l'ame, est suivi des discours principaux qu'il a prononcés à l'ouverture de ses cours, et qui sont le complément de son grand travail. Ils ont pour objet l'éloge de Pierre-Joseph Desault, chirurgien en chef de l'Hôtel-Dieu de Paris, l'influence de la révolution française sur la santé publique, la manière d'exercer la bienfaisance dans les hôpitaux, la douleur, les maladies principales observées dans l'Hôtel-Dieu de Lyon pendant neuf années. La sensibilité profonde de l'auteur se manifeste, et son talent éclate dans chacun de ses discours; ils respirent la morale la plus pure et la plus douce; ils renferment les vues les plus utiles, les conseils les plus salutaires, les remarques les plus judicieuses.

Lorsque l'auteur de l'*Essai sur la Médecine du Cœur* m'adressa son ouvrage avec une épître affectueuse, je l'en remerciai en lui envoyant les vers suivans. Je les insère dans ce petit écrit, parce qu'ils se rattachent au sentiment qui l'a dicté.

De ton hommage trop flatteur
Permets que je te remercie :
Comme ton œuvre si jolie,
Mon remercîment part du cœur.

Vraiment savant, quoique docteur,
Tu dois à ton ame sensible
Et l'éclat d'un talent flexible,
Et les vertus d'un bienfaiteur.

Ta voix sait nous faire connaître
Bien des charmes dans la douleur :
Sur la *Médecine du Cœur*
Tes *Essais* sont des coups de maître.

Pour un sexe que tu chéris,
Dont le cœur est souvent malade,
Ton remède n'a rien de fade ;
Tu viens, tu parles, tu souris.

> Si jamais la reconnaissance
> Est un mal qui fasse mourir,
> Ton Livre est la seule ordonnance
> Qui ne pourra pas nous guérir.

Un mal dont M. Petit désirait vivement prévenir les causes, est le sujet du Tombeau du Mont-Cindre.

M. Petit a dédié ce poëme à son ami, notre célèbre compatriote, M. le docteur Dumas, recteur de l'Académie de Montpellier. « Tu m'as permis, lui dit M. Petit, de te donner un témoignage public de mon inviolable attachement, en te dédiant cet opuscule sur des secours que je tente d'opposer à des maux que l'on peut prévenir, mais que nous ne guérissons pas toujours. Pour les combattre avec succès, j'ai cru qu'il suffisait de les peindre dans leur honteuse laideur, et de faire frémir sur leurs conséquences fatales. Il fallait éclairer le coupable sur des dangers que souvent il ignore; il fallait les montrer à l'innocence même sans en altérer la pureté, sans la souiller par des images qu'elle repousse. J'ai pensé que mes idées renfermées dans un cadre presque dramatique, éloigneraient moins les jeunes lecteurs, et qu'ennoblies par le style de la poésie, elles pourraient encore être chastes. Si j'ai réussi, j'aurai fait quelque bien, etc. »

L'expérience a prouvé que, malgré les intentions les plus pures qui ont présidé à la publication du livre de Tissot, sur le même sujet qu'a traité notre auteur, la lecture n'en est pas toujours sans de graves inconvéniens. Le mal est agravé par le remède.

Des couleurs trop peu ménagées, trop de détail, des circonstances trop précises, des tableaux que recouvre une gaze trop légère, enflamment l'imagination du jeune lecteur, l'initient à de funestes mystères; il ne s'enchaîne plus à l'esprit de l'ouvrage; il ne voit plus le but, il se perd sur la route, et le péril naît des moyens même imaginés pour le prévenir. Mais si l'objet respectable que se sont proposé nos deux auteurs peut être atteint, il le sera certainement par M. Petit; son tableau est plus grave, plus majestueux; sa couleur est sombre et sévère; son expression est toujours noble et chaste; point de détails insidieux et perfides; point de ces réticences étudiées, qui sont comme un abîme où l'imagination s'engouffre et se confond pour en ressortir toute souillée, ou comme un piége où elle se laisse aller avec charme pour se dérégler à jamais. C'est un récit simple, dramatique et plein d'effet; c'est une scène de morale fondée sur un fait vrai, dont tous les personnages, d'une physionomie austère, savent pourtant intéresser par le vif sentiment qui les attache au héros malheureux du drame, et d'où résultent une impression durable et une profonde perception du danger. La poésie épure l'expression, voile les images, relève la pensée, et, sans nuire à l'intérêt du tableau, semble lui donner un plus grand caractère de noblesse et de dignité. L'auteur appelle au secours de l'infortuné coupable, le devoir, l'honneur, la patrie, l'amour de la vie, la tendresse paternelle, le respect pour l'opinion, l'idée de l'infamie, la crainte d'un éternel

avenir, la puissance de la religion, tous les sentimens enfin qui vivent dans les ames honnêtes, et,
dont l'oubli fait des criminels. Il fait sortir ces leçons de la bouche d'un religieux et d'un père, parlant au nom du ciel et de la nature; et ce qu'ils ne
pouvaient dire, il l'a rejeté dans les descriptions et
il l'a dit lui-même: car, suivant ses expressions, le
médecin s'occupant à la fois des maux de l'ame et
des douleurs du corps, a seul le droit de se placer
entre le sacerdoce et la paternité.

Le jugement que le public a porté du *Tombeau
du Mont-Cindre* a été prévenu par celui de deux
académies. M. Petit avait concouru à un prix proposé par l'Institut; son ouvrage fut distingué par
l'Académie française, et nous avons eu l'*Essai sur
la Médecine du Cœur*. M. Petit a adressé son
dernier poëme à l'Académie des jeux floraux de
Toulouse, et nous sommes redevables de sa publication au suffrage de cette société. Voici l'opinion
qu'elle a émise publiquement au sujet de cet ouvrage. « Il est sagement écrit, plein d'images tou-
chantes et de sentimens vertueux, ne manquant ni
de force, ni de verve, quoiqu'un peu lent dans sa
marche: son but est louable et le sujet intéressant,
puisqu'il tend à inspirer l'horreur et l'effroi d'un vice
honteux et funeste. Mais, quoique l'expression en
soit toujours décente, il serait impossible d'en faire
une lecture publique, ou même d'en proclamer le
titre; et dès-lors, en rendant toute justice aux talens et à l'honnêteté de l'auteur, nous avons écarté
son poëme, en regrettant qu'il n'ait pas choisi un

autre sujet. » De son côté, le Président de l'Académie de Lyon, en rendant compte des travaux de cette compagnie savante, dans la séance publique du 29 août 1809, s'est exprimé en ces termes sur le *Tombeau du Mont-Cindre :* « Cette pièce, dans laquelle l'utilité du but et le mérite de l'exécution justifient le choix *hardi* du sujet, vient d'obtenir une mention honorable à l'Académie des jeux floraux de Toulouse, et eût sans doute été couronné, s'il eût été possible d'en faire une lecture publique. L'Académie de Lyon n'avait pas besoin d'être avertie par ce triomphe pour reconnaître la sensibilité douce et les vues morales qui distinguent l'auteur d'un poëme dont on nommera rarement le titre, mais dont la lecture charmera toujours. Elle y a trouvé une preuve nouvelle et brillante du talent poétique de M. Petit, dont la plume chaste et la noble imagination couvrant de fleurs un sujet ingrat, et animant un tableau dont le fond est triste et mélancolique, par la véritable expression du sentiment, sait constamment intéresser le cœur sans faire un seul instant rougir la décence. »

Eugène, né dans le délicieux vallon du Mont-Cindre, semblait créé pour être heureux. Il avait de l'esprit, de la beauté, des talens et un bon cœur; cependant l'indolence et la langueur s'empare de lui, et trahissent le mal secret qui le mine. Son père s'inquiète, le fait renoncer à l'étude et se livrer au repos des champs. Inutiles précautions! La mélancolie d'Eugène s'accroît dans le silence et la solitude ; son père en soupçonne la véritable cause, et interroge Eugène. Est-ce l'amour? est-ce le vice? est-ce le crime? Eugène avoue sa faute et témoigne son repentir. Son père le console et l'engage à prendre les leçons et à suivre les conseils d'un ministre du Seigneur ; il le conduit à l'ermite du Mont-Cindre, qui lui donne un asile et qui, par ses sages discours, fait sentir à son élève tout le prix des bonnes mœurs, et pour la santé et pour la paix de l'ame. Ils rencontrent dans leur course un monument élevé à la gloire des Lyonnais morts en combattant pour leurs foyers. L'ermite saisit cette occasion pour chercher à ranimer dans l'ame d'Eugène de nobles sentimens. Sa parole sainte est le jouet des vents. Eugène persiste dans ses criminelles habitudes ; en vain on appelle l'art au secours de la nature épuisée ; le jeune homme n'est plus qu'un spectre,

> Triste objet de pitié, de dégoût et d'horreur.

Il succombe enfin. L'ermite l'ensevelit, couvrit son tombeau de fleurs, y plaça le signe du chrétien,

> Et grava sur la pierre, indice du trépas :
> « Passans, pleurez Eugène, et ne l'imitez pas. »

Tel est le simple sujet du poëme. C'est un cadre que M. Petit a rempli de belles idées morales, de beaux sentimens et de beaux vers.

Quelques personnes pensent que M. Petit aurait

dû ne pas donner à son ouvrage le premier des titres qu'il porte. Je ne partage pas cet avis. Nous sommes extrêmement délicats, scrupuleux sur les expressions : mais nous sommes parfaitement instruits sur le fond des choses. Il fallait mettre une étiquette sur le vase. Ce titre est un fanal qui signale l'écueil. Que ceux qui redoutent les dangers du sujet, des tableaux qu'il comporte et des idées qu'il fait naître, n'approchent pas du livre. L'auteur ne dit pas : *Jeune homme*, *prends et lis;* il n'offre point d'amorce trompeuse. Il y a, ce me semble, dans son procédé, de la prévoyance; de la prudence, de la bonne foi. Ce n'est donc point, selon moi, le titre, mais le sujet de l'ouvrage qui pourrait donner lieu à des reproches, si l'excellence des intentions de M. Petit n'en excusait pas le choix. Toutefois, il faut dire que cette production n'ayant pas obtenu tout le succès qu'il en espérait pour l'intérêt de l'humanité, sa sensibilité vive en reçut une atteinte qui a contribué peut-être à avancer le terme de ses jours. C'est un des traits qui peignent son ame.

NOTE 2.

Qu'il me soit permis de placer ici ce que j'ai imprimé ailleurs, avant la mort de M. Petit, en parlant d'une de ses productions littéraires. Il était du petit nombre d'hommes dont le mérite éclatant est assez universellement reconnu, pour que sans exciter les murmures de l'envie, on puisse leur rendre une justice entière, pendant qu'ils existent encore.

« Le nom de l'auteur de cet ouvrage réveille des sentimens et des idées d'un grand intérêt ; il rappelle un homme qui, versé dans les diverses branches de l'art de guérir, *consilio manuque*, consacre toutes les facultés de son esprit et de son cœur au soulagement de l'humanité ; qui, vouant au culte des muses les instans d'un repos indispensable, s'est assigné une place distinguée dans la république des lettres ; d'un homme qui, appelé de bonne heure dans les conseils de l'administration publique, y signale sa présence par des rapports lumineux, des conceptions sages et utiles ; d'un homme enfin qui, doué de l'éloquence de l'ame et des charmes de l'élocution, cachant son savoir sous les fleurs de l'amabilité, anime tous les sujets qu'il traite, séduit tous ceux qui l'entendent, réchauffe en les partageant toutes les affections douces, nobles et généreuses, sème sous ses pas, dans sa carrière honorable, la consolation, l'espérance et l'encouragement, et dont la conversation seule est un bienfait pour ses malades et ses nombreux amis. »

NOTE 3.

Il suffisait d'avoir parlé une seule fois à M. Petit, pour se faire une idée de son accueil empressé et gracieux pour tout le monde. Rien n'égalait la bienveillance de ses expressions, si ce n'est celle de ses sentimens. Son esprit allait au-devant de vos idées, et son cœur prévenait vos vœux. Son regard animé, sa physionomie ouverte, son sourire affectueux, sa voix harmonieuse et sonore, tout se trouvait chez lui dans un accord parfait pour manifester l'ardeur et la sincérité de son zèle, pour donner un nouveau prix à ses bons offices. Une dame avait une faveur à obtenir de lui ; elle se présente avec timidité et lui dit : *Monsieur ; j'ai un service à vous demander. Ah ! tant mieux*, répond-il, avec l'accent de la vérité. Ce mot simple et ingénieux fut suivi d'un prompt effet. Il valait bien ces belles protestations de dévouement, qui s'échappent avec impatience de la bouche, et auxquelles l'ame reste étrangère.

NOTE 4.

M. Petit appartenait à un grand nombre d'académies ou de sociétés savantes et littéraires. Sa réputation s'était étendue dans l'Europe. Il entretenait une correspondance active avec tous les hommes célèbres dans son art. Peu de temps avant sa mort, il avait reçu le diplome de Correspondant de l'Institut. Ainsi, ses yeux à demi-fermés ont vu encore le sourire de la gloire ; il s'est endormi sur des lauriers.

NOTE 5.

M. Petit était aussi bienfaisant que désintéressé. Sa sensibilité était plus encore en actions qu'en paroles : sa vie privée est remplie de traits qui l'honorent, et que je tairai comme il les cachait lui-même. Dans toutes les phases de la révolution, il prodigua des secours de tous genres à toutes les classes d'infortunés. Il portait toujours la *bourse des pauvres :* elle semblait inépuisable, et les cordons n'en étaient jamais noués. Sa charité, sa philantropie empruntait les formes les plus délicates et les plus ingénieuses. Faire le bien était pour lui une douce habitude comme une impérieuse nécessité. Ses talens précieux, sa grande renommée, ses cures et ses opérations merveilleuses auraient pu lui faire acquérir des richesses immenses; mais ses libéralités ne lui ont permis de laisser qu'une fortune médiocre.

NOTE 6.

M. Petit, né à Lyon le 3 novembre 1766, est mort le 7 juillet 1811, chez madame Harent, à Villeurbanne, petite commune située à une lieue de Lyon. Il a été enseveli dans ce village. Malgré l'éloignement de la ville, un cortége nombreux assista à ses funérailles. Le jour où elles se firent, le ciel était couvert et sombre; il pleuvait par intervalles : ce qui fit dire à une jeune dame, qui réunit beaucoup d'esprit naturel et de sensibilité, que *la nature était en deuil d'un de ses meilleurs ouvrages.* Il paraîtrait digne du conseil municipal de Lyon, dont il était membre, de revendiquer ses cendres et de lui élever un mo-

nument simple dans le *champ du repos*. Ce monument serait visité souvent par l'amitié et la
reconnaissance.

Ce vœu a été rempli, et ses nombreux amis lui ont élevé un
monument remarquable dans le cimetière de la ville de Lyon.

(*Note de l'Editeur.*)

ÉLÉGIE

DE MARC-ANTOINE PETIT,

PAR JEAN-FÉLIX PITT.

> Hélas ! que de vertus, de gloire, de talens,
> Sont cachés sous un peu de terre !
> M. DELANDINE.

De son feuillage épais et protecteur,
Autour de lui le chêne ombrageait l'étendue,
Pour garantir l'herbe menue
Ainsi que la brillante fleur
Sur qui Phœbus répand une trop vive ardeur.
Portant sa tête au séjour des orages,
Il semblait fait pour défier les coups
De Jupiter, dans son sacré courroux,
Et dominer sur le gouffre des âges.
Malgré tous ses bienfaits, l'honneur de nos vallons,
Le chêne frappé de la foudre,
En un instant réduit en poudre,
Tombe, et laisse la fleur en proie aux aquilons.

Tel, naguère, existait celui dont l'art sublime,
Dont le talent si justement vanté,
Chaque jour dans cette cité,
Ramenait plus d'une victime
Des portes de l'éternité.
Des pauvres appui tutélaire,
Ses bienfaits arrivaient aux plus obscurs réduits;
Sacrifiant et ses jours et ses nuits
Aux progrès d'un art salutaire,
Déjà de ses travaux il obtenait le prix;
On le comptait au rang des plus chers favoris
Et du dieu d'Epidaure et d'Apollon son père.
Admiré sur la terre et protégé du ciel,
Chéri de ses enfans, adoré d'une épouse,
C'est alors qu'il semblait devoir être immortel,
Que ses jours sont tranchés par la Parque jalouse!...
O Mort, impitoyable mort,
Il te faut donc, pour assouvir ta rage,
Posséder, au sombre rivage,
Ceux que des plus beaux dons favorisa le sort!
Ta faux cruelle, inexorable,
Ne connaît, ni beauté, ni vertus, ni talens;
Les plus utiles, les plus grands,
Sont les premiers qu'atteint ta marche redoutable;
Tu nous ravis toujours les êtres bienfaisans,
Et ce n'est jamais qu'aux méchans
Que tu te montres favorable.

Mais, réponds-moi: Quel crime as-tu pu lui trouver,
Et par quel excès de colère
Osas-tu l'arracher à l'amour de la terre,

Aux arts qu'avec honneur il savait cultiver,
Aux lettres qui charmaient sa pénible carrière?
Pourquoi l'entouras-tu du linceul funéraire,
        Lorsqu'il fallait le conserver
A sa fille, à son fils, à leur heureuse mère?
De quoi l'accusais-tu?..., Que dis-je, malheureux!
        Je conçois ton courroux extrême;
        Tu détestes tout ce qu'on aime;
Chacun de ses succès portait un coup affreux
        A l'insatiable système
        De ton empire ténébreux;
Et tu voulus, enfin, le punir sur lui-même
De t'avoir arraché des sujets si nombreux.

        Que je te plains, famille infortunée,
        Quand, par les terribles décrets
        De l'inflexible destinée,
        Au deuil, aux larmes, aux regrets,
        Je te vois, hélas, condamnée!
Digne épouse de qui dépendait son bonheur,
Chers enfans qui faisiez sa plus douce espérance,
        Comment, de cette perte immense,
Pourrez-vous supporter l'éternelle douleur?...,
        Ah! souffrez que je la partage,
        Qu'aux vôtres je joigne mes pleurs:
En confiant ses maux, toujours on les soulage.
Moi-même j'éprouvai de semblables malheurs,
Et j'en fis, comme vous, le triste apprentissage.
J'avais un père aussi... Quel père!... Justes Dieux!,.
        C'était le digne ami du vôtre;
        Non pas rivaux, mais émules heureux,

Tous deux étaient savans, célèbres, généreux :
    Estimer l'un, c'était estimer l'autre ;
En louer un, c'était les louer tous les deux.
Jugez si je l'aimais !... Et bien, la mort perfide,
    Comme pour vous, fut sans pitié pour moi ;
Et mon père, avant l'âge où l'on subit sa loi,
    Tomba, frappé de la faux homicide !....
    Des pleurs qu'alors j'ai répandus
    La source est loin d'être tarie ;
Sa mort a décidé du malheur de ma vie,
Rien ne pourra calmer mes regrets superflus.
Mais, du sort éprouvant une injustice insigne,
    S'il nous perça des mêmes coups,
    Je puis pleurer votre père avec vous ;
    Je crois n'en être pas indigne.
Pour moi sa bienveillance était l'unique bien
    Qui me restât dans ma détresse,
Qui m'arrachât par fois à ma sombre tristesse...
    Ah ! maintenant il ne me reste rien,
    Rien que sa mémoire si chère,
Rien que le souvenir de son doux entretien,
Rien que mon désespoir et ma douleur amère !...
Oui, chers enfans, je crois en pleurant votre père,
    Que je pleure encore le mien.

Eh ! de tous ceux pour qui l'humanité réclame,
    PETIT était le père aussi ;
    Son nom partout était béni,
Et ses nombreux enfans, appréciant son ame,
    Le pleurent comme ils l'ont chéri.
Combien de tels regrets la cause est légitime !...

Voir périr, à la fleur des ans,
Celui que ses vertus, ses bienfaits, ses talens,
Avaient environné de la publique estime;
Qu'honoraient encor plus ses nobles sentimens;
Dont les soins empressés, tendres et consolans,
Ainsi qu'au temple de mémoire,
Dans tous les cœurs reconnaissans
Avaient gravé son nom déjà vainqueur du temps;
Que ses doctes écrits, ses poétiques chants,
Déjà signalaient à la gloire!
Eprouva-t-on jamais des malheurs aussi grands?....

Toi, du sein de ton mausolée,
Chère ombre, entends les accens douloureux
De toute une cité plaintive et désolée,
Que ton trépas frappe d'un coup affreux;
Vois ce noble Institut dont la France s'honore,
A tes titres de gloire ajouter le dernier,
En entrelaçant un laurier
A tous ceux dont déjà ta tombe se décore;
Vois un plus bel hommage encore,
Et le riche et le pauvre assister à ton deuil;
Apprends, quand chacun d'eux te regrette et te
pleure,
Que, lorsqu'il fit le bien jusqu'à sa dernière heure,
Le juste existe encore au-delà du cercueil.

Dans un des Comptes-Rendus, (celui de 1811), annuellement
publiés par M. Delandine sur la bibliothèque de la ville de Lyon,
on lit les réflexions suivantes sur les deux pièces que nous venons

de réimprimer et dont les exemplaires avaient été déposés par les auteurs.

« De beaux vers se distinguent dans l'Épître de M. Dumas ; » une douce et touchante sensibilité attachent à la lecture des » notes qui les accompagnent ; ces vers pourraient bien servir de » légende à un portrait de M. Petit. »

> Faire le bien fut son étude,
> Instruire, son délassement ;
> Il enchantait par habitude,
> Il obligeait par sentiment.

M. Delandine, après avoir cité le commencement de l'Elégie de M. Pitt, où il trouve une juste et agréable comparaison, finit par dire que toute la pièce est écrite avec la même élégance.

(Note de l'Editeur.)

EXTRAIT

DU JOURNAL DE LYON,

DU 10 JANVIER 1815.

———

COLLECTION D'OBSERVATIONS CLINIQUES,
PAR MARC-ANTOINE PETIT.*

CET ouvrage posthume, d'un célèbre médecin, enlevé par une mort prématurée, au milieu de sa brillante carrière, était attendu avec impatience par tous les hommes qui s'intéressent au progrès ou à la gloire des sciences médicales. Il est composé de cinq parties : la première est relative aux maladies des yeux ; la seconde, aux plaies de la tête ; la troisième indique une nouvelle méthode pour guérir les dépôts froids ; la quatrième contient des observations qui tendent à prouver que la pulsation est un signe trompeur de l'anévrisme ; la cinquième enfin appelle l'attention des gens de l'art sur un symptôme fréquent et à peine observé, des morts imprévues. On voit, par cette énumération des principales divisions du texte, que tous ces sujets, si l'on en excepte le dernier, se rap-

* A Lyon, chez Amable Leroy, 1815. *Un vol.* 8.° *de* 400 *pages.*

portent à la médecine externe. M. Percy, dans son bel éloge de M. Sabatier, paraît condamner cette expression de médecine externe; et ce n'est qu'avec une extrême méfiance que j'ose ici la reproduire, quand je songe aux doutes élevés sur sa valeur par ce savant et habile chirurgien. Il me semble cependant que la chirurgie ne saurait être regardée que comme une partie très-perfectionnée de la médecine; que toutes ces dénominations de médecine externe, de médecine opératoire, de médecine oculaire, etc., ne laissent à l'esprit aucune équivoque, et qu'elles ne sauraient ni déprécier l'art auquel on les applique, ni confondre les attributions diverses des artistes, ni affaiblir le respect du public pour nos institutions, ni désobliger qui que ce soit.

Quoique M. Petit ait passé en revue la plupart des maladies qui attaquent les yeux et exigent les secours du chirurgien, il a cependant traité dans son ouvrage, avec un intérêt spécial, avec un soin particulier, de quelques affections pathologiques propres à ces organes, telles que la cataracte, la goutte-sereine et l'ophtalmie, qui sont à la fois et plus graves et plus fréquentes que les autres. Il pratiquait toutes les opérations de la chirurgie, et principalement celle de la cataracte, avec une extrême dextérité et un rare bonheur. Sa réputation à cet égard n'était pas bornée à l'enceinte de nos murs, aux limites de nos provinces; elle avait passé les monts, et l'on sait que dans les dernières années de sa vie, il fut appelé en Italie pour y rendre la vue à un riche particulier, frappé de cataracte, qui préféra la main, souvent heureuse et toujours intelligente, de notre célèbre compatriote, à celle des Vacca, des Flajani et des élèves les plus distingués de Scarpa. Ces voyages chez les peuples voisins, qui attestent la supériorité de notre nation dans un art utile, sont devenus rares parmi nous, depuis Jean-Louis Petit, qui courait souvent la poste en Allemagne, pour y opérer des princes et des souverains. Cet appel de la confiance, qui pressa M. Petit de porter les bienfaits de son art sur des bords étrangers, honore trop son talent pour être indifférent à sa mémoire, et c'est une palme digne de lui que je retrouve avec plaisir parmi celles que le talent et l'amitié ont rassemblées sur sa tombe.

La même instruction solide se fait remarquer dans le chapitre sur les plaies de la tête. Les préceptes, parfaitement conformes aux meilleures doctrines chirurgicales, y sont énoncés avec autant de précision que de clarté ; et dans ce grand nombre de faits que l'auteur à rapportés, l'art recueille encore des notions d'un plus haut intérêt. Depuis que Gall a donné en France une nouvelle direction aux recherches de la physiologie, on s'est beaucoup occupé du cerveau ; on a étudié d'une manière minutieuse l'anatomie de cet organe ; on a mieux connu les fonctions délicates qu'il remplit ; on a observé avec plus d'attention les maladies singulières auxquelles il est sujet. On a cherché, par des tentatives ingénieuses et hardies, à violer l'asile de la pensée; et, si l'on n'a pu découvrir le secret impénétrable de l'intelligence humaine qui repose à jamais dans le sein de Dieu, on a du moins surpris la nature dans plusieurs de ses plus importantes opérations. Les expériences directes ne suffisant pas toujours pour éclairer ces recherches difficiles, on a consulté les faits déjà connus; et les observations des célèbres chirurgiens, concernant les plaies de la tête, ont souvent remis sur les traces inaperçues de la vérité les esprits qui s'en écartaient. J'ose assurer ici que cette partie de l'ouvrage de M. Petit fournira de nouvelles leçons à la physiologie intellectuelle. Il ne s'était sans doute proposé rien de semblable; mais en observant avec sagacité des faits intéressans, relatifs à la pathologie du cerveau, il a rassemblé une foule de données également précieuses pour le physiologiste et l'idéologue.

Depuis que M. Petit a fait connaître sa manière de traiter les dépôts froids, il a opéré une sorte de réforme dans cette partie de la thérapeutique chirurgicale. On a suivi les procédés qu'il indiquait, et l'on a guéri un plus grand nombre de ces maladies. Il avait observé que ce qui rendait difficile, incertaine et précaire, la cure des dépôts froids selon l'ancienne méthode, c'était la dépravation du pus qui naissait de la pénétration de l'air dans le foyer par une ouverture trop large. Il fallait donc ouvrir au pus la plus petite issue possible, et empêcher que l'air ne pénétrât trop facilement dans le sac qui le contenait. Avec la ponction et la ventouse, il obtenait ces deux avantages. Il faisait rou-

gir au feu le trois-quarts, afin que cet instrument
éprouvât moins de résistence, afin que l'ouverture
ne se resserrât pas subitement comme celle qu'on
fait avec le trois-quarts ordinaire, et qu'après la
chute de l'escarre, elle restât encore béante sur
elle-même. Cette méthode a réalisé, dans l'éxécu-
tion, tous les avantages que l'inventeur en avait
conçus par le raisonnement.

Le chapitre sur l'infidélité de la pulsation, considérée jusqu'alors comme un signe de l'anévrisme,
ne renferme que deux observations, mais très-con-
cluantes et remplies d'intérêt : la première nous
apprend qu'une tumeur sarcomateuse a toujours
offert un battement expansif, semblable à celui de
l'anévrisme; et la seconde, qu'une tumeur réelle-
ment anévrismale n'a jamais fait sentir à l'explora-
teur aucun battement.

De tous les mémoires compris dans cet ouvrage,
le plus original, le plus ingénieux est celui qui
traite de quelques signes précurseurs des morts
imprévues. Il résulte des observations réitérées de
l'auteur, que des douleurs aiguës et soudaines
dans les genoux, les mollets ou les talons, annoncent quelquefois une mort subite ou une apoplexie
foudroyante. La valeur de ce signe important, et
trop négligé jusqu'ici, devait nous être révélée
par le médecin habile qui avait étudié toutes les
formes variées de la douleur, et qui avait souvent
pénétré jusqu'à ses causes les plus profondes. Ce
mémoire ne peut manquer d'être lu avec intérêt
dans une cité populeuse où la mort frappe tant

d'intéressantes victimes qu'elle surprend tout-à-coup dans la joie d'un festin, au milieu de leurs projets, de leurs entreprises, ou dans l'exercice des devoirs les plus touchans. Ce serait peut-être, un beau sujet de prix à proposer par la Société de médecine de Lyon, que la recherche des causes qui, depuis quelques années, multiplient ces accidens parmi nous d'une manière si effrayante. Il n'est point, sans doute, de mort absolument imprévue, c'est-à-dire, qui ne soit annoncée par quelques signes; mais ces signes, le plus souvent, sont méprisés comme vagues, légers ou sans importance, et l'on néglige de consulter des gens de l'art, qui peut-être en jugeraient autrement. Je demande la permission d'appuyer cette assertion par un exemple, et je le choisis parmi un grand nombre d'autres que je pourrais également citer. Un vieillard, âgé de 78 ans, dont les mœurs étaient peu régulières, fut pris tout-à-coup à la promenade d'un engourdissement de la jambe droite. Soutenu par quelques amis, il frotta de ses deux mains le membre engourdi, et le sentiment s'y rétablit en quelques minutes; il continua de marcher, soupa selon sa coutume, et se retira dans sa chambre à coucher, sans accuser la moindre indisposition. Le lendemain matin, ne le voyant point descendre au salon à l'heure du déjeûner, on monte chez lui pour connaître la cause de ce retard, et on le trouve dans l'agonie d'une apoplexie foudroyante dont il avait été frappé pendant la nuit.

Je reviens à l'intéressant ouvrage de M. Petit,

et je demande pardon au lecteur de la digression qui m'en a écarté. La méthode suivie par l'auteur est excellente et parfaitement conforme à la bonne manière de raisonner, introduite aujourd'hui dans toutes les sciences. Il cite d'abord des faits, et, après leur exposition, il déduit, à l'aide d'un raisonnement très-simple, toutes les notions générales qui y sont implicitement contenues. C'est ainsi qu'il s'élève à quelques théories parfaitement exactes, à quelques axiomes qui sont autant de règles sures dans la pratique de l'art. *L'observation*, a dit M. Degérando, *est le sol de la science, et les théories en sont l'industrie.*

MM. Lusterbourg et Jobert, qui publient cet ouvrage, ont rempli leurs fonctions d'éditeurs avec beaucoup de soin et d'intelligence; ils l'ont orné d'une notice historique qui est un digne hommage à la mémoire de M. Petit. Ce livre, imprimé avec élégance et correction, fait honneur aux presses de M. Leroy. Les médecins le liront avec empressement pour leur instruction et pour leur plaisir; nous espérons même qu'il sera recherché par les gens du monde, dans une ville qui n'est étrangère à aucun genre de savoir et de mérite, qui se montra toujours très-sensible à la gloire de ses grands hommes, et qui honore d'une reconnaissance particulière ceux qui furent pendant leur vie les bienfaiteurs de l'humanité.

E. SAINTE-MARIE,

Docteur en médecine et membre de l'Académie des sciences, belles-lettres et arts de Lyon.

ESSAI

SUR

LA MÉDECINE DU COEUR.

A MONSIEUR

TROLLIER DE FÉTAN,

Qui fut mon Bienfaiteur.

———

A MONSIEUR

DELANDINE,

BIBLIOTHÉCAIRE DE LA VILLE DE LYON.

Comme témoignage d'estime, dé reconnaissance
et d'amitié.

PRÉFACE.

***

Depuis long-temps je m'occupais à mettre en ordre les observations nombreuses que j'ai recueillies dans l'Hôtel-Dieu de Lyon, pendant un séjour de neuf années, en me livrant aux travaux de l'enseignement des opérations, et plus particulièrement de l'école de chirurgie clinique que j'ai créée dans cet établissement, conformément au plan qu'avait adopté pour l'Hôtel-Dieu de Paris, mon illustre maître Desault. Cet ouvrage est achevé ; il formera deux volumes in-8.° qui paraîtront sous le titre de *Collection clinique*, ou *Tableau des maladies les plus intéressantes, observées dans l'Hôtel-Dieu de Lyon pendant le cours de neuf années*. Mais, avant d'être publié, il doit être soumis au jugement et à la censure de mes amis ; moi-même je veux en oublier les détails, pour le juger avec plus de sévérité : car, dans les sciences dont les progrès ne sont point arrêtés, chaque jour apporte de nouvelles lumières, et l'on change souvent le précepte que l'on crut devoir donner la veille. C'est donc toujours avec avantage qu'on laisse parler le temps, et qu'avant de publier un ouvrage, on revient en observateur sévère sur ses premières idées, et sur des conseils qu'une vieille expérience n'avait point encore sanctionnés.

L'*Essai sur la Médecine du cœur*, que je présente aujourd'hui, n'est que le préliminaire de ce premier travail, puisque la pensée en fut conçue dans les mêmes circonstances, c'est-à-dire à l'époque à laquelle je fondai dans l'Hôtel-Dieu de Lyon les cours publics d'anatomie et de chirurgie qui jusqu'alors avaient manqué seuls à ce magnifique établissement, et que le zèle de mes successeurs soutient encore avec tant de gloire. Chargé de conduire au lit des malades et de diriger dans leurs travaux de nombreux disciples, il me fut aisé d'apercevoir quelle lacune existait dans l'enseignement. L'art de guérir ne se compose pas seulement de l'ensemble des préceptes qui peuvent conduire à cette heureuse fin, et qui, si je puis m'exprimer ainsi, en forment le matériel ou la doctrine proprement dite ; il faut y ajouter encore toutes les ressources que peuvent créer et l'esprit et le cœur, pour établir un contact plus immédiat entre le médecin et le malade : car, puisque celui qu'il faut secourir est un être intelligent et sensible, l'art de guérir doit avoir aussi des préceptes pour arriver jusqu'à cette intelligence, pour exciter, affaiblir ou épargner sa sensibilité. Mais ces préceptes, tels que je les sentais, ne se trouvaient consignés dans aucun des ouvrages que nous prenons pour guides ; et ce fut en me plaignant du vide ainsi laissé dans la science, que je conçus le plan d'un Essai sur la Médecine du cœur.

En me repliant sur moi-même pour chercher au fond de mon ame les nouveaux conseils que je voulais donner, je fus un moment arrêté par l'idée qu'on ne pouvait pas enseigner l'art d'être bon ; que chaque médecin devait sentir à sa manière, et se créer des règles de conduite ; et que mes conseils, inutiles aux uns, ne seraient point entendus par les autres. Cependant je sentis plus fortement encore, que dans l'art de faire le bien le cœur même peut recevoir des leçons ; que la médecine, comme la bienfaisance dont elle est l'image, ajoute un nouveau prix à ses bienfaits par la manière de les répandre. Je pensai que si tous les hommes savent sentir, il est néanmoins dans le sentiment des nuances plus délicates que tous n'aperçoivent pas, mais qu'ils savent respecter dès qu'on les leur a fait connaître. Je crus enfin que, pour le bonheur de ceux que l'on soulage, il n'importe pas toujours que la main qui les touche obéisse à un sentiment inspiré, pourvu que cette main soit légère, et qu'elle connaisse bien l'art d'éviter la douleur. Je traçai donc les premiers préceptes de ce que j'ai cru pouvoir appeler *la Médecine du cœur*, et j'en fis la règle de ma conduite ; comme de celle de mes disciples. Par degrés ces préceptes prirent un plus grand développement ; je vis s'étendre et se multiplier chaque jour les devoirs réciproques qui lient entre eux le malade et le médecin ; et ce fut en les méditant que ce travail se revêtit, presque malgré moi, des couleurs poétiques. Le besoin de rétablir ma santé, en m'arrachant à mes pénibles fonctions, m'avait conduit alors aux sources minérales de l'ancienne Savoie. Là, je jouissais d'une liberté bien rarement connue dans une profession qui consomme toutes les heures ; là, tous les sites étaient inspirateurs ; et ce concours prodigieux d'infortunés de tous les rangs et de tous les climats, qui viennent aux mêmes sources puiser la fin de leurs douleurs, me ramenant plus vivement à mes idées habituelles, j'écrivis ces Épîtres à FORLIS, pour moi d'abord, pour mes disciples, et plus encore peut-être pour l'instruction de mon fils.

Le suffrage de l'Institut national, et la bienveillance avec laquelle le public a daigné entendre la lecture de ces Épîtres dans les diverses séances de l'Académie de Lyon, ne m'ont point abusé sur leurs défauts véritables : les uns et les autres ont eu égard à la difficulté réelle du sujet, et plus encore peut-être à la pureté de mes intentions. Aussi, en les faisant imprimer aujourd'hui sous le titre d'*Essai sur la Médecine du cœur*, je n'ai point la prétention de les offrir comme un ouvrage de littérature, mais comme un simple aperçu de ce qu'il serait possible de faire pour diriger l'esprit et le cœur des jeunes médecins, et faire tourner au profit des malades cette sensibilité qui, pour être utile et bienfaisante, a quelquefois besoin des conseils de l'expérience, ou des leçons d'une sensibilité plus éclairée. J'ai cru d'ailleurs qu'en publiant cette espèce de profession de foi, c'était m'imposer d'une manière plus forte encore l'obligation sacrée de ne jamais y manquer; c'était me rattacher à des principes dont je rougirais de m'écarter, après avoir donné à l'adoption que j'en fais tout l'éclat de la publicité, car ce ne sont pas les bons préceptes qui manquent aux hommes; tout ce qui peut les rendre meilleurs est écrit, mais il leur manque de savoir choisir parmi ces préceptes ceux avec lesquels ils veulent s'identifier, dont ils veulent faire la base de leur conduite, en les sanctionnant par leur suffrage et par leur nom, et en se condamnant ainsi à une honte éternelle, s'ils pouvaient un jour les oublier.

J'ai ajouté à cet Essai la collection des discours principaux que j'ai prononcés à l'ouverture de mes cours; ils en font la suite nécessaire et le complément : car, toujours occupé par les mêmes idées, j'ai , dans chacun d'eux , laissé échapper quelque chose des conseils par lesquels je cherchais à former le cœur des élèves confiés à mes soins ; et s'ils se trouvent en plus grand nombre dans le discours qui a pour titre : *De la manière d'exercer la bienfaisance dans les hôpitaux*, c'est qu'un pareil sujet appartenait tout entier à la Médecine du cœur. On me pardonnera donc de ne les avoir pas écrits avec toute la sévérité de style qui convient aux sciences ; j'étais entraîné malgré moi par mes pensées habituelles , et je parlais dans une assemblée composée non-seulement de médecins et de magistrats intruits , mais encore d'hommes du monde de toutes les classes , et de personnes du sexe de qui il fallait être entendu. La réunion de tous ces discours pourra former ainsi le premier volume de ma *Collection clinique ;* elle en sera le frontispice. Puissent ces travaux , en rappelant à mes nombreux disciples toute l'affection que je leur ai portée , tous les efforts que j'ai faits pour les instruire , paraître encore à mes concitoyens un faible témoignage de mon respect, de ma reconnaissance , et du désir ardent de mériter leur estime !

ESSAI

SUR

LA MÉDECINE DU COEUR.

I.^{RE} ÉPITRE A FORLIS.

DES DIFFICULTÉS ET DES CHAGRINS ATTACHÉS A L'EXERCICE DE LA MÉDECINE.

Lue dans la séance publique de l'Académie de Lyon,
le 13 juillet 1800.

Toi qui veux, d'Esculape honorant les autels,
Du malheur de souffrir consoler les mortels !
Jeune homme dont le cœur, plein d'un noble cou-
rage,
Ne s'épouvante point de l'effrayante image
Des maux que l'homme au Ciel paye en de longs
tributs;
L'art de les soulager est fait pour tes vertus !
Sensible, généreux, rempli de confiance,
Tu souris aux projets nés de ta bienfaisance;

Tu crois, en leur vouant tes soins compatissans,
Trouver tous les humains justes, reconnaissans;
Prodigue des secours que leurs cris te demandent,
Tu vois dans l'avenir les lauriers qui t'attendent;
Ou, sur la même main qui charme leurs douleurs,
Plus doux que des lauriers tu recueilles des pleurs,
Et crois, dans le transport que cette erreur fait
        naître,
Que *faire des heureux, c'est commencer à l'être:*
Forlis, ton cœur t'abuse ainsi que tes désirs.
L'art de guérir n'est pas si fécond en plaisirs;
Il fait sentir souvent des douleurs bien amères.
L'homme qui doit veiller sur les jours de ses frères,
Ne dort que rarement d'un paisible sommeil :
Les soucis fatigans assiégent son réveil :
L'injustice, l'erreur, l'affreuse calomnie,
Du médecin sensible empoisonnent la vie.
Ecoute, et mieux instruit sur tes nouveaux desseins,
Apprends ce qu'il en coûte à servir les humains.

De l'art que tu choisis, les élémens sévères,
Sont loin de s'entourer d'obstacles ordinaires;
Pour les vaincre, Forlis, il faut plus que du temps :
Disciple distingué sur d'honorables bancs,
C'est peu d'avoir appris, dans l'ardeur qui t'inspire,
Les préceptes de l'art de penser et d'écrire;
Et toujours remarqué par de nouveaux succès,
D'avoir à la physique enlevé ses secrets :
D'autres difficultés lasseront ton courage;
De mots grecs et latins, le barbare assemblage,
Peignant mal les objets qu'ils doivent rappeler,
Dans tes premiers travaux viendra te désoler;

Et par mille dégoûts lassant ta patience,
Sous un aspect glacé t'offrira la science.
Près d'un squelette affreux, méditant nuit et jour,
Tu sécheras d'ennui pour suivre le détour
D'un nerf, ou d'un vaisseau que l'œil distingue à
  peine,
Sans éprouver jamais rien de ce qui ramène
Avec un nouveau charme au travail délaissé,
En flattant l'avenir du tableau du passé.
Lorsque d'un pas plus sûr marchant dans la car-
  rière,
Et voyant loin de toi s'éloigner la barrière,
Ces os froids passeront à tes jeunes rivaux,
Tu pâliras encore en changeant de travaux.
Dans une arène affreuse il te faudra descendre;
Là, ce ne sera plus un squelette et sa cendre;
C'est du sang; c'est tout l'homme, au tombeau
  dérobé.
Tremblant, irrésolu, par la crainte absorbé,
Tu doutes un moment si ton jeune courage
Ne succombera point à cette affreuse image;
Ton cœur, qui se soulève, est prêt à s'échapper:
Va, d'autres coups encore te restent à frapper;
Il faut que ta main s'arme, et d'un fer moins ti-
  mide,
Sur ce corps sans chaleur agisse en homicide.
Cette peau sans couleur, il faut la séparer;
Ces traits sans mouvemens, il faut les altérer;
Il faut briser ce front; et, sans nulle épouvante,
Dans ce sein déchiré plonger ta main tremblante;
Il faut toucher ce cœur..... ce cœur qui ne sent
  plus;

Pénétrer dans ces flancs à moitié corrompus,
Des organes profonds revenir aux surfaces,
Des plus petits vaisseaux poursuivre au loin les
    traces,
Diviser chaque organe en de nombreux faisceaux,
Pour le connaître, enfin, mettre l'homme en lam-
    beaux.
Et ne crois pas, Forlis, qu'à ce travail terrible
Ton ame chaque jour devenant insensible,
Tu puisses, sans efforts, en porter le fardeau;
Pour un cœur né sensible, il est long-temps nou-
    veau:
Heureux qui peut s'en faire une froide habitude!
Mais si tu peux braver les dégoûts de l'étude,
Tu n'échapperas pas de même à son danger.
Dans un air corrompu, contraint de te plonger,
Pour ajouter au temps, tu devances l'aurore;
Au soir du même jour on t'y retrouve encore;
Tu sèches, tu pâlis, au travail obstiné;
Par un conseil prudent qu'au moins il soit borné.
Songe que la mort règne en cette enceinte horrible;
Non froide et sans couleur, mais déjà corruptible,
Fétide, chargeant l'air de fermens dangereux,
Et se convertissant en élémens affreux:
Elle frappe tes sens d'une odeur meurtrière;
Chaque souffle, en ton sein, la porte toute entière;
Poison lent, elle coule au sein de tes vaisseaux,
Et te plonge avec elle au milieu des tombeaux.
    J'en conviens cependant, ces dangers, ces spec-
    tacles,
Ne sont peut-être pas d'invincibles obstacles;

Tout effrayans qu'ils sont, on peut les surmonter:
Le zèle, avec le temps, apprend à les dompter:
C'est l'homme mort, enfin; et jusques à sa cendre,
Pour le connaître mieux, sans peine on peut des-
 cendre.
Le sang qu'il faut verser est froid; par aucun cris
L'oreille ni le cœur ne sont jamais surpris;
On ne sent point de main qui repousse la vôtre;
Le danger est pour vous, mais il n'en est point
 d'autre;
Et vous ne doutez pas, dans un pénible effort,
Si vous allez donner ou la vie ou la mort.
Mais ces tourmens, Forlis, il faudra les connaître.
De ton courage alors tu gémiras peut-être,
Lorsque tu sentiras ce qu'il en coûte au cœur,
Pour prendre des leçons au lit de la douleur.
Là, courbé sous les maux dont le fardeau l'accable,
Souffrant, désespéré, tu verras ton semblable;
Ton oreille entendra ses cris et ses sanglots
Invoquer, par pitié, la mort ou le repos.
Tantôt ton art trompé, des tourmens qu'il endure
Cherchera vainement la cause trop obscure,
Et ton cœur, se troublant à l'aspect du danger,
Sentira tous les maux qu'il ne peut soulager;
Tantôt, d'un fer aigu la pointe déchirante,
Attachée à sa plaie encore fraîche et sanglante,
Il te demandera, pour conserver ses jours[1].
D'un fer moins ennemi le rigoureux secours:
A ce mot je prévois le trouble qui t'agite;
Ta main, comme ton cœur, s'épouvante et palpite;
Et tu trembles, Forlis, en prenant le couteau[2],

De faire naître encor quelque danger nouveau;
Tu trembles !.... Ah ! bénis ce sentiment timide;
D'une ame bienfaisante il est le premier guide;
L'humanité sourit au cœur ainsi troublé[3],
Et repousse le bras qui n'a jamais tremblé.

Dans ces lieux respectés où la pitié rassemble
Mille maux étonnés de se trouver ensemble,
Où la mort fait en paix ses affreuses moissons,
Il te faudra chercher de plus grandes leçons;
Observer la douleur exerçant ses ravages,
Et d'un crêpe lugubre entourant tout les âges;
Sentir, en secourant de malheureux blessés,
Frissonner dans tes mains leurs membres fracassés;
Les soigner avec art ; supporter, sans murmures,
Leurs reproches, leurs cris, quelquefois leurs in-
      jures[4];
Etre toujours pour eux un ministre de paix,
Dont la bouche et la main disputent de bienfaits;
Soutenir leur courage, et combattre luers craintes[5];
Du sombre désespoir leur sauver les atteintes;
Les aborder toujours sans être intimidé
Du germe affreux de mort autour d'eux fécondé;
Braver d'un front serein les dégoûts qu'ils inspirent;
Déployer à leurs yeux des vertus qu'ils admirent,
Et leur paraître enfin une divinité
Que le ciel bienfaisant offre à l'humanité.
Je le sais, pour ton cœur ces soins seront fa-
      ciles :
On se livre avec joie à des peines utiles;
Le plus pesant fardeau paraît encor léger
Au bras qui le soulève, et cherche à soulager.

Mais le succès souvent trompe notre espérance.
L'art est borné, Forlis, et son insuffisance,
Ses doutes, ses combats, ses revers, ses erreurs,
Au médecin sensible ont coûté bien des pleurs.
Tu l'apprendras surtout, quand, d'un pas moins
    timide,
Dans ses sentiers obscurs tu marcheras sans guide;
Quand, du soin de ses jours se reposant sur toi,
Tout un public viendra se livrer à ta foi:
Alors, toujours ému par des craintes nouvelles,
Tu croiras ton savoir ou tes mains peu fidèles,
Et dans tes souvenirs tu trouveras en vain
Les préceptes d'un art que tu croyais certain;
Ils rassureront mal ta timide prudence;
Ton génie étonné gardera le silence;
Et quand de toutes parts tu l'entendras vanter,
Toi seul de tes talens voudras encor douter.
Ah! Forlis, conçois-tu quel sera ton supplice,
Pour la dernière fois, quand ta main protectrice
Cherchant à réparer les injures du sort,
Sentira s'avancer tout le froid de la mort?
Quand tu verras tomber sous sa faux meurtrière,
Un être intéressant, et dans qui l'on révère
Beauté, talens, vertus, tout ce qu'on doit aimer?
Quand au sein des tombeaux tu verras enfermer
Le père respecté d'une auguste famille,
Une épouse chérie, ou son fils, ou sa fille,
Ou la tienne peut-être?... Ah! crois qu'il est affreux
De soigner ceux qu'on aime et de vivre après eux;
Et d'exercer un art dont le devoir sévère
Fait de vous, à leur mort, un témoin nécessaire.

Le croirais-tu, Forlis ? quand, plongé dans le
　deuil,
Tu pleureras celui qui descend au cercueil,
On blâmera tes soins, sans respect pour sa cendre;
A les justifier il te faudra descendre.
L'ignorant vantera ce qu'il eût fait sans toi[6];
Le méchant flétrira ta conduite et ta foi;
Le calomniateur te prêtera des crimes;
L'homme trompé croira ces discours légitimes:
On t'accusera seul... sans penser que le ciel[7]
Fit à l'homme, en naissant, la loi d'être mortel.....
Sans mettre tes succès dans la même balance,
On se taira sur eux, on fuira ta présence,
Et ton cœur, accablé de tant d'inimitié,
N'aura plus qu'un refuge au sein de l'amitié.
　Que te dirai-je, enfin ? cet art que tu révères,
Où ton esprit se peint de si douces chimères,
A tes jours obscurcis par tant de déplaisirs,
Te permettra bien peu de mêler les plaisirs.
Un devoir rigoureux défendra qu'on te voie
Dans les lieux consacrés au repos, à la joie;
Tu ne pourras choisir pour tes délassemens,
L'asile heureux des bois et le calme des champs;
Au malheur des humains sentinelle attentive,
A ce poste d'honneur le devoir te captive:
Qui rappelle les dieux qu'invoquent les mortels,
Doit se montrer comme eux présent à leurs autels;
Sur ses pieux devoirs composer son visage,
Et peindre dans ses traits le calme heureux du sage.
Souvent, en déployant ton aimable gaîté,
Par d'amers souvenirs tu seras arrêté:

Tu craindras de montrer à des yeux trop sévères
D'un esprit cultivé les talens ordinaires,
Et tu ne confîras qu'à des amis discrets
Les faveurs d'Apollon et ses charmans secrets.

Voilà, mon cher Forlis, ce qu'il fallait te dire,
Pour guider, en ami, cette ardeur qui t'inspire.
Loin de te détourner par d'effrayans tableaux,
J'ai même en les peignant retenu mes pinceaux;
Mais, sans t'épouvanter d'un récit trop fidèle,
Suis courageusement le penchant qui t'appelle:
Au bonheur des humains consacre ton repos,
Et que l'art de guérir compte aussi ses héros.

NOTES.

1 Il y a des hommes à qui les résolutions fortes ne coûtent rien, et qui, par excès de confiance ou de courage, se décident promptement à la douleur d'une opération ; mais le nombre en est petit, et ce moyen de secours effraie tellement la plupart de ceux à qui on le propose, qu'il faut beaucoup d'art pour le faire accepter. Comme l'opération est à leurs yeux le dernier terme de la douleur, ils ne peuvent se décider à franchir l'intervalle qui les en sépare, qu'après s'être convaincus que, tout entier à la douleur, il ne peut amener pour eux aucune chance salutaire. De tels résultats ne peuvent être produits que par le temps, les progrès du mal, l'insuffisance des remèdes, et surtout la lassitude de la souffrance. Livrez donc vos malades à ces agens naturels de conviction, avant de leur proposer un secours douloureux ; et quoique eux-mêmes en aient senti le besoin, craignez encore en le présentant de voir la confiance s'éloigner de vous ; tant est grande l'horreur du fer, et celle d'une douleur consentie.

2 Il y aurait bien de l'injustice à accuser de cruauté le médecin qui, dans le cours d'une opération, laisserait échapper une marque de promptitude ou d'impatience ; son ame est alors dans une situation si contrainte, qu'elle n'a plus d'expression ni de mouvement mesurés. Tout entier à l'idée du danger qu'il fait naître, de celui qu'il faut éviter, les autres considérations ne le touchent plus ; il devient à son tour un être souffrant, dont il faut excuser les cris. Certain que la vie ou la mort dépendent d'un mouvement, peut-il rappeler tranquillement au repos celui qui s'en éloigne ? non, sans doute : il l'y rappelera par un cri d'autant plus aigu que le danger sera plus grand, mais qui n'aura rien d'étranger à l'opérateur humain et au médecin bienfaisant.

3 L'humanité n'est point une vertu de tous les jours, que l'on ne s'y trompe pas ; tout ce qui nous porte loin de nous et de

nos affections particulières, ne saurait être habituel. Ceux qui disent le contraire, prennent là compassion pour l'humanité. L'une est un malaise physique, né de l'aspect de la douleur et qui produit le désir de la soulager, pour apaiser le trouble que sa présence inspire ; l'autre est un sentiment divin, une inspiration sacrée qui n'appartient qu'à l'âme, qui s'y développe sans efforts, sans motifs personnels, et nous porte au bien par le sentiment du bien même. On a de l'humanité comme on a du courage, dans les grandes occasions ; et celui qui veut être franc, en parlant de lui, se contente de dire : *Je fus humain un tel jour.* L'humanité est la vertu que l'on aime le plus dans les autres, parce qu'elle est profitable à celui qui l'invoque, et qu'elle demande moins à sa reconnaissance.

4 Il est dans la douleur un horrible degré, où celui qui la supporte n'a plus de considérations à garder ; où son défaut de confiance, ses plaintes, ses cris, ses injures, son désespoir, ne doivent offenser personne ; et où le ministre de la nature, impuissant comme elle, doit partager, sans se plaindre, les reproches dus à cette impuissance.

5 S'il est permis à quelqu'un de s'écouter parler ; ce doit être sans doute au médecin, dont les paroles, les actions, les gestes, sont quelquefois si mal interprétés..... Je troublai, un jour, cruellement le repos d'une femme aimable, mais dont l'imagination frappée ne trouvait dans tous les objets que des idées de danger. Nous sortions de table, lorsqu'elle me présenta son pouls à toucher ; en le quittant, je jetai indifféremment sur mes doigts quelques gouttes d'une essence agréable : elle en fut frappée ; et se figurant aussitôt qu'elle avait une maladie contagieuse et pestilentielle, elle passa le reste du jour dans la douleur et dans les larmes, et ne fut rendue à de plus justes idées, que lorsque son ame, soulagée par les pleurs, redevint accessible aux consolations de ses amis.

6 Rien n'a plus contribué à faire croire à l'incertitude de la médecine, et nui davantage à la considération qu'elle devait obtenir parmi les hommes, que l'affectation avec laquelle la plupart de ceux qui la professent, manifestent entre eux des opinions

opposées. Il en est qui sembleraient avoir honte d'être de l'avis d'un autre, et qui oublient trop facilement que l'unanimité des suffrages est la consolation des malades, et le plus grand honneur de l'art.

7 Pourquoi nous affligerions-nous de l'injuste opinion des hommes, puisque le penchant qu'ils ont à l'injustice s'applique au bien comme au mal! Tout se compense : un jour ils accusent l'art le plus intelligent de leurs pertes, et le jour qui suit, ils l'honorent dans des succès qui n'appartiennent qu'à la nature.

II.ᴹᴱ ÉPITRE A FORLIS.

DE LA CONFIANCE[a], CONSIDÉRÉE DANS L'EXER-CICE DE LA MÉDECINE.

Lue dans la séance publique de l'Académie de Lyon,
le 13 juillet 1801.

———

CHARME d'une belle ame, heureuse confiance,
Appui sûr des talens, mère de l'espérance,
Ton abandon flatteur enchante également
Et celui qui t'inspire et celui qui te sent;
Formant les mêmes vœux, ils ont les mêmes peines:
Ainsi que l'amitié tu fais porter tes chaînes;
Par le cri du besoin tu rapproches les cœurs,
Et l'estime t'appelle au secours des malheurs.
L'illusion te suit : ses consolans mensonges
Du malheureux qui souffre embellissent les songes;
Entre le désespoir et le tombeau placé,
Le cœur déjà flétri, le sang bientôt glacé,
Il prévoit qu'à ses yeux la lumière est ravie;

a L'Institut national a mentionné honorablement cette Épître,
distinguée parmi cent dix autres pièces envoyées au concours, dans
sa séance publique du 26 décembre 1804. (*Voyez le Moniteur du*
7 nivose an 13, n.º 97.)

Mais tu parais, l'espoir le rappelle à la vie :
Tu parles, il t'entend ; son courage a doublé :
Il croit que c'est à tort que son cœur à tremblé ;
Il sourit : sur son front où la mort était peinte,
Un sentiment plus doux a remplacé la crainte.
Son bras faible et tremblant déjà lui sert d'appui ;
Il revoit l'avenir qui fuyait devant lui.
Pour former vingt projets il cherche sa pensée ;
L'espoir soulève encor sa poitrine oppressée ;
Il croit vivre, et trompé par son dernier effort,
Rêve encor le bonheur dans les bras de la mort.
Ce sont là tes bienfaits, céleste confiance !
Mais comment t'obtenir, et par quelle puissance
Le médecin heureux qui te lie à son nom
Peut-il se garantir d'un funeste abandon ?
Donne-moi tes secrets, instruis mon jeune élève,
Et de mon amitié que l'ouvrage s'achève.

Forlis, la confiance est un besoin du cœur,
D'un instinct prévoyant le cri conservateur,
Le sentiment profond d'une ame infortunée
A des conseils amis livrant sa destinée,
Se reposant sur eux du soin de l'avenir,
Et par leurs bienfaits seul voulant vivre ou mourir.
Quelquefois prompte à naître, elle est aveugle,
    entière ;
Souvent irréfléchie, ou même involontaire,
Comme tout sentiment qui s'échappe du cœur ;
Elle obéit alors au charme séducteur,
A cet attrait puissant, par qui l'ame avertie
Se porte vers l'objet de notre sympathie,
Nous le fait estimer, quoiqu'il soit inconnu,

Dès qu'au premier regard le cœur s'est prévenu.
Mais des talens, Forlis, c'est un juge infidèle;
L'appui qu'il semble offrir facilement chancelle;
La raison le dément, et le plus estimé
N'est pas toujours celui que le cœur a nommé.
D'une source plus vraie attends la confiance;
Le talent la commande; et lorsque la science[2]
Aura devant tes yeux montré tous ses secrets,
L'estime du public ne te fuira jamais.
Travaille, sois actif, ardent, opiniâtre,
Avide de succès, de ton art idolâtre;
A l'émulation s'il présente un laurier,
Que pour le recevoir ton front soit le premier:
Du nom que jeune encore a proclamé la gloire,
Avec plus de plaisir on garde la mémoire;
De ses premiers succès on se souvient long-temps;
L'âge ne flétrit point les lauriers du printemps.
Veille, et que quelquefois la diligente aurore
Sur ton travail courbé puisse te voir encore:
L'homme souffrant sourit au moment du réveil,
A ton front que n'a point caressé le sommeil.
« Dans le calme profond de toute la nature,
» Il a pensé, dit-il, aux tourmens que j'endure,
» Son esprit un moment s'est reposé sur moi;
» Ah, qu'il mérite bien mon estime et ma foi! »
Que cet aveu, Forlis, ne soit point un mensonge:
Veiller pour le malheur c'est avoir un beau songe!
Sur les trésors de l'art que tes yeux soient ouverts:
Ses secrets dispersés dans cent livres divers,
Couvert d'un voile épais, qui n'est point la science,
Pourront en les cherchant lasser ta patience:

Mais dans un sol ingrat l'or est souvent caché;
Par un travail pénible il veut être arraché.
Amant de la science, apprends-en l'origine,
Demande aux temps passés leur antique doctrine.
Cherche dans les écrits de tant d'hommes fameux
Les moyens d'être un jour aussi célèbre qu'eux :
De toutes nos douleurs lis-y l'horrible histoire :
Surtout, dans ce travail, confie à ta mémoire
Plutôt ce qu'ils ont fait que ce qu'ils ont pensé :
L'esprit peut s'égarer dans un rêve insensé,
Présenter comme vraie une fausse peinture;
Mais les faits sont toujours plus près de la nature :
Ils parlent son langage; et des siècles nombreux
Sans les dénaturer peuvent couler sur eux.
      Cependant, cher Forlis, ces faits et ce langage
Ne présentent encor qu'une infidèle image;
Rien ne parle à tes yeux; rien ne frappe tes sens :
Les traits qu'on t'y dépeint sont tous sans mouve-
      mens :
Tu vois par d'autres yeux, et forcé de les croire,
L'appui de tes talens n'est que dans ta mémoire.
Cherche d'autres leçons : vole dans ces climats
Où notre art plus heureux triomphe à chaque pas;
Va sur ce mont sacré si fécond en miracles,
Où, comme d'un lieu saint publiant ses oracles,
Esculape prodigue aux humains malheureux
Ses secours, ses conseils et ses secrets fameux.
Là, dans sa pureté sa doctrine repose;
L'art qui la connaît mieux est fier de ce qu'il ose,
Et ne donne jamais à ses nombreux enfans
Que des préceptes surs consacrés par le temps.

Au lit de la douleur chaque jour les rassemble,
Pour voir, interroger, toucher, juger ensemble,
Epier la nature, et suivre pas à pas
Ses signes fugitifs, ses efforts, ses combats.
Chargé de gloire et d'ans, là Fouquet parle en
  maître :
Son tact observateur leur apprend à connaître
Comment la fièvre ardente agitant nos vaisseaux,
Marque tous ses degrés par ses bonds inégaux.
Là Dumas, jeune encor, mais vieux en renommée,
Enseigne avec éclat la physique animée ;
Avec égal succès parle, écrit tour-à-tour,
Et sur l'art tout entier répand un nouveau jour ;
S'inscrit avec honneur au temple de mémoire,
Et, rival de Haller, console par sa gloire
Lyon qui l'a vu naître, et qui regrette en vain
Des talens qui devaient prospérer dans son sein.
Là Chaptal va parler : la chimie admirable
Ne te paraîtra plus qu'une science aimable,
Simple, facile, aisée et claire comme lui ;
Tu seras étonné du jour qui t'aura lui,
En voyant devant toi vingt siècles reparaître
Pour t'offrir leurs secrets à la voix de ton maître.
A de plus doux travaux par le temps amené,
Tu suivras dans les champs l'ami du grand Linné[a] :
Amant de la nature et modeste comme elle,
Il te la montrera plus touchante et plus belle ;
Te dira les poisons à la terre attachés,
Et dans le sein des fleurs quels trésors sont cachés ;

[a] Le savant et modeste *Gouan.*

Comment d'un Dieu puissant s'y peint la bienfai-
    sance.
Tu ne fouleras plus avec indifférence
D'utiles végétaux déployés sous tes yeux :
Tu craindrais un outrage à la bonté des cieux ;
Et tu croirais entendre, au nom de la nature,
Le gazon qui gémit ou la fleur qui murmure.
Que te dirai-je enfin ? à ces noms glorieux
Ajoute, tu le peux, des noms encor fameux :
Broussonnet s'unissant à la gloire d'un frère,
Vigaroux succédant aux talens de son père,
Baumes couvrant son front par de savans lauriers,
Des Venel, des Astruc vingt autres héritiers,
Et Barthez revenant, après dix ans d'absence,
Consoler la cité veuve de sa présence.
    Enfin le temps s'enfuit ; un lustre est achevé :
Par de savans essais longuement éprouvé,
Tu quittes ces climats et revois ta patrie.
Des préceptes de l'art ta mémoire nourrie,
Et riche des talens dus à tant de travaux,
Tu parais au milieu de tes nombreux rivaux,
Modeste, réclamant une honnête indulgence,
Et présentant tes droits à quelque confiance[3].
Que cet instant, Forlis, t'inspire un juste effroi :
L'heure des chagrins presse et va sonner pour toi :
Frémis, tu vas peser de tes mains étonnées
Des humains malheureux les tristes destinées ;
Aider à la nature à conserver leurs jours,
Ou n'offrir à leurs maux que d'impuissans secours.
Qu'elles naissent pour eux légères ou profondes,
De toutes leurs douleurs il faut que tu répondes.

Le temps qu'ils doivent vivre au ciel est arrêté;
N'importe, c'est en vain qu'un Dieu l'aura compté;
S'ils meurent, c'est à toi que la plainte s'adresse;
On accuse tes soins, tes talens, ta jeunesse[4];
La confiance fuit dès que l'art moins heureux
Cède, avec la nature, aux volontés des cieux.
  Mais déjà tu souris, un succès te rassure:
Tes premiers soins ont vu triompher la nature;
Le plaisir de guérir a porté dans ton cœur
Une joie inconnue, un plus parfait bonheur.
Ah! goûte bien, Forlis, cette heureuse victoire;
C'est au cœur qu'il convient d'en garder la mémoire:
Quelque heureux que tu sois, rien ne pourra jamais
Egaler le plaisir de tes premiers succès,
L'ivresse qu'on éprouve à sentir que la vie
Du sein qu'elle fuyait n'est point encor ravie,
A la voir s'animer par ces secours heureux.
De ton savoir alors tu seras glorieux:
Fanal conservateur élevé sur la plage,
Tu te croiras un dieu commandant au naufrage;
Et fier de voir la mort obéir à ta voix,
Tu croiras créer l'homme une seconde fois.
Jeune homme fortuné, tu vois la confiance
Naître aux cris répétés de la reconnaissance:
Jouis de ton bonheur : mais songe cependant
Qu'à cette confiance il faut un aliment[5];
Que le cœur à son tour peut manquer de mémoire.
Rappelle quelquefois tes succès et ta gloire:
Parle encor d'espérance à ceux qui n'en ont plus[6];
Fais-leur voir par tes soins les mêmes maux vaincus;
De ce qu'ils ont souffert explique-leur la cause;

Dis-leur sur quels motifs ton espoir se repose[7];
A leur doute avec art offre d'autres moyens[8],
Cède même à leurs vœux pour les conduire aux
　　tiens;
Touche, émeus, et laissant parler ton éloquence[9]
Jusqu'au fond de leur cœur cherche la confiance[10].
Persuader, Forlis, est un don précieux[11]:
La voix que l'ame entend semble venir des cieux.
Console avec douceur; fuis cet âpre langage[12],
Ou ce silence froid, que l'on dit peindre un sage[13]:
A la faiblesse humaine il faut savoir céder;
Et guérir est souvent l'art de persuader[14].
Loin de toi cependant les entretiens frivoles,
L'indiscrète gaîté, les oiseuses paroles[15]:
De l'homme qui balance et la vie et la mort
Les discours et le front doivent être d'accord;
Grave sans dureté, complaisant sans faiblesse[16],
Tout en lui de son art doit marquer la noblesse;
Et son maintien doit peindre avec sévérité
L'ami de la nature et de l'humanité[17].

Il est un autre avis que te doit ma prudence,
Forlis; d'un noir présage obscurcis l'espérance;
Et sans déguisement laisse voir quelquefois
Dans le sombre avenir les maux que tu prévois.
Aux cœurs intéressés pour épargner des larmes,
Faudra-t-il pour toi seul réserver les alarmes?
Et, chaque jour trompé dans les vœux que tu fais,
Parler toujours d'espoir, et n'en avoir jamais?
Non; prononce l'arrêt quelqu'affreux qu'il puisse être.
On redoute un malheur, mais on veut le connaître:

Le cœur s'arme d'avance; et l'art désespéré,
Même dans son revers est encore honoré.
Associe à ta voix celle d'un maître habile[18]:
L'esprit qui voit le mieux n'est pas toujours tran-
    quille:
L'homme est près de l'erreur; et chercher un appui
Ne fait perdre aucun droit à l'estime d'autrui[19];
A de pareils égards la confiance invite,
Et le présomptueux est le seul qui s'irrite[20].
  Quand, malgré tes talens, victime d'un écueil,
Tu verras devant toi la confiance en deuil,
Ne lui rappelle point ton empire sur elle;
Pour de nouveaux besoins attends qu'elle t'appelle:
A des yeux affligés on ne doit point offrir
Un aspect qui retrace un fatal souvenir.
D'un cruel sacrifice on redoute l'image:
Et, perdant un ami, tous n'ont pas le courage
De revoir le témoin de ses derniers adieux,
Et de toucher la main qui lui ferma les yeux.
Alors il faut pleurer avec la confiance,
Et ne point appeler injustice, un silence
Qui n'est que le besoin d'oublier sa douleur,
Et qui te garde encor l'estime au fond du cœur.
  Je dois instruire encor ton inexpérience
A ne confondre point avec la confiance
Les aveux de celui qui, sans estimer l'art,
L'interroge toujours, se prodigue au hasard;
Qui, craintif, et d'un dieu quittant le sanctuaire,
Se livre aveuglément aux conseils du vulgaire[21],
Méprise les avis de la saine raison,
Et paye au poids de l'or le fourbe et son poison[22];

Qui chaque jour varie avec indifférence
Son estime, son goût, son choix, sa confiance [23];
Moins prudent pour ses jours qu'on ne l'est pour
    son or,
A qui veut s'en charger livre un pareil trésor [24].
Que t'importe, Forlis, que des ames pareilles
Du récit de leurs maux frappent d'autres oreilles?
Leur oubli dédaigneux ne doit point t'affliger,
L'homme confiant seul attache à son danger;
Oui, c'est lui qui présent à notre ame alarmée
Jamais à ses douleurs ne la trouva fermée;
Qui, réclamant les soins de l'active amitié,
Doit tout à ses secours et rien à la pitié;
Pour qui dans les dangers tout notre zèle brille,
Qu'on adopte du cœur, qu'on place en sa famille;
Dont le péril alarme, et que le cœur en deuil
Pleure, long-temps avant de fermer son cerceuil.

Je l'espère, Forlis; dans ta carrière heureuse
Tu trouveras souvent une ame généreuse
Remettant sans réserve à tes soins bienfaisans
Ses jours à conserver, son époux, ses enfans [25];
Mais, d'un fardeau si noble en chargeant ton courage,
A ces cœurs confians adresse ce langage :
« De veiller sur vos jours vous m'imposez la loi,
» Vos douleurs désormais s'étendront jusqu'à moi;
» Aux maux que dans ma vie il faudra que j'endure,
» Je vais ajouter ceux que vous doit la nature [26]:
» N'importe, je reçois ce dangereux honneur.
» A défaut de talens interrogeant mon cœur,
» J'y trouverai peut-être encor quelque lumière:
» L'esprit semble mieux voir lorsque le cœur l'éclaire,

» Lorsque dans nos désirs il entre de moitié;

» La confiance alors lui paraît l'amitié:

» Elle m'inspirera son dévoûment sublime;

» Mes secours empressés chercheront votre estime;

» Du destin ennemi j'éloignerai les coups,

» Et mes yeux en tout temps seront ouverts sur
vous.

» Tout ce qui vous est cher sera dans ma mémoire;

» Vos maux seront les miens, vos biens feront ma
gloire [27];

» Et contre les dangers chaque jour affermi,

» Vous dormirez en paix, veillé par un ami.

NOTES.

———

¹ Il était véritablement humain celui qui le premier offrit l'illusion d'un remède trompeur à l'infortune abandonnée, et sut la rattacher à la vie par le charme de l'espérance, quand l'art avait avoué l'impuissance de ses ressources. Que cet aveu fatal ne sorte jamais de la bouche d'un médecin prudent. Il ne faut pas désespérer celui qui demande encore des conseils et des remèdes. Au physique comme au moral, il est une franchise cruelle dont les hommes ne veulent point; et la vérité dont la connaissance doit leur être funeste, n'est pas celle qu'ils désirent. Les illusions sont les pavots de l'ame, et il faut en devenir prodigue, quand c'est le seul moyen d'aider à supporter la vie.

² Dans la plupart des sciences exactes, et plus encore peutêtre dans l'exercice de la médecine, les talens sont à préférer au génie, parce qu'ils sont de tous les temps et de tous les momens; tandis que le génie n'est souvent qu'une brillante exception, quoique dans la courte durée de son existence, il suffise à l'honneur de la science et aux progrès de l'art. Les talens assurent le succès, et le génie peut conduire à l'erreur. Comme les monnaies étrangères, le génie n'est apprécié que par ceux qui savent en estimer la valeur; tandis que, pareils aux monnaies d'usage, les talens sont reconnus par tous, et que leurs bienfaits multipliés s'étendent jusqu'aux plus malheureux.

³ Celui que les circonstances, ou ses talens, ont environné de la confiance publique, doit rarement parler de ses succès aux hommes moins fortunés que lui. Le bonheur est un tort que l'on ne pardonne pas toujours dans une profession où, tous les droits étant égaux, on prend trop souvent un émule pour un rival, un rival pour un ennemi.

4 Les hommes sont presque tous injustes envers ceux à qui ils confient leurs plus chers intérêts : ils voient un coupable dans le magistrat qui les a condamnés, un ignorant dans le mé-

decin qui n'a pu leur éviter des pertes. Que doit faire un sage en butte à cette injustice ! se taire, et se couvrir du manteau de Pompée.

5 Les grands talens commandent la confiance ; mais on ne la conserve guère que par le succès, et plus encore peut-être par l'intérêt que l'on prend aux maux que l'on soulage. Une voix douce et consolante, le ton de l'aménité, la prévoyance des soins, les attentions délicates et non sollicitées, un noble désintéressement; tout ce qui peut enfin prouver que l'on n'obéit qu'à son cœur, voilà les vrais moyens de fixer la confiance. Plus que tout autre besoin, les hommes ont celui d'être aimés ; et ce sentiment est pour eux plus paternel et plus doux, quand il leur est porté par ceux qu'ils ont déjà chargés du soin de veiller sur leurs jours.

6 Quand il faut rassurer l'imagination frappée d'un malade, les meilleurs raisonnemens ne valent pas toujours une idée fausse, mais qui, imprévue et brusquement exprimée, se trouve en opposition totale avec le sujet de ses craintes. J'avais opéré de la pierre M. André de Dijon, et depuis deux heures le sang coulait encore avec une abondance alarmante. « *C'en est fait de moi*, me dit-il, » *je perds tout mon sang.* Vous en perdez si peu, répliquai-je avec » tranquillité, que vous serez saigné dans une heure. » Mon intention n'était point telle ; je partageais les inquiétudes du malade : mais l'idée imprévue d'une saignée, entièrement opposée à une hémorragie, en lui prouvant que celle-ci était légère, rassura son esprit. Le sang ne tarda point à s'arrêter, et M. André fut sauvé.

7 Ne parlez jamais des événemens funestes d'une maladie, devant celui qui peut avoir à en redouter les suites. Ne parlez point de la mort devant un vieillard : la vie est un long état de souffrance dont l'homme âgé prévoit la fin ; et cette prévoyance est cruelle à rappeler, quand on n'a pour soi que la chance incertaine de quelques jours ou de quelques instans.

8 Dans la plupart des maladies, et plus encore dans celles dont l'heureuse terminaison ne peut être amenée que par le temps et la persévérance dans les mêmes moyens, quoique les indications soient les mêmes, il convient quelquefois de changer les remèdes,

pour donner au courage une nouvelle impulsion, retremper une ame affaiblie et fortifier l'espérance. L'espérance est un fruit qui ne saurait mûrir sans culture : chaque jour il faut redire au cœur les motifs qu'il a d'en concevoir, et lui présenter de nouveaux moyens de succès; car la douleur détruit en un moment tous les effets de la persuasion; et pour rattacher à l'espérance une ame découragée, il faut de plus puissans efforts, et le prestige des nouvelles ressources.

9 Il est un degré où le talent n'a plus d'efforts à faire pour captiver la confiance, et où ses avis, comme ceux d'un oracle, n'ont plus besoin pour être crus du charme de l'éloquence et de la persuasion. Mais ce secours est nécessaire au médecin qui, jeune encore, et obligé de rassurer une confiance incertaine, doit prouver son talent chaque fois qu'on l'invoque : son éloquence alors fait oublier son âge; et la persuasion, descendant au fond du cœur, commence le succès qu'achèvera le talent.

10 Ne prononcez jamais sans nécessité, en présence d'un malade, des mots qui puissent faire naître des idées de crainte ou de danger : l'ame la plus courageuse y trouve souvent le sujet d'un funeste présage; et le courage, une fois abattu, ne peut être relevé par les plus douces consolations. Surtout ne parlez jamais de la mort; et si la santé doit être le prix d'une opération, gardez-vous d'en prononcer le mot effrayant; mais, par une périphrase heureuse, dites en parlant d'elle : *l'instant où je vous délivrerai, le moment où cesseront vos maux,* etc. Vous attacherez ainsi une idée d'espérance et de bonheur à cette terrible époque; et le malheureux pour qui elle doit naître pourra sourire encore à son approche.

11 Trop de médecins oublient que l'homme est composé de corps et d'ame, et, dans l'application de leurs moyens de secours, ne s'attachent pas assez peut-être à ceux dont l'ame pourrait obtenir quelque bien. Comme c'est elle qui souffre et qui juge, c'est elle aussi qu'il faut convaincre que le conseil donné est le seul à suivre. L'heureuse persuasion est plus qu'on ne le pense un moyen de succès. Par elle les doutes s'éclaircissent, les craintes s'effacent, l'espérance naît, la coupe offre

un breuvage moins amer, on sourit à la main qui le donne, et la voix qui en promet les bienfaits pénètre au fond du cœur, comme si elle descendait des cieux.

12 On peut supporter avec courage la douleur utile du fer, et bénir la main qui le guide, quand on se sent flatté par elle, quand une voix douce et consolante fait entendre au milieu des cris les noms d'espoir et de bonheur; mais si l'oreille est frappée par les accens de l'impatience, par le ton du reproche ou de la dureté, alors le charme cesse; le mal paraît horrible, et le médecin un bourreau.

13 Un médecin doit préférer une sage lenteur dans la manière d'exprimer ses idées, à l'extrême précipitation de la facilité; car celle-ci est l'apparence ordinaire de l'esprit et d'une brillante imagination, tandis que l'autre peint le sang-froid, la prudence et le jugement, qualités essentielles du médecin.

14 Quand un malade nous interroge sur la nature de ses souffrances, il ne faut pas, comme un oracle, répondre en termes obscurs, et afficher la ridicule prétention de la science, en ne parlant que son langage. L'art de se rendre intelligible s'applique à tout; et comme il est un des meilleurs moyens de persuasion, il doit être une des premières études du médecin.

15 Ne plaisantez jamais sur le danger d'un malade, ou sur l'importance qu'il attache à vos opérations : la plaisanterie, dans ces momens cruels, est trop près de l'insensibilité; quelque esprit que vous puissiez y mettre, elle altérera la confiance. L'homme qui va souffrir a quelques droits à vos respects; et il vous pardonnerait à peine la plus douce gaîté, si elle ne servait pas à lui peindre la sécurité de votre ame et l'assurance du succès.

L'amour que nous nous portons nous entraîne trop souvent à parler de nos intérêts et de nous ; mais ce qui n'est dans un homme du monde qu'une faiblesse excusable, est un tort réel dans un médecin. Destiné par état à écouter les maux d'autrui, il ne doit point substituer au tableau qu'on lui présente, celui de ses propres souffrances, et vouloir occuper de lui ceux qui réclament pour eux son attention toute entière. Si l'aspect d'une douleur lui rappelle involontairement celle qui le déchire, le souvenir doit s'en perdre dans le cœur, sans venir affliger par son amertume celui qui ne demande que des consolations et des secours.

16 Celui à qui la nature a donné une physionomie grave et des formes sévères, a déjà par cela même un premier moyen de captiver la confiance, parce que l'une et l'autre peignent l'habitude des occupations sérieuses, et l'exercice de la réflexion; mais celui qui veut en affecter le ton et le langage, pour se donner un air d'importance et de maturité, atteint le comble du ridicule et de la petitesse : il faut se ressouvenir qu'il y a des formes pour tous les goûts, et des goûts pour toutes les formes.

> Chacun pris dans son air est agréable en soi;
> Ce n'est que l'air d'autrui qui peut déplaire en moi;

17 L'intérêt avec lequel nous écoutons celui qui nous rend dépositaires de sa confiance, peut ajouter beaucoup à celle qu'a déjà inspiré le talent. On peut aisément se donner un air de recueillement et d'attention avec des yeux fermés, un front couvert, et l'attitude du repos : mais dans cette situation on est trop avec soi-même; on n'est touché que par un sens ; et si ce que l'on écoute n'est pas du plus grand intérêt, l'esprit reste trop accessible à d'autres idées, et l'on devient inattentif par le moyen qui devait fixer l'attention. Il est donc préférable de regarder celui qui parle : on suit tous les mouvemens de sa physionomie, on y devine ce qu'il sent: à son tour il étudie sur la vôtre l'impression que fait ce qu'il dit, et l'on peut être assuré de se quitter plus satisfait l'un de l'autre.

18 La différence d'opinion n'offenserait pas plus que celle du visage ou du caractère, si celui qui la manifeste le faisait toujours avec une franchise décente, et sans affecter la prétention d'une orgueilleuse supériorité. C'est une vérité qu'il faut se rappeler dans ces assemblées où le danger d'une maladie grave invoque la réunion de plusieurs lumières. Ne cherchez jamais à briller aux dépens de celui qui le premier possède la confiance : si sa conduite fut sage, approuvez-la hautement; s'il commit une erreur,

soyez le premier à en chercher l'excuse ; et ne jugez pas trop
sévèrement une circonstance que vous n'avez point vue , et qui
peut-être vous eût également trompé ; si enfin ses torts sont ceux
de l'ignorance , taisez-vous, et que la sagesse de vos avis les ré-
pare. Dans tous les cas, expliquez-vous toujours avec simplicité,
sans affecter une éloquence déplacée, ou dangereuse , quand on
recherche la vérité ; et faites-vous pardonner la différence de
votre opinion par les égards que vous avez pour celle des autres,
et par la modestie avec laquelle vous la mettez en opposition. On
se rend sans effort à un avis que la raison seule présente , et l'on
repousse avec opiniâtreté celui où l'on a cru reconnaître l'intention d'humilier ou de nuire. Gardez-vous de contredire un bon
avis , dans la seule intention d'affecter une opinion qui vous soit
propre ; et sachez surtout respecter à propos celle des hommes qui
ont vécu plus que vous : car, quoique l'expérience se mesure moins
par le nombre des années que par la bonne manière de voir , et
les qualités particulières de l'esprit ; quoique beaucoup de gens qui
vantent leur expérience, prennent pour elle l'habitude qu'ils ont
de faire la même chose, cependant il est vrai que le temps a ses
secrets, et que celui dont les cheveux ont blanchi dans le sein des
mêmes travaux, peut souvent seul expliquer un mystère que le
temps n'a dévoilé qu'à lui. Payez donc à son âge le tribut de respect que vous réclamerez un jour pour vous. Il doit coûter d'autant
moins à l'amour-propre , qu'il est commandé par la nature , et
qu'un sentiment secret qui ne peut nous tromper, nous avertit
nous-mêmes que les années ont mûri nos talens.

19 Les jeunes médecins se croient toujours offensés, lorsqu'on
veut unir à leurs avis le secours de quelque autre lumière , parce
que, peu surs encore de leur expérience et de la considération dont
ils jouissent, ils craignent toujours de voir s'éloigner d'eux une
confiance incertaine. Mais s'ils savaient le prix que les hommes
attachent à la vie , s'ils avaient senti quels tourmens fait éprouver au cœur le danger d'un être que l'on chérit, non-seulement
ils ne s'offenseraient plus de ces alarmes de la confiance, mais ils
seraient les derniers à concevoir comment on peut abandonner la
vie d'un père, d'un enfant, ou d'un époux, à l'incertitude des
lumières , du jugement et de l'opinion d'un seul ; comment on ne
rassemble pas toutes les lumières, tous les avis , toutes les espé-

rances, autour de celui qu'a frappé le danger. Insensés que nous sommes ! puisque Yong nous apprit que les fils de l'araignée sont des cables en comparaison des liens qui nous attachent à la vie, pourquoi blâmer celui qui veut multiplier les secours dans la tempète !

20 Ne refusez jamais d'unir vos conseils à ceux des hommes sur qui paraît se diriger une portion de la confiance que l'on vous accorde : c'est une juste condescendance bien due à ceux qui vous ont honorés d'un premier choix. Quelque instruits que vous soyez, il y aurait plus que de la présomption à vous croire offensés. Les bornes de vos talens sont avant celles de l'art, et la responsabilité d'une vie est un fardeau assez pesant pour en partager le poids. L'homme de qui vous attendez le moins, peut ouvrir un avis salutaire ; le génie, d'ailleurs, ne voit souvent que les vérités placées à la hauteur à laquelle lui-même s'est élevé ; tandis que les vérités moins importantes sont facilement aperçues par des vues plus bornées. Deux astres principaux éclairent le monde, et le moins brillant des deux est cependant celui qui nous guide dans les ténèbres.

21 Il en est des vérités en médecine comme des préceptes de la morale, qui semble perdre le droit de nous toucher, en passant par une bouche impure. On dédaigne peut-être trop les formules populaires ; quoiqu'éloignées de leur source, les vérités qu'elles renferment n'en sont pas moins précieuses ; les bonnes femmes n'inventent point, et les remèdes qui portent leurs noms ont souvent une origine sacrée. Le médecin prudent doit les écouter ; et, comme l'antiquaire savant, il trouvera quelquefois un bronze précieux sous la rouille épaisse qui le cache.

22 Si le charlatanisme ne s'emparait que des maux pour lesquels la médecine avoue son impuissance, il serait un bienfait pour l'espèce humaine, en offrant encore l'espérance à ceux qui n'en ont plus ; mais il en devient l'opprobre et le fléau quand il s'applique aux maux ordinaires de la vie, et mérite alors toute l'animadversion des lois, et la surveillance des magistrats.

23 Lorsque vous verrez s'éloigner de vous une confiance que

semblaient devoir vous conserver vos talens et l'assiduité de vos soins affectueux, ne vous affligez point, mais jetez les yeux sur ce qui vous environne; voyez l'indifférence des hommes entre eux, la fausseté des amis, l'inconstance des époux, l'ingratitude des enfans, et plaignez-vous, si vous l'osez, de la seule inconstance qui peut avoir une excuse, puisqu'elle est justifiée par la crainte de la douleur et l'amour de la vie.

Tous les médecins auront observé comme moi, que la plupart de ceux qu'ils n'ont pu conserver à la vie, étaient des hommes nouveaux pour eux, dont il ne connaissaient encore ni les habitudes ni le tempérament; et qu'ils eussent sauvés peut-être, si l'appel fait à leurs soins eût été le résultat d'une confiance depuis long-temps accordée. Mais quand, aux difficultés de l'art, il faut encore ajouter celles qui naissent d'un tempérament méconnu, est-il bien étonnant que cet art soit sans triomphes? et ceux qui payent aussi cher le tort de leur inconstance, ne se sont-ils pas exposés volontairement au danger?

Changer de médecin est pour beaucoup de gens un acte de la plus grande indifférence. Ils ne songent pas que, ne s'attachant à personne, on ne s'attache point à eux; et quand l'heure du danger sera venue, ils chercheront en vain un ami dévoué, un homme qui joigne à l'expérience des choses l'expérience des personnes, qui sente leur danger autant qu'eux, qui s'en affecte, qui, pour les y dérober, ne trouve aucun sacrifice pénible, et surtout qui consente à se charger de la responsabilité de leur vie, au moment même où ils sont menacés de la perdre : car, quel est le médecin sensible qui n'achèterait pas au prix de tout l'or dont on le gratifie, le bonheur d'éloigner de lui une fatale perte? Et quand cette perte sera prévue, la seule humanité suffira-t-elle toujours pour l'engager à en porter le poids? Et celui qui ne pourra réclamer en sa faveur les droits d'une ancienne amitié, ou d'une confiance depuis long-temps accordée, devra-t-il être bien surpris si l'on fuit son danger, et si l'ame la plus noble hésite à rester le témoin de son inévitable agonie?

24 Il est dans toutes les sciences un degré de profondeur où n'osent point s'avancer ceux qui n'en parlent qu'avec le sentiment d'un goût éclairé. Comment se peut-il que la médecine fasse une exception si constante à cette règle, et que l'on trouve chaque

jour dans la société des hommes qui présentent, pour tous les maux, des recettes qu'ils disent infaillibles, avec une assurance encore plus étonnante que la crédulité de ceux qui les écoutent? Ceux-ci, du moins, peuvent justifier leur confiance par l'excès de leurs maux, et l'inutilité des secours; avides d'espérance, ils n'examinent pas qui leur en présente la coupe : mais l'imprudent qui compromet la vie par des conseils appliqués à des maux qu'il ne connaît pas, comment pourrait-on l'excuser, si le sentiment qui porte à faire du bien aux hommes n'était pas tellement sacré, qu'il peut justifier jusqu'aux malheurs qu'il fait naître?

25 « Monsieur, me dit un jour le chef d'une nombreuse famille,
» j'ai jeté les yeux sur vous, pour réclamer vos soins dans le
» danger. Dépositaire de toute ma confiance, je viens vous prier
» de prendre désormais aux miens et à moi tout l'intérêt de
» l'amitié. Ma précaution est prématurée peut-être; mais c'est
» dans la prospérité de la paix qu'il faut se préparer à la guerre.
» Voyez-nous quelquefois comme ami, cela nous portera bon-
» heur; et nous verrons toujours avec plaisir celui qui doit
» veiller sur nous avec le succès du talent et le zèle de l'amitié. »
Je ne sais si cet homme respectable eut raison de me tenir ce langage; mais, si j'en juge par l'affection plus tendre que je lui ai portée, par la part plus entière que j'ai prise à ses maux, par les sollicitudes plus grandes que m'ont inspirées ses dangers, je dirai à tous ceux qui voudront faire de leur médecin un ami entièrement dévoué : « Imitez une telle conduite; placez votre confiance avant l'heure du danger : celle qu'on n'accorde qu'alors, semble trop arrachée par la nécessité. Aimez, honorez celui qui en est l'objet; mettez à le choisir toute la prudence et la lenteur nécessaires; mais soyez fidèles à ce choix, et dites ensuite avec certitude : « *Choisir ainsi, c'est créer une providence nou-*
» *velle pour veiller sur ses jours.* »

26 Si multiplier ses affections, c'est multiplier la source de ses peines, quel homme a plus à souffrir que le médecin sensible, qui, s'attachant à ceux dont il reçoit la confiance, voit souvent se répéter pour lui des pertes qui pour le commun des hommes n'arrivent qu'une fois! Et quel juste droit n'a pas aux égards des

familles, celui qui ne les aborde jamais que pour calmer ou partager leurs peines ?

27 Rien ne ressemble plus à l'amour paternel, que l'attachement que voue un médecin sensible à l'homme qu'il a évidemment sauvé du trépas ; et, pour que la similitude soit complète, rien ne ressemble plus à l'ingratitude des enfans, que celle de quelques malades guéris envers leur bienfaiteur.

IIIME ÉPITRE A FORLIS.

DE LA RECONNAISSANCE ENVERS LES MÉDECINS.

Lue dans la séance publique de l'Académie de Lyon,
le 13 juillet 1802.

L'AIRAIN avait du jour sonné la dernière heure,
Le doux sommeil, touchant le seuil de ma demeure,
Avait autour de moi répandu ses pavots,
Seul je me refusais aux douceurs du repos ;
Dans le recueillement d'un examen sévère
Du bien que j'avais fait, ou que j'aurais pu faire.
Ma main sur le papier fixant le souvenir,
Préparait des fanaux pour l'obscur avenir.
On frappe à coups pressés.... J'entends l'airain
    sonore :
A coups plus redoublés on frappe et frappe encore..
On entre... Le front pâle et la mort dans les yeux,
« Venez sans différer, venez, au nom des cieux,
» Me dit un malheureux presque mourant lui-même;
» Ma femme, mon amie... hélas !... tout ce que
    j'aime...
» En ce moment peut-être... Excusez mes douleurs..

» Je n'ai d'espoir qu'en vous... Si je la perds, je
    meurs.
» Au trépas par vos soins elle sera ravie;
» Venez... j'attends de vous le bonheur et la vie...»
Il me priait encore... et déjà je le suis.
L'hiver régnait alors : la plus sombre des nuits
Avait autour de nous épaissi tous ses voiles,
Et sous un crêpe obscur nous cachait ses étoiles;
L'eau du ciel sous nos pas se roulait en torrens,
Ou, comme un vent glacé, frappait nos fronts
    tremblans.
Malgré l'obscurité, les vents, le froid, l'orage,
L'espace disparaît devant notre courage;
Nous arrivons : au sein d'une famille en pleurs,
Le Dieu du mal avait transporté les douleurs;
Il les accumulait sur une infortunée
Sans chaleur étendue, et dans son sang baignée,
Paraissant vivre encor dans d'affreux tremblemens
Suspendus par l'effort de longs gémissemens.
Aux tourmens dont le poids accablait son courage,
Elle n'opposait plus que la force de l'âge,
Celle de vingt printemps, et les élans d'un cœur
Que n'avait point encore épuisé le bonheur.
L'amitié généreuse empressée autour d'elle,
Lui prodiguait des soins aussi vains que son zèle;
Et de tous les secours prompte à désespérer,
Ne savait déjà plus que la plaindre et pleurer[1].
Mon aspect un moment suspendit ses alarmes,
Et l'espoir vint mêler un sourire à ses larmes.
J'approchai la victime, et pour premiers secours,
De l'air trop concentré je rétablis le cours;

Sur son corps dépouillé l'onde à flots est jetée,
L'onde succède à l'onde; et la glace ajoutée,
Aux vaisseaux sans ressort donnant quelque vigueur,
Retient le sang qui fuit et le reporte au cœur:
La chaleur naît partout sous le froid de la glace.
Sur le duvet alors avec soin je la place;
Dans des voiles légers j'enveloppe son corps;
De ses membres roidis j'agite les ressorts;
Je réchauffe son sein par le feu d'un breuvage;
Au sentiment partout j'ouvre un libre passage;
Pour aller jusqu'à lui j'invoque la douleur,
J'allume en vingt endroits son feu conservateur;
J'éveille chaque sens, au gré de mon envie,
Et les appelle tous au secours de la vie.
Enfin de mes travaux je reçois l'heureux prix:
L'infortunée est calme, et reprend ses esprits;
Son front est plus serein, son œil est moins farouche,
Et de pâles souris renaissent sur sa bouche.
Elle voit, elle entend, elle parle; son cœur
Palpitant sans efforts sent déjà son bonheur.
La vie est dans son sein, et j'ai répondu d'elle.
    « Comment puis-je jamais acquitter votre zèle,
» Me dit son jeune époux? Aurai-je assez de biens
» Pour vous payer des jours aussi chers que les siens!
» Ah! parlez, demandez, et ma reconnaissance
» Ne se plaindra de rien que de trop d'impuissance. »
    Sans m'arrêter, Forlis, à de touchans discours,
J'achevai de donner quelque utile secours,
Et les derniers conseils que doit la prévoyance.
Je partis, en laissant après moi l'espérance[2]:
Mais l'espoir trop souvent est un bien précieux

Qui se montre à la terre et qui retourne aux cieux.
Le mien fut un vain songe; et mon ame trompée
S'affligea d'avoir cru la victime échappée.
Je lui prodiguai tout, soins, zèle ardent, secours;
Les nuits, en la servant, étaient pour moi des jours.
Inutiles moyens ! peine trop tôt perdue !
Dans son sein affaibli la mort est descendue :
D'un sang réparateur ses vaisseaux épuisés,
Ne peuvent plus nourrir des organes usés;
Leur chaleur s'évapore, et la vie y chancelle;
Chaque jour, chaque instant en pâlit l'étincelle;
Et malgré mes efforts, mes tourmens, mes regrets,
Elle s'éteint, Forlis, pour ne briller jamais.
Je l'avouerai, ce coup accabla mon courage;
Car je n'ai point acquis le coupable avantage
De rester insensible à de pareils malheurs,
Et mes yeux ont toujours versé les premiers pleurs.
D'une si belle vie éteinte à son aurore
Le souvenir amer me poursuivait encore,
Lorsque l'on m'instruisit qu'injuste avec éclats
L'époux infortuné m'imputait ce trépas.
Hélas ! même en ses torts le malheur est auguste,
Et le cœur qui perd tout a le droit d'être injuste.
Je ne m'en plaignis pas; je pensai que le temps
Pourrait le ramener à d'autres sentimens³;
Qu'il se rappellerait mes peines, ma constance,
Les sermens échappés à sa reconnaissance;
Qu'il rougirait enfin d'accuser un mortel
Des malheurs que sur lui fit descendre le ciel.
Je me trompai, Forlis : aveugle dans sa haine⁴,
De mes chagrins cruels il aggrava la chaîne;

Et d'un tel procédé pour se justifier,
Jusqu'à la calomnie il osa s'oublier.
Devant moi-même un jour il parla son langage;
Je l'écoutai, peut-être avec quelque courage,
Avec calme du moins, et ce fut sans chaleur
Que le discours suivant s'échappa de mon cœur :
   « Je vous ai plaint, Monsieur, vous méritiez de
     l'être,
» Vous perdiez tout alors; et moi-même peut-être
» Du ciel en ce moment j'éprouvai le courroux.
» Mais pour m'accuser, moi, de quoi vous plaignez-
    vous?
» Ai-je pu, pour sauver les jours de votre amie,
» Arrêter dans son cours la fortune ennemie?
» Avais-je avec la mort passé quelque traité?
» Et disposé-je enfin de l'immortalité?
» Je lui devais mes soins, mes secours et mon zèle;
» Hé bien, à ces devoirs ne fus-je pas fidèle?
» Pour la mieux secourir n'ai-je pas tout quitté?
» Tout ce que l'art pouvait ne l'ai-je pas tenté?
» Elle meurt, dites-vous! Eh quoi ! sur cette terre
» La mort avant la sienne était-elle étrangère?
» Pouvait-elle échapper à la commune loi?
» Et ses jours, pour finir, n'attendaient-ils que moi?
» Elle meurt ! Mais le deuil dans toutes les familles
» N'enveloppe-t-il pas les mères et les filles?
» De son crêpe fatal peut-on se préserver?
» Elle meurt ! quand un autre aurait pu la sauver!..
» Qui te l'a dit? pourquoi, par un lâche blasphème,
» Outrager, plus que moi, la nature et Dieu même?
» Homme injuste !... as-tu lu les éternels décrets?

» Où veux-tu me punir de mes propres bienfaits?
» Peut-être, j'en conviens, il eût été facile
» D'invoquer les secours d'un talent plus habile:
» Que ne le faisiez-vous? et pourquoi de vos maux
» Venir charger ma vie, et troubler mon repos?
» Ingrat! j'ai partagé vos peines, vos alarmes,
» Et vous me demandez un compte de vos larmes!
» Dieu! qui voudrait jamais secourir le malheur,
» S'il fallait en répondre à d'autres qu'à son cœur;
» Si les soins d'une main que l'on tend comme amie,
» Pouvaient vous mériter la honte ou l'infamie[5]?
» Soyez ingrat, Monsieur, soyez-le sans rougir;
» Mais ne vous flattez pas de vous faire haïr,
» Ni de fermer mon ame aux cris de la nature:
» L'humanité plus forte encor que votre injure,
» Crie au fond de mon cœur et ne me permet pas
» De craindre, en la servant, de trouver des ingrats. »
  Forlis, de nos travaux voilà la récompense.
L'homme qui sait guérir est un dieu qu'on encense,
Lorsque de la douleur le brûlant aiguillon,
Sur des traits altérés trace un affreux sillon:
L'ame au devant de lui se porte tout entière;
Les promesses, les vœux, les larmes, la prière,
On ne rougit de rien, on promet tout alors;
La prodigue frayeur ouvre tous les trésors.
Mais du temps destructeur la main toujours glacée,
Du service bientôt efface la pensée:
Ce ne sont plus des jours que l'art a conservés,
Ce sont de vains périls facilement bravés;
Ce que vous avez fait, un autre eût pu le faire;
Et la dette s'éteint en offrant le salaire.

Pour de faibles secours les cœurs sont-ils liés?
Et que faut-il de plus quand vos droits sont payés?
Ils le sont, j'en conviens; j'ai le prix de mes peines;
Vos générosités ne sont point incertaines;
Mais en vous acquittant d'une dette d'honneur,
Ne pouviez-vous aussi faire la part du cœur?
Ne vous restait-il rien d'obligeant à me dire?
Quoi! lorsque la douleur exerçant son empire,
Vous courbe sans pitié sous un sceptre de fer,
Et met dans votre sein tout les maux de l'enfer,
Vous voulez qu'avec vous mon ame les ressente,
Veillant sur vos dangers qu'elle s'en épouvante;
Et quand ce souvenir pour vous existe encor,
Vous venez froidement me présenter votre or!
Vous le laissez tomber, ainsi que le salaire
Qu'on accorde aux travaux du dernier mercenaire;
Et je le recevrais sans en être surpris!
Non, de nos soins touchans ce n'est pas là le prix.
Sans doute dans vos dons il convient que l'or brille;
Je le dois en tribut à toute ma famille,
Aux besoins de la vie, aux pleurs des malheureux:
Mais ce don n'est pas tout pour l'homme généreux;
Il prise davantage une autre récompense,
Et sourit encor plus à la reconnaissance.
Offrez un peu moins d'or; mais dites-moi du moins
Que vous avez senti tout le prix de mes soins,
Que vous en garderez une longue mémoire;
Alors je trouverai du plaisir à vous croire;
A tous vos intérêts vous me verrez lié,
Et je dirai toujours : son cœur m'a bien payé.

Oserais-je, Forlis, dans des faits moins croyables,

Te présenter encor des ingrats plus coupables?
Te faire voir parjure et manquant à sa foi,
L'homme de qui les jours furent sauvés par toi;
S'indignant que l'on ose, après un long silence,
Rappeler le bienfait et la reconnaissance;
A ta juste demande opposant les dédains,
Une fausse impuissance, ou cent prétextes vains!
Disputant sans pudeur sa légitime dette,
Sur le prix de ses jours il tente une conquête,
Et souffre que son nom, dans le temple des lois,
Dise son injustice et l'oubli de tes droits.
Quelquefois, rougissant de son ingratitude,
De te chercher des torts il se fait une étude,
Et des coups du destin t'accuse lâchement,
Pour pouvoir se montrer ingrat impunément[6].
Je laisserai sans nom cette conduite indigne:
Le sage qui la voit gémit et se résigne;
Et si tu veux, Forlis, en croire mes conseils,
Tu sauras mépriser des procédés pareils.
Le silence souvent est un titre de gloire[7].
Laisse à ces hommes faux leur perfide victoire;
Ces droits qu'ils ont niés, ne les dispute pas;
Mais inscris-les, Forlis, au livre des ingrats[8]:
Cette peine est bien due à celui qui l'affronte.
Efface cependant de ce livre de honte,
L'homme qui, moins coupable encor que malheureux,
Et le cœur déchiré par des chagrins affreux,
De l'ami qui n'est plus respectant peu la cendre,
Croit qu'au prix de tes soins tu ne dois plus prétendre;
Que la reconnaissance à l'ombre d'un cercueil
Déparerait un front enveloppé de deuil;

Que le succès fait tout, que l'homme qui succombe
Enferme le salaire avec lui dans la tombe;
Qui, plein de sa douleur, croit, pour la mieux prouver,
Devoir punir la main qui voulut le sauver:
Son injustice au moins peut trouver une excuse;
C'est un infortuné que sa douleur abuse,
Qui ne voit que sa perte, et ne distingue pas
L'ami de l'ennemi, le bienfait du trépas;
Qui prend pour un forfait ta fatale impuissance,
Et bannit de son cœur toute reconnaissance!
Ne lui reproche point son outrageante erreur,
Forlis: comme à l'enfance on pardonne au malheur.
Laisse de tous tes soins s'effacer la mémoire;
Au milieu des tombeaux ne cherche point la gloire;
Et souscris sans murmure à la commune loi,
Qui doit faire oublier celui qu'on pleure et toi.

Faut-il dicter des lois à la reconnaissance[9],
Ouvrir ou retenir la main qui récompense,
Et traçant le tarif de tes secours heureux,
Dire comment on doit se montrer généreux?
Non, Forlis, loin de toi d'indiscrètes demandes;
Le ciel pour ses bienfaits cherche-t-il nos offrandes?
Laisse à la volonté d'un cœur reconnaissant,
Le plaisir de pouvoir t'exprimer ce qu'il sent,
De désigner lui-même un prix à cette vie
Qui par tes soins constans au danger fut ravie,
Et de pouvoir montrer sa générosité
Par un hommage libre et que rien n'a dicté.
De pareils procédés flattent une belle ame;
Et nos droits sont comptés avant qu'on les réclame.
Quelque légers qu'ils soient, l'usage a prononcé;

Quand on en suit les lois, l'art est récompensé.
Il aurait cependant quelque droit de se plaindre,
Si, fidèle à l'usage, on voulait s'y restreindre,
En acquittant des soins beaucoup plus importans,
Dans des maux peu communs, ou des dangers
       pressans.
La grandeur du péril met une différence
Entre chaque degré de la reconnaissance :
C'est une loi du cœur qu'on ne peut oublier,
Et le temps a pris soin de la justifier.
On peut la rappeler à celui qui l'ignore;
On peut, à sa demande, oser fixer encore
La valeur d'un secours trop mal apprécié,
Qu'on estimerait moins, s'il était moins payé [10].
Des humains en tout temps tel fut le caractère :
Ce qui leur coûte peu leur paraît ordinaire,
Et leur orgueil souvent accueille avec mépris
Le talent qui s'abaisse au-dessous de son prix.
Tu sauras de ton art soutenir la noblesse.
Le riche doit payer l'honneur de la richesse [11];
Et le pauvre, honteux dans son adversité,
Veut qu'on garde pour lui la générosité.
C'est pour le consoler de sa triste impuissance,
Que le ciel dans ton cœur plaça la bienfaisance.
Dans son humble réduit porte souvent tes pas;
Donne-lui jusqu'aux soins qu'il ne réclame pas [12].
Hélas ! trop aisément le malheur est timide;
C'est l'excès du danger qui près de toi le guide;
Craignant de s'exposer aux refus outrageans,
Avant de te chercher il a souffert long-temps;
Il voudrait te cacher sa funeste indigence,

Et te parle avant tout de sa reconnaissance,
Porte-lui sans retard tes secours généreux;
Le droit de préférence est au plus malheureux.
Qu'il trouve dans tes soins ceux d'un ami, d'un père;
Et bénis, cher Forlis, l'art qui permet de faire,
A l'exemple du ciel, du bien à chaque pas,
Au risque de trouver, comme lui, des ingrats.
Eh ! qu'importe, en effet, à ton cœur, à ta gloire,
Que le malheureux garde ou perde la mémoire
Du bien que sur ses jours tes mains ont répandu?
Au moment du bienfait ton cœur t'a répondu:
De ta vertu, Forlis, il t'a payé d'avance:
Le bienfait avec lui porte sa récompense;
Et le ciel a permis que l'homme généreux,
Sans la reconnaissance eût le droit d'être heureux[13].
J'en conviens cependant, le cri touchant d'une ame
Qui sent ce qu'elle doit, que le bienfait enflamme,
Qui, voulant acquitter nos secours empressés,
Fait tout, et croit toujours n'avoir point fait assez;
Ce cri reconnaissant, l'honneur des cœurs sensibles,
Est le prix le plus doux de nos travaux pénibles[14];
Du ciel, à qui l'entend, il paraît descendu,
Comme la voix du guide au voyageur perdu;
Il charme nos ennuis, il dissipe nos peines,
De nos chagrins secrets il allége les chaînes;
Et l'on se trouve heureux, Forlis, de recevoir
L'hommage d'un cœur pur à titre de devoir.
Puisse ce doux tribut, dans ta longue carrière,
De tes heures charmer jusques à la dernière!
Et puisse le bonheur qu'il te fera trouver,
Compenser tous les maux que tu dois éprouver!

NOTES.

¹ DANS le cours d'une maladie dangereuse, nous ne sommes que faiblement épouvantés par les larmes de nos parens et de nos amis, parce que nous croyons volontiers que, trompés par leur cœur, ils exagèrent nos périls et leurs craintes; mais si l'homme qui doit nous secourir s'effraie, si sa présence d'esprit l'abandonne, si sa bouche ne peut s'ouvrir aux douces paroles de la consolation, alors le danger nous paraît certain; l'ame se décourage, l'espérance fuit, et l'on sent échapper l'ancre qui nous attache à la vie. Il faut donc que le médecin, s'il n'est pas impassible, sache cacher au moins tous les mouvemens de son ame, et que ses traits, d'accord avec son langage, ne peignent jamais que l'espoir ou la certitude de la guérison.

² Le médecin et l'orateur doivent employer le même art dans leurs moyens de persuasion, parce que les individus, comme la multitude, ne peuvent être convaincus que par un ensemble de preuves, présentées avec l'ordre et la méthode qui permettent à l'esprit de les saisir avec facilité : l'un et l'autre doivent exciter l'attention, captiver la bienveillance, exposer les faits avec clarté, et paraître pénétrés de leur sujet. Le médecin, à la vérité, ne peut, comme l'orateur, soulever les passions et mettre en jeu toutes les forces de l'éloquence; mais il porte avec lui le meilleur moyen de persuasion, l'espérance, plante vivace dont la racine est dans le cœur, et qui ne demande pour prospérer que l'approche du talent et la voix de la consolation.

³ Quand le cœur est déchiré par des pertes irréparables, il est un moment où l'injustice, revêtant les formes sacrées de la douleur, peut se faire respecter par celui même qu'elle outrage, et où le médecin, accusé comme toute la nature, doit paraître im-

passible comme elle. Mais, pour être excusable, cette injustice doit avoir un terme ; en s'étendant au-delà de certaines bornes, elle n'est plus que la preuve d'un caractère haineux et d'un mauvais cœur. On parlait devant madame Grim.... d'un médecin qui, long-temps auparavant, avait donné des soins affectueux, mais inutiles, à un parent qu'elle aimait : « *Cet homme-là*, dit-elle » en répétant son nom, *je voudrais qu'il eût les jambes brisées.* » Ames honnêtes, qui avez aussi gémi de vos pertes, je vous le demande, ce langage est-il celui de la vraie douleur ! Et que penser de celle qui croit prouver son amitié en poussant l'injustice jusqu'à la férocité ?

4 Lorsque, frappé par un coup imprévu, un homme brillant de santé est enlevé subitement à sa famille désolée, on ne s'en prend qu'a la nature, on n'accuse personne d'une aveugle imprévoyance ; et cependant on verse le blâme, les reproches amers et l'injure sur le médecin estimable dont les talens n'ont pu prévenir un danger, dont un événement fatal a trompé la sage prévoyance. Hommes injustes ! la santé et la mort se touchent sans vous surprendre, et vous ne pouvez voir sans étonnement le passage de la maladie à la mort ; et si, au milieu des dangers que chaque instant peut produire, vous succombez sans que nous ayons marqué l'instant de votre chute, on nous accuse d'ignorance coupable ! Mais tous les orages sont-ils donc annoncés par l'éclair ! calcule-t-on pour l'avenir toutes les éruptions de volcans ! non sans doute : la prévoyance humaine est arrêtée par les bornes de l'art, par celles de notre intelligence, et, disons mieux encore, par la volonté des cieux.

5 Il est des peuples qui, à la mort d'un parent ou d'un ami, livrent au même bûcher et le corps de celui qu'ils ont aimé, et les esclaves qui le servirent. J'ai vu des hommes plus cruels encore, outrager celui qui n'avait pu dérober aux dangers l'objet de leurs affections, lever la main sur lui pour le frapper, et comme pour le précipiter aussi sur le bûcher. Insensés, qui ne sentaient pas que l'humanité disparaîtrait de dessus la terre, si l'on était criminel pour n'avoir pu ramener au rivage tous les infortunés secourus dans la tempête !

6 Rien ne présente mieux le caractère de l'humiliation que

la physionomie de l'ingrat en présence de celui dont il oublia les soins. J'ai vu la pudeur colorer son front d'une rougeur plus vive et l'empreindre du cachet de la honte plus fortement que celui des autres ingrats; car, après l'ingratitude envers ceux de qui l'on tient la vie, la plus grande est celle qui méconnaît les soins de celui qui la sauva.

7. Quelque peu soutenue que soit la confiance que l'on vous accorde, quelque oubli que l'on ait des secours que vous avez prodigués, ne laissez jamais échapper le secret dont on vous fit dépositaire. La noblesse de votre profession se distingue surtout en cela, que vos soins peuvent être oubliés ou méconnus, sans que celui que ce défaut de reconnaissance accuse, ait à trembler pour son secret en redoutant en vous l'indiscrétion d'un ennemi.

8 Les jeunes médecins sont en général bons, humains, compatissans, prompts à croire aux promesses dont on les flatte, plus prompts encore à secourir celui qui les invoque. Si le temps altère en eux quelques-unes de ces qualités aimables, ce n'est pas que l'ame s'endurcisse par l'habitude de la bienfaisance; mais c'est que, connaissant mieux les hommes parce qu'ils ont été trompés plus de fois, ils savent que, pour prix de leurs soins empressés, ils n'obtiendront souvent que l'oubli, l'ingratitude ou l'injustice.

9 S'il y avait plus de délicatesse et de véritable honnêteté parmi les hommes, je dirais aux médecins : « Ne réclamez ja-
» mais le tribut du plus légitime honoraire : c'est à la reconnais-
» sance à vous l'offrir. Dans toutes les dettes contractées par le
» sentiment, l'ame doit avoir quelque chose à dire en les acquit-
» tant : car si l'or est le prix du temps, il ne peut être celui des
» alarmes, des chagrins et des sollicitudes; et la dette de celui qui
» a ressenti tout cela, qui a souffert de nos douleurs, qui a trem-
» blé de notre danger, qui nous y a dérobé par ses talens, ne peut
» être assimilée à celles où l'intérêt a fait tous les calculs; la re-
» connaissance doit l'acquitter en personne. La réclamer est une
» offense. »
Mais le temps n'est plus où, riche de santé, celui qui l'avait obtenue apportait à son bienfaiteur, en essayant ses forces, une reconnaissance dont le ciel avait eu le premier hommage. Au-

jourd'hui, les mois, les années s'écoulent, et la reconnaissance se tait : le médecin peut donc lui rappeler sa dette, puisqu'enfin il est aussi un esclave du besoin.

10 C'est dénaturer le caractère sacré d'une profession bienfaisante que d'exiger le prix de ses soins avant le succès qui en donne le droit : il vaut mieux avoir quelques ingrats de plus à compter que d'oublier ce que l'on doit à soi-même et à la noblesse de sa profession.

11 Ne souffrez jamais que la reconnaissance s'accumule en longues dettes : ainsi que la mémoire, elle s'use par les années. Trop loin des momens qui la virent naître, elle n'est plus la dette du cœur ; vous n'avez plus le droit d'en parler sans offense, et l'on conserve bien rarement la confiance de ceux que l'on a fait rougir en leur rappelant un devoir.

12 L'asile d'un médecin doit être un refuge sacré, toujours ouvert au malheur ; où le pauvre est sûr de trouver en tout temps l'espérance et d'utiles conseils ; où une main généreuse sait quelquefois repousser le denier qu'on lui présente : car l'indigence a aussi sa pudeur, peut-être même sa fierté. Je l'ai vue, rougissant d'elle-même, chercher à se déguiser en offrant un tribut pris sur ses propres besoins. Ah ! dans de telles circonstances, vous tous qui exercez le plus noble des arts, si la nécessité ne vous tient pas aussi sous sa dure loi, repoussez cette offrande égarée. Le pauvre, en se déplaçant, en quittant ses travaux pour venir jusqu'à vous, a déjà fait pour lui un assez grand sacrifice ; et vous-même peut-être êtes assez récompensés par la préférence de son hommage.

On aime toujours la vertu, mais on ne l'admire guère que dans sa nouveauté ; c'est une vérité bien connue de ceux qui font un exercice habituel de la bienfaisance. Rarement on leur sait gré de leurs peines ; on finit par leur en faire un devoir, et l'oubli de la reconnaissance va souvent jusqu'à refuser le faible témoignage du remercîment. Il ne faut pas s'en plaindre : la nature humaine est ainsi faite. On s'étonne d'une éclipse, et l'on ne s'incline point devant la majesté du soleil levant, ou le magnifique spectacle de la nuit.

13 Un homme qui m'avait injustement traité en ennemi, invoqua mes secours pour un de ces accidens qui laissent peu de temps au choix et à la réflexion. Il se rappela ses torts, et me dit, en se les reprochant, qu'il espérait qu'ils seraient sans influence sur les soins que j'avais à lui donner; que d'ailleurs sa reconnaissance serait généreuse à me les faire oublier.

« Vous vous trompez, lui dis-je, si vous croyez que le droit
» d'outrager s'achète à prix d'argent; mais vous vous trompez
» plus encore, en pensant qu'un médecin honnête puisse se rap-
» peler vos torts au moment du danger. Je ne m'en souviens
» point, Monsieur, et ce n'est que lorsque votre santé n'aura plus
» rien à réclamer de moi, que je pourrai vous dire si ma mémoire
» en garde encore le souvenir. »

14 Ce n'est pas dans le sein des familles titrées que le médecin doit s'attendre à trouver plus souvent cette inaltérable confiance qui dure autant que la vie. Là, plus qu'ailleurs, les hommes nouveaux sont aisément reçus, et les anciens services oubliés; là, plus qu'ailleurs, on croit tout obtenir avec un peu d'or, comme s'il n'y avait pas des hommes pour qui l'or n'est point la première des récompenses; comme si ce vulgaire tribut pouvait valoir les soins affectueux, les puissantes sollicitudes qu'on n'accorde qu'à l'ancienne amitié, ou à la confiance qui lui ressemble. J'ai vu dans ces familles les hommes les plus éclairés d'ailleurs, adopter dans le choix de leur confiance cette dangereuse mobilité, et changer de médecins avec autant d'indifférence que l'on pourrait en apporter dans l'acte le plus ordinaire de la vie. Inconséquens dans leur conduite, ils laissent fidèlement aux mains de leur premier dépositaire, les papiers où sont écrits leurs titres et leurs droits; mais ceux où la prudence avait noté la date de leurs maux, les secours qui leur furent salutaires, les signes qui annoncèrent un danger, ils les oublient, et les laissent s'altérer ou se perdre dans les mains de celui qui leur avait ainsi préparé, pour l'heure du péril, la ressource précieuse des souvenirs.

IVME ÉPITRE A FORLIS.

DE LA DOULEUR.

Lue dans la séance publique de l'Académie de Lyon,
le 27 août 1805.

Serait-il vrai, Forlis, qu'heureux en son enfance,
Et plein encor du Dieu qui lui donna naissance,
Le monde eût vu couler un siècle fortuné
Que l'affreuse douleur n'a pas empoisonné ?
Que dans ces jours de paix, sans efforts, sans mur-
  mure,
L'homme rendît son ame au sein de la nature,
Avec tranquillité, sans souffrir, sans remord,
Dans le calme touchant d'un enfant qui s'endort,
Sûr de se réveiller dans les bras de sa mère ?
Non, Forlis, l'âge d'or n'a point charmé la terre :
Ce rêve du bonheur fut sans doute inventé
Par un siècle honteux de son iniquité,
Qui, comme un fils pervers, mais rougissant de l'être,
Vanta pour s'honorer l'éclat de son ancêtre.
Non, l'homme avec la vie a reçu la douleur :
Son front porte en naissant l'empreinte du malheur;

A son premier regard essayant la lumière,
Il souffre, et son œil fuit sous sa faible paupière;
Il souffre en respirant un élément nouveau;
Contraint par des liens, il souffre en son berceau;
Et le sein maternel, fatigant sa constance,
Menace en se fermant sa fragile existence,
Ah! si pour la douleur il n'était pas formé,
Avec autant de soins le ciel eût-il semé
D'utiles végétaux autour de sa demeure?
Enfant de la nature, il faut que l'homme meure;
Mais elle lui permet d'éviter le danger;
Elle a mis dans nos mains de quoi le protéger:
L'art que nous cultivons en indique l'usage;
C'est nous qui présentons une planche au naufrage,
Et dont l'heureux effort souvent à la douleur
Oppose le pouvoir d'un obstacle vainqueur.
Dans cet art bienfaisant puisque je dois t'instruire,
Viens, suis-moi, cher Forlis, ma main va te conduire
Dans l'asile caché qu'habite la douleur.
C'est aux cœurs fortunés à chercher le malheur.
Quand aux bienfaits du ciel on n'a rien à prétendre,
On prend aux maux qu'on voit un intérêt plus tendre,
Et l'on répand, ému de surprise et d'effroi,
Des pleurs qu'en d'autres temps on eût versés pour soi.

Forlis, le ciel le veut : errante et vagabonde,
En tyran furieux la douleur court le monde,
Les cheveux hérissés, le front décoloré,
L'œil en feu, le regard longuement égaré,
L'empreinte des tourmens sillonnant son visage,
Affreuse d'un souris qui ne peint que la rage,
Opposant avec peine une débile main

A l'horrible maigreur qui dévore son sein ;
Tantôt morne, et gardant un silence farouche,
A la plainte, au reproche elle ferme la bouche ;
Et tantôt accusant le ciel et les enfers,
D'épouvantables cris elle remplit les airs,
De ses doigts tout sanglans se déchire elle-même,
En invoquant la mort par les cris du blasphème,
En maudissant le jour et la fatalité
D'un sort qui la condamne à l'immortalité.
Quelquefois douce et tendre au milieu des alarmes,
Et cherchant dans ses yeux quelques restes de larmes,
Au Dieu puissant qui tient l'univers sous sa loi,
Elle offre ses tourmens, son courage et sa foi ;
Bénit ses volontés, s'y livre tout entière,
Et du nom de ce Dieu fait toute sa prière.
Il semblerait alors qu'avec ce nom sacré
Le calme dans son cœur sans obstacle est entré :
Chargés par le sommeil ses yeux s'appesantissent,
Et ses serpens rongeurs un moment s'assoupissent ;
Elle dort.... ou plutôt elle rêve un tourment :
L'angoisse est dans son sein ; le frisson la reprend ;
Et, d'un calme trompeur cruellement punie,
Elle s'éveille aux cris de l'horrible insomnie :
Sa fureur recommence, et, s'agitant toujours,
De ses calamités elle poursuit le cours,
Marche sans s'arrêter, et mère trop féconde,
D'innombrables douleurs elle remplit le monde.
Oh ! qui pourra calmer ses horribles tourmens ?
 Approchons, cher Forlis, entrons, il en est temps ;
Tu vas voir un vieillard achevant sa carrière :
La douleur a touché le seuil de sa chaumière ;

Et depuis quatre mois dans cet obscur réduit
La misère en secret chaque jour le nourrit;
L'impérieux besoin entretient ses alarmes,
Et les privations lui fournissent des larmes.
Tu le vois, abusé par un calme trompeur,
D'un moment de repos il goûte la douceur :
Taisons-nous, le sommeil auquel il s'abandonne
Est le premier des vœux de l'art qui le lui donne;
Réservons ses secours pour l'instant du reveil.
Purifions ces lieux : offrons à son sommeil,
D'un air moins concentré la fraîcheur bienfaisante :
Le songe fatigant qu'un noir sommeil enfante,
Au souffle d'un air pur s'éclipse sans retour,
Comme une ombre légère à la clarté du jour.
Que des plus doux parfums l'atmosphère embaumée
Éteigne la chaleur dans son sein allumée.
Le zéphir qui revient d'errer parmi les fleurs,
Sèche plus tendrement des yeux mouillés de pleurs.
En fils souples et doux que la toile changée,
Soit d'un baume onctueux légèrement chargée;
En tissu protecteur dispose ses lambeaux,
Et fixe en longs rubans chacun de ses faisceaux;
Étends-en les contours avec délicatesse;
Efface chaque pli; tranche le nœud qui blesse :
Car, il n'est que trop vrai, le seul pli d'une fleur
Blesse en réalité le sein de la douleur;
Le contact le plus doux avec le temps irrite,
Et tout homme souffrant devient un sybarite [1].

Il est des végétaux dont les sucs protecteurs,
Avec art préparés, enchantent les douleurs,
Et qui, graces au feu, dans des ondes propices

Répandent les vertus qu'enferment leurs calices ;
Bienfait de tous les jours, heureux trésor des champs,
De la bonté d'un Dieu témoignages touchans,
Ils croissent sous nos pas sans soins et sans culture,
Et fleurissent pour nous plus que pour la nature.
J'ai préparé, Forlis, leur secours précieux :
Ici la mauve douce et le lin onctueux,
En sucs rafraîchissans la guimauve féconde,
De toutes leurs vertus ont enrichi cette onde.
Par l'esprit le plus pur ce vin est animé :
La rose en s'y baignant l'a sans peine embaumé ;
Et, par cette union, son parfum y déguise
L'écorce qu'au Pérou l'Espagnol a conquise,
Trésor plus précieux, plus utile cent fois
Que l'or qu'un sol esclave enfante pour ses rois.
Là, d'un froment léger la graine fermentée
Concentre la chaleur dans sa pâte humectée,
Et d'un membre souffrant, par un contact heureux,
Va calmer la douleur et tempérer les feux.
Là, non moins beau qu'eux tous, et plus utile encore,
Pâle amant de la nuit, peu caressé de Flore,
Le pavot a versé son suc assoupissant :
Indomptable poison ou remède puissant,
Que la main qui le donne en soit toujours avare ;
Du repos à la mort une goutte sépare.
  Je n'ai point rassemblé, Forlis, d'autres secours,
Pour calmer la douleur et conserver nos jours,
Par un Dieu bienfaisant la médecine armée,
Offre sans doute encore à la vie alarmée
Des appuis non moins surs et de puissans bienfaits ;
Mais tous les dons heureux que sa main nous a faits,

Aux douleurs des vieillards ne sont pas salutaires [2] :
En vain dans sa sagesse elle unit les contraires;
Les temps sont écoulés : ses efforts superflus
Cherchent en vain des feux qu'on ne ranime plus :
Rien n'arrête la vie alors qu'elle succombe;
Et c'est à la douleur à nous ouvrir la tombe.

Le vieillard qu'en ces lieux nous venons secourir,
Touche peut-être au jour qui doit le voir mourir;
Dans la nuit des tombeaux l'éternité l'appelle [3] :
Mais à tous ses devoirs notre art toujours fidèle,
A ses pas chancelans présentant un appui,
Doit tendre un bras propice entre la mort et lui,
A ses yeux presque éteints offrir un jour moins sombre,
Et d'espérance encore entretenir son ombre.
Il s'éveille, Forlis, approchons.... « Bon vieillard,
» Donnez à vos amis votre premier regard;
» Avec quelque plaisir revoyez la lumière :
» Ce jour doit enfanter votre douleur dernière,
» Vous allez être heureux : nous avons préparé
» Des secours plus puissans, dont l'effet assuré
» Va prendre sur vos maux un salutaire empire.
» Il est bien temps enfin que votre ame respire;
» Vous avez tant souffert! Ah! nos soins empressés
» Se reprochaient souvent de ne point faire assez;
» Mais quand, de la nature observateur fidèle,
» Son ministre ne voit et n'agit que par elle,
» Pour attendre un succès il faut qu'elle ait parlé.
» Aujourd'hui son secret nous est mieux révélé :
» Le temps qui détruit tout fait parler la nature.
» Nous allons soulager votre horrible blessure [4];
» Le sommeil qui fuyait vos yeux baignés de pleurs,

» Vous rendra son repos et ses douces erreurs;
» D'un mal trop tard vaincu victime déplorable,
» Vous ne languirez plus sur ce lit misérable,
» Et vous retrouverez, au mouvement rendu,
» Un reste de bonheur que vous croyiez perdu.
» Allons, avec courage embrassez l'espérance :
» Nous ne vous demandons qu'un peu de confiance,
» Et vous verrez bientôt, par l'espoir affermi,
» Tout ce que peut notre art et la main d'un ami [5].
     Approche-toi, Forlis, soulève avec adresse
Ce bras qu'ont engourdi les maux et la vieillesse;
De ses voiles épars cherche à le dégager;
Mais que ta main soit sure et ton effort léger.
Si dans ses longs replis la toile est arrêtée,
Goutte à goutte par l'eau qu'elle soit humectée.
Ne presse point le temps; agis avec lenteur :
La patience est faite, hélas! pour la douleur.
Enlève ces débris d'un remède inutile;
La nuit a consumé sa vertu trop stérile;
Le succès est à naître; et de nouveaux besoins,
Avec d'autres conseils réclament d'autres soins.
Tu vois ce sang dissous, cette chair pâlissante,
Ces vaisseaux sans ressorts, cette chaleur mourante,
Ce pouls qui dit au doigt qu'un sang bientôt glacé
Est déjà loin du cœur avec peine élancé.....
Ah! contre un tel état notre art est sans miracles.
La mort va triompher de nos faibles obstacles;
N'importe, poursuivons un rigoureux devoir [6].
Dans ce moment fatal où s'arrête l'espoir,
Par les songes derniers où l'ame est poursuivie,
Qui, sans être la mort, n'est déjà plus la vie,

» Bon vieillard, l'art a fait tout ce qu'il pouvait faire :
» Le repos de la nuit, la nature, le temps,
» Vous mèneront encore à d'heureux changemens.
» On peut long-temps souffrir, mais non souffrir
        sans cesse ;
» La douleur, comme nous, arrive à la vieillesse,
» Et la bonté du ciel, par deux bienfaits égaux,
» Ainsi que des plaisirs marqua la fin des maux.
» Les vôtres finiront, ils touchent à leur terme :
» A ce qui vous en reste opposez un cœur ferme :
» Avec plus de courage, on a moins à souffrir ;
» Et braver la douleur, c'est presque la guérir.
» Conservez du repos l'attitude immobile :
» Que votre esprit soit calme et votre corps tranquille :
» Le temps ramène en vain le silence et la nuit,
» Sans la tranquillité le doux sommeil s'enfuit.
» Demain nous vous verrons au lever de l'aurore ;
» Vous serez moins souffrant, et plus heureux encore :
» Une nuit sans douleurs promet un plus beau jour.
» Reposez-vous ; comptez sur notre prompt retour ;
» A des secours nouveaux nous penserons d'avance :
» Adieu, dormez en paix, et vivez d'espérance [8]. »
    Et toi qui veux t'instruire à nos devoirs pieux,
Forlis, que le tableau que j'ai mis sous tes yeux,
D'une triste victime horriblement blessée,
Reste, ainsi qu'à ton cœur, présent à ta pensée.
Des tributs que le ciel nous impose en naissant,
Celui de la douleur est toujours le plus grand [9] :
Sous ce pesant fardeau l'homme ne saurait vivre ;
Il invoque à grands cris la main qui l'en délivre ;
Faible dans la douleur, plus qu'au sein du danger,

Il se livre au talent qui peut le soulager.
Jamais une douleur ne lui paraît légère [10],
Et le plus prompt secours est celui qu'il préfère;
Il le demande au ciel, aux hommes, à la nuit,
Au jour qui recommence, à l'instant qui s'enfuit;
Car, pour celui qui souffre une douleur cruelle,
La minute est bien longue et l'heure est éternelle.
Songes-y bien, Forlis, et pour le secourir,
Sois toujours, en tout temps, le premier à t'offrir.
Loin de toi les délais qu'un vain prétexte enfante;
Une grande douleur ne permet point d'attente;
Et c'est le triste droit du plus infortuné,
D'être plaint davantage et moins abandonné [11].
Accours auprès de lui; sois l'ange tutélaire,
Qui, descendu des cieux, le rattache à la terre;
De l'espoir consolant porte-lui le bonheur:
L'espoir étend la vie et ranime le cœur;
C'est le premier bienfait qu'un malheureux réclame,
Forlis; à ses besoins ouvre toujours ton ame;
Et conserve à jamais le pieux souvenir,
Qu'une douleur de moins est bien plus qu'un plaisir.

NOTES.

1 QUEL que soit l'intérêt qu'un malade vous inspire, le désir que vous avez de le soulager promptement, n'affectez jamais auprès de lui un air trop empressé ; ne vous livrez point à des mouvemens tumultueux : mieux que des paroles, ils lui apprendraient son danger, et l'avertiraient de vos craintes. Evitez également de trop élever la voix dans l'appartement qu'il habite ; ses oreilles en seraient blessées : l'homme qui souffre a une sensibilité viciée, et ses organes ne transmettent à son ame que des impressions accrues par la douleur.

2 Dans le dernier âge de la vie, il faut éviter de se plaindre souvent, lorsqu'on n'a à lutter que contre les infirmités que le temps amène ; car on accorde difficilement sa pitié à des maux que l'on envierait au même prix, et les plaintes répétées des vieillards sont alors comme les larmes des enfans, qui cessent d'inspirer de l'effroi par la facilité qu'ils ont à les répandre.

Les vieillards, et ceux que de grands maux condamnent à implorer le service de tout ce qui les entoure, doivent ne rien garder sur eux qui puisse inspirer le dégoût. Il faut se souvenir que la propreté est au corps ce que la pudeur est à l'ame, et que l'on doit parer jusqu'à sa douleur, si l'on veut conserver des serviteurs qui vous écoutent, et des amis qui vous consolent.

3 Quoique, pour supporter ses maux avec courage, l'homme n'ait pas trop de toutes ses espérances, le médecin consolateur doit rarement parler de celles que promet l'éternité qui suit la vie. Ce n'est pas à lui à déchirer le voile qui cache l'immortalité, à proclamer les vérités éternelles : toutes les espérances qu'il offre doivent se rattacher à la terre. L'homme le moins pusillanime ne verrait que la certitude de son danger dans les plus sages

exhortations, si elles sortaient de la bouche de celui qui vient
de mesurer la durée de sa vie. Pour faire des consolations reli-
gieuses un baume salutaire, il faut un autre ministre, il faut
une voix qui sache faire entendre les paroles sacrées ; et le médecin, qui n'a souvent que des illusions à donner, ne doit point
sortir de son devoir.

4 En écoutant un malade dans le récit de ses maux , il faut
toujours chercher à saisir le sujet de ses craintes, réelles ou ima-
ginaires ; car souvent il vous interroge moins pour connaître votre
opinion sur son état, que pour justifier celle que lui-même en a
prise. C'est une sorte de tactique, familière surtout aux hypo-
condriaques et à ceux qui craignent pour leur poitrine. Dès que
vous aurez pu reconnaître la cause de leurs sollicitudes, faites
porter vos interrogations sur un sujet entièrement opposé ; ayez
l'air d'entrevoir un danger autre que celui qui les épouvante : vous
dérouterez ainsi leur imagination alarmée, en leur prouvant que
votre attention ne se dirige pas sur l'objet de leurs craintes, et
vous les conduirez à ce degré de confiance qui fait de vos conseils
une loi, et de l'obligation de les suivre un devoir.

5 La souffrance rend les hommes meilleurs ou pires , selon
leur caractère ; elle attire au moins sur eux les regards de la
bienveillance, et souvent l'on apprend à les aimer en apprenant
à les plaindre.

6 Quelque désespérée que soit la situation d'un malade , ne
l'abandonnez jamais avant d'avoir recueilli tous les signes qui
annoncent l'approche évidente de la mort ; vous éviterez ainsi
les reproches que mérite souvent celui qui a douté trop tôt des
ressources de la nature. Surtout ne vous éloignez pas, tant que
celui qui a réclamé vos soins conserve assez de connaissance
pour sentir votre abandon : les lois de l'humanité, le respect que
l'on doit aux mourans, la possibilité de ranimer quelquefois les
faibles étincelles de la vie, tout vous en fait un devoir ; et quand
tous vos soins seraient inutiles, la piété a encore besoin de
votre dernier avis, pour jeter sur un front décoloré le premier
voile des tombeaux.

7 J'avais retardé de quelques heures une visite auprès d'une dame qui, presqu'à l'extrémité, et sans espérance de salut, n'avait plus à recevoir de moi que les vains secours de la consolation. Ah! monsieur Petit, me dit-elle en entrant, pourquoi m'avez-vous oubliée! Pouviez-vous avoir quelque chose de plus pressé que d'apporter du soulagement à celle à qui il reste si peu de temps pour vous en demander! J'ai sur tous vos autres malades un droit sacré, et qu'ils n'envieront pas, c'est celui des mourans. Monsiuer Petit, revenez ce soir, je serais bien aise de vous revoir encore... Je revins... elle n'était plus. Mais la leçon qu'elle m'avait donnée resta gravée dans mon cœur; et depuis ce temps je n'ai plus oublié les droits sacrés des mourans.

8 Dans les événemens qui peuvent avoir une terminaison funeste, gardez-vous de présenter de trop grandes espérances, et dites souvent à ceux qui voudraient que vous ouvrissiez l'avenir:

« L'espérance est un arbre précieux, sous lequel on se réfugie
» dans la tempête, et dont l'ombrage tutélaire rend moins brû-
» lant le sentiment de la douleur; mais toutes les fleurs dont il
» est orné ne doivent pas donner des fruits; tous ces fruits
» n'arrivent pas à leur maturité; et parmi ceux-ci même, bien
» peu échappent au ver rongeur ou aux aquilons orageux. »

9 Un médecin doit savoir attacher quelquefois une grande importance à de petits maux, et mesurer l'intérêt qu'il y prend, moins sur l'opinion qu'il en a lui-même, que sur celle que paraît en avoir celui qui les supporte; car il n'y a point de petites douleurs pour celui qui souffre, et chacun veut être plaint; chacun veut, pour ainsi dire, se rassasier du plaisir de parler de ce qu'il sent; et le médecin ne doit jamais être le premier à changer le sujet de la conversation. Quelque esprit qu'il puisse y mettre, on lui en fera un reproche; et quand il s'éloignera, celui qu'il était venu soulager dira encore en lui-même: *Il ne s'est point assez occupé de moi.*

10 Il est des individus tellement organisés, que leur sensibilité tout entière semble se soulever contre les plus petits maux, et que, dans la peinture qu'ils en font, ils ne se servent jamais, que des expressions exagérées de *mal affreux, horrible, épou-*

vantable. Il faut s'appliquer à les bien connaître, soit pour ne pas toujours s'épouvanter de leurs fausses craintes, soit aussi pour se mettre en garde contre l'espèce d'indifférence avec laquelle l'oreille s'ouvre à des récits qui l'ont souvent abusée, mais qui, pouvant être vrais une fois, finiraient par laisser un jour le chagrin d'avoir été surpris par un danger qu'aurait évité la prudence.

Le premier égoïste dut être un homme souffrant : la douleur centuple *le moi humain*, et concentre toutes nos affections en nous-mêmes. Nous ne portons guère au dehors de nous que le superflu de nos sentimens ; et quand nous souffrons, nous n'en avons pas de trop pour nous aimer et pour nous plaindre.

II Lorsque tous les bras sont tendus au milieu d'un naufrage, lorsque tous les cris appellent à la fois les plus puissans secours, l'homme généreux qui s'élance du rivage, est-il coupable parce qu'il tend d'abord la main à celui que les flots menacent le plus! sa conduite, alors, n'est-elle pas le modèle de celle que doit tenir le médecin dans l'exercice de ses nobles fonctions! Appelé dans vingt endroits à la fois, sa première pensée doit être pour le plus malheureux, ou pour le plus aimé : car, après le cri que jette l'humanité désolée, ce que le cœur entend le mieux est la voix d'un ami ; et quand on n'a obéi qu'à de telles inspirations, on a bien quelques droits de faire excuser ses retards.

« Vous vous êtes bien fait attendre, me disait un jour, avec
» l'accent du reproche, une jeune femme dont les maux me lais-
» saient sans inquiétude ; je vous attendais à votre première sortie.
» Vous m'auriez vu plus tôt, lui répondis-je, si j'avais dû d'abord
» aller vers la plus aimable ; mais mes premiers secours apparte-
» naient au plus infortuné, et bienheureusement ce n'était pas
» vous. »

ÉLOGE

DE

PIERRE-JOSEPH DESAUT,

CHIRURGIEN EN CHEF DE L'HÔTEL-DIEU
DE PARIS,

Prononcé à l'ouverture des Cours d'anatomie et de chirurgie de l'Hôtel-Dieu
de Lyon, le 5 décembre 1795.

Serait-il vrai, Messieurs, que les malheurs inséparables de la révolution eussent porté dans nos ames l'indifférence et la tiédeur ? Nos pleurs versés sur tant de maux différens, ne pourraient-ils couler que pour nos pertes, et n'en aurons-nous point à donner à tout ce qui tombe et meurt autour de nous ? Ah ! si cette indifférence existait dans nos cœurs, elle serait le mal le plus affreux que nous eussent fait les tyrans. On peut contempler d'un œil sec la chute de sa fortune et de ses espérances; on peut trouver quelque plaisir à nourrir sa douleur par des larmes; mais rester froid au milieu des calamités de la vie, ne sentir ni ses maux, ni les souffrances d'autrui, voir couler, du même œil, le sang du coupable et du juste, vivre sans amour et sans haine, c'est l'état d'une ame flétrie èt morte avant la nature. Heureux encore dans nos malheurs, cet affreux état ne sera point le nôtre; nous retrouverons notre sensibilité, et ce trésor de nos cœurs sera le seul qu'on n'ait point envié. Veillons, ah! veillons sur ce qui nous en reste; conservons-la pour notre bonheur et celui des infortunés; car tous les abîmes ne sont pas fermés, et nous n'avons point encore enfanté notre dernière douleur. Sans doute, quand les tombeaux s'ouvrent de toutes parts pour recevoir leurs victimes, on n'a point assez de fleurs pour les décorer tous; mais gardons-en du moins pour le tombeau d'un ami, pour celui d'un grand homme : un grand homme est la propriété du monde, et sa mort en doit être le deuil. O vous, dans qui ces funèbres idées réveillent peut-être le souvenir douloureux de pertes encore récentes! ne vous refusez point à cet attrendrissement; je vais aussi vous parler de nos pertes, et vous demander quelques larmes.

Pierre-Joseph DESAUT naquit le 6 février 1744, au Magny-Vernois, petit village dans le département de la Haute-Saône. Au sein d'une famille honnête, il trouva le premier des trésors, la médiocrité, heureux présent du ciel qu'il accorde à ceux qu'il aime! heureux état dont on ne sort jamais sans danger! Son éducation fut simple, mais soignée; on ne l'instruisit point dans les arts d'agrément, c'était beaucoup de pouvoir le former aux arts utiles; il y réussit au-delà de toute espérance, et les progrès qu'il fit bientôt dans l'étude de la langue latine, des mathématiques et de la physique, annoncèrent que le germe des talens était tombé dans un champ qui le ferait fructifier un jour. Nous ne nous arrêterons point ici sur les détails intéressans de sa première vie, nous n'y verrions que son opiniâtreté au travail, présage assuré de succès toujours lents, mais certains; son peu de penchant à la dissipation et aux plaisirs tumultueux, autre bienfait de la nature, qui, pour mûrir le génie, se plaît à l'entourer du silence et du repos. Nous pourrions encore, sans doute, nous arrêter avec intérêt sur d'autres souvenirs; nous aimerions à suivre les essais et les progrès de sa raison, à recueillir ses premières pensées, à y deviner son talent; mais cet éloge ne serait plus celui du grand anatomiste et du chirurgien fameux; de tels souvenirs sont faits pour le cœur d'un père ou d'un ami; pour en sentir tout le charme, il faut avoir été témoin des jeux et des plaisirs qu'ils rappellent; ils ne seraient pour nous qu'une suite de cette illusion née de la flatterie ou de la douleur, et qui se plaît à chercher dans leur berceau les élémens de la grandeur ou du génie. Desaut n'est plus : commençons à le louer du premier jour où il devint grand homme, et ne craignons pas de tarir sur son éloge.

Il est, dans la plupart des états, un côté séduisant dont l'aspect accroît et fortifie le penchant qui nous y porte, et qui, s'offrant le premier au jeune homme que son âge appelle à choisir, le trompe sur son goût ou le détermine à naître;

ainsi l'art militaire lui offre ses formes et ses parures guerrières, ses victoires et ses lauriers; le commerce, son indépendance, ses voyages et ses trésors; la politique, le suffrage de ses concitoyens et la carrière des honneurs; les lettres et les beaux-arts, les éloges de son siècle et ceux de la postérité. L'art de guérir, lui seul, n'a point de prestiges flatteurs, et semble repousser au contraire ceux que n'y porterait pas un goût déterminé; l'on est d'abord effrayé de la sécheresse de ses élémens et de la longueur de son étude; il n'offre que la douleur multipliée sous mille formes, des mourans et des cadavres, l'idée des maux que l'on fait l'emportant sur celle des maux que l'on soulage, la responsabilité de la vie, et la funeste opinion d'une sensibilité qu'on ne pourra maîtriser. Ah! sans cette opinion peut-être, l'humanité aurait compté moins de maux incurables; plus d'hommes se seraient instruits dans l'art heureux qui les soulage : et jugez des progrès qu'il eût faits, s'il eût été éclairé par le génie d'un Newton ou les travaux d'un Voltaire. Desaut eut tous ces obstacles à vaincre; il lui fallut lutter aussi contre la sensibilité de son cœur, et son goût ne le détermina point dans le choix qu'il fit d'un état. Il embrassa la chirurgie, parce qu'elle lui parut convenir à la modicité de sa fortune, et à cet esprit d'indépendance qui lui faisait désirer de ne rien devoir qu'à lui-même. Les difficultés ne l'épouvantèrent pas; la culture des mathématiques l'avait formé à cette patience qui les surmonte, et l'instinct de son génie l'avertissait en secret qu'il était né pour n'en redouter aucune.

Ses premiers pas dans la carrière furent dirigés par un de ces hommes qui, avec des connaissances bien au-dessous du médiocre, peuvent cependant faire beaucoup de bien, parce que dans la méfiance qu'ils ont d'eux-mêmes, et dans l'impuissance où ils sont d'entendre et de suivre la nature, ils prennent le parti de la laisser faire, et n'obéissent qu'à ses plus frappantes indications. Le disciple eut bientôt épuisé toutes les connaissances du maître ; des leçons dictées sur des cahiers écrits, loin des malades dont elles sont le tableau, une anatomie expliquée dans des livres, ne lui présentaient pas les moyens naturels d'arriver à son but. Il sentait tout ce qu'avait d'imparfait une pareille méthode d'instruction ; et je lui ai mille fois entendu dire, que ce fut au milieu de ces élémens vicieux qu'il conçut le plan de cet enseignement clinique, auquel il se livra depuis avec tant de succès.

La ville de Béfort offrait alors quelques ressources pour l'instruction. Les chaires d'anatomie, de physique et de médecine y étaient occupées par des hommes de mérite. Desaut fut auprès d'eux chercher d'autres lumières. Là, on lui parla le vrai langage de l'art, et il put en vérifier les préceptes dans l'hôpital qu'il fréquentait chaque jour. Quoique doué d'une mémoire facile et rendue plus étendue par un exercice constant et l'habitude de la méditation, il écrivait tout ce qu'il voyait, tout ce qu'il pensait, tout ce qu'il recueillait de l'entretien des hommes instruits. Il croyait, avec raison, que la paresse ou la présomption pouvaient seules rejeter un moyen si salutaire de retenir ses idées fugitives, de se les rappeler à propos, et surtout de les classer dans son esprit sans confusion et sans peine. Le souvenir des idées ne suffit pas, il faut encore celui des mots dans un art où ils ont assez d'influence pour pouvoir apporter ou la mort ou la vie.

L'anatomie est le flambeau du médecin ; elle doit éclairer ses premiers pas. Avant de vouloir ramener la nature égarée, il faut connaître la marche qu'elle suit quand elle se livre avec harmonie à ses mouvemens ; il faut savoir quels organes elle emploie pour leur exécution, quelles correspondances elle établit entre eux, quels changemens y sont produits par le jeu des passions et les progrès de la vie. Il faut que la main qui se promène sur les surfaces, distingue sans obscurité les parties que cache leur épaisseur, et qu'en s'armant d'un fer douloureux, elle trace avec précision la route qu'il doit suivre pour être utile et bienfaisant. Cette étude est longue, ses élémens sont fastidieux, les objets de ses travaux effrayans; mais chaque pas que l'on y fait développe un intérêt nouveau, agrandit le cercle des idées, ajoute au plaisir de se sentir vivre, et personne sans doute ne contempla jamais sans émotion, l'organe qui palpite en son sein, ou celui qui nourrit sa pensée. Desaut se livra avec transport à cette étude; elle semblait convenir à l'opiniâtreté qu'il apportait dans ses travaux, auxquels il dérobait à peine le temps des alimens : les occasions de les prolonger lui manquèrent plus d'une fois, et la difficulté qu'il éprouva souvent pour se procurer les corps destinés aux dissections, les préjugés vulgaires qui rendaient ces occasions dangereuses et rares, lui firent désirer bientôt de changer le théâtre de son instruction.

Il est, Messieurs, une vérité fâcheuse et cruellement éprouvée; c'est que, tout occupés du désir de se rendre heureux, les hommes n'ont jamais su rien faire pour le devenir; ils sèment la félicité devant eux et la foulent en passant. L'art de guérir tout entier est plus opposé aux maux qu'ils se font qu'à ceux que leur donna la nature. Leur bras sut de bonne heure aiguiser un fer pour répandre le sang, et il leur fallut des siècles pour apprendre à courber l'aiguille qui l'arrête. L'art des combats, la discipline des camps précédèrent l'art de guérir et son enseignement. Le poison servit au crime avant d'être employé par des mains salutaires; l'airain avait foudroyé des milliers de guerriers avant que le sage Paré eût appliqué aux plaies d'armes à feu leur véritable traitement. On couvre de lauriers, on honore, on contemple du moins, sans effroi, la main qui vient de triompher d'un rival ou d'égorger un ennemi; et l'on frémit en voyant celle qui aura recherché dans son sein les traces d'un fer meurtrier et les moyens d'en garantir les effets. Les trésors des gouvernemens sont avec profusion versés sur des établissemens qui ne doivent que multiplier les crimes de la guerre; et tout est économie dans ceux qui doivent les réparer. Ah! malheureux, qui combinez avec tant d'art les moyens d'ajouter à vos maux, osez vous rendre industrieux pour en diminuer le poids et la durée. Comment s'est-il fait que, jusqu'à ce jour, il n'y ait qu'une ville en France où l'on puisse se livrer aux travaux anatomiques avec calme et sécurité? Et pourquoi, dans Paris même, de telles institutions sont-elles plutôt tolérées que protégées? Comment a-t-on souffert que des salles de dissection fussent placées dans la demeure des citoyens, et portassent dans des lieux habités tous les dangers de la contagion? Leur situation dans les quartiers les plus populeux, et l'indifférence avec laquelle ces établissemens sont vus, accusent le gouvernement, et prouvent assez que, pour en établir de meilleurs, il n'aurait point eu à combattre les préjugés du vulgaire; et quand il aurait éprouvé quelques difficultés à le faire, c'est bien sans doute ici qu'il aurait pu opposer sa toute-puissante volonté. La route du mal est vue de loin et n'est que trop suivie; celle du bien est étroite et les hommes veulent qu'on les y pousse. Ce genre d'étude, vers lequel rien n'entraîne, devrait-il être abandonné au zèle, et la loi qui le commanderait ne serait-elle pas salutaire? Ici, Messieurs, rendons grâce à des administrateurs éclairés qui ont bien voulu suppléer au silence de la loi, et qui, dans le plan que nous leur avons offert, ont senti qu'une salle de dissection commode et bien ordonnée, était un des moyens essentiels de vos études : bientôt leur sollicitude active vous mettra à même de jouir de tous les avantages que vous trouverez dans un local qui, à l'isolement dont il doit être entouré, joindra la salubrité qui en rend le séjour moins dangereux. Qu'ils reçoivent ici le témoignage public de notre reconnaissance pour tous les encouragemens qu'ils ont répandus sur nos travaux. Quand les arts trouvent des amis qui les protégent, ils savent en conserver le nom, et les noms chantés par eux sont toujours retenus par la gloire.

Desaut avait cependant appris à Béfort tout ce qu'il faut d'anatomie pour entendre le langage de l'art, et pour marcher avec quelque succès dans son étude ; mais il n'était point encore anatomiste. Il avait ce désir si favorable aux sciences, qui porte ceux qui les cultivent à n'abandonner leur sujet qu'après en avoir épuisé les détails en multipliant les manières de l'envisager ; et, sentant tout ce qui lui manquait pour le satisfaire, il vint, en 1764, chercher dans la capitale de plus fertiles ressources. Les travaux de Winslou, les recherches de Duverney, y avaient répandu le goût de la bonne anatomie ; leurs successeurs s'en occupaient avec gloire : les leçons de l'illustre Antoine Petit, les grâces et la pureté de sa diction, avaient accoutumé les oreilles les plus délicates à en entendre parler sans effroi ; un essaim de femmes aimables avait déserté l'opéra pour le jardin du roi, et dans les cercles on discutait avec un égal intérêt sur la structure du corps humain, ou sur un roman de Voltaire. Cette espèce de vogue, cet empressement à s'instruire d'une science, n'est pas toujours ce qui favorise le plus ses progrès; elle perd en profondeur ce qu'elle gagne à s'étendre en surface, parce que ceux qui l'enseignent, comme ceux qui l'étudient, se contentent alors de ses plus simples élémens et de ses plus faciles explications. Ses termes les plus familiers étant dans la bouche de tout le monde, on l'étudie par ton et pour pouvoir en parler, plus que par le besoin ou le véritable désir de s'instruire; et par cette espèce de prostitution, la science, prenant une physionomie commune, perd cette auguste sévérité qui n'en laisse aborder que ceux qui sont faits pour en reculer les limites. Aussi l'époque dont nous parlons fut-elle celle où les planches d'anatomie et les modèles en cire eurent le plus de vogue et de crédit. On n'osait présenter à de chastes regards que des pièces détachées de l'ensemble; et cette précieuse unité, ces rapports justes et étendus, cette liaison d'organes qui forment le cercle de la vie et la plus véritable utilité de la science anatomique, étaient perdus pour ceux à qui l'on s'efforçait d'en expliquer les mystères. Ceux qui se destinaient surtout plus particulièrement à l'étude de la médecine, se contentaient de ces travaux éphémères, et, après avoir feuilleté quelques planches grossières, se croyaient en état d'expliquer tous les phénomènes du corps humain. Vous qui travaillez sérieusement pour l'art, qui ne voulez rien donner à l'arbitraire, dont la main doit, sans trembler, porter un fer bienfaisant dans le sein d'un ami, brisez ces modèles et ces tableaux. Ce n'est point là la nature; on l'insulte en l'abandonnant pour son image; on s'égare en croyant avoir jugé ses traits. Que la véritable utilité des planches se borne à rappeler une disposition extraordinaire des parties, ou à rendre sensibles celles que leur ténuité peut dérober aux recherches, et alors elles pourront être conservées et consultées avec fruit.

Desaut sut apprécier bientôt les inconvéniens attachés à l'usage des planches et des modèles, et s'éleva contre leur abus. Chaque année même, dans ses cours, il consacra depuis une leçon à prouver le danger de leur emploi; et sa sévérité à cet égard était telle, qu'il eût même voulu rendre inutiles nos meilleurs ouvrages d'anatomie, qui n'étaient à ses yeux qu'une autre manière de peindre. « Voyez, nous disait-il avec force, voyez beaucoup, voyez encore, et vous graverez dans votre cerveau des planches plus durables et plus vraies que celles que l'art doit au burin ou au pinceau, et vous y écrirez, en caractères qui ne s'effaceront jamais, un livre que ne démentira point la nature. »

Les leçons de Petit, de Sue, de Morand ne furent cependant pas perdues pour Desaut; ce n'est jamais impunément que les talens s'approchent et s'entendent : il puisa auprès d'eux cette hardiesse, cette facilité d'élocution qui ne lui étaient point familières, et sans lesquelles la plus heureuse pensée meurt dans l'esprit qui l'a conçue. Son génie modifia, à sa manière, les impressions qu'il avait reçues; et bientôt, s'élançant loin du cercle de l'art, il travailla pour en reculer les limites. Après cinq ans d'une étude nouvelle et assidue, il sentit qu'il était aussi maître. L'amitié eut le fruit de ses premiers essais, et ce fut pour elle qu'il commença ses premières leçons anatomiques. Ceux qui l'entendirent apprécièrent ses talens mieux qu'il ne les connaissait lui-même; il reçut les plus justes encouragemens, et rassembla bientôt une foule d'auditeurs enchantés de s'entendre rappelés au goût de la sévère anatomie.

Il est, dans la vie humaine, une époque bien dangereuse à franchir, c'est celle de son premier âge; la nature, qui jette par tout les germes avec une étonnante profusion, semble n'attacher encore qu'un faible intérêt à leur premier développement; sans égard pour leur faiblesse, elle accumule autour d'eux les orages, les dangers et les maladies, comme si elle voulait, par cette épreuve, briser des ouvrages imparfaits et ne conserver que ceux qui sont dignes de naître. Il en est à peu près de même du génie; quand un homme qui en est doué s'élance dans la carrière et se place à côté des réputations déjà faites, il arme contre lui tous ceux qui sont en possession de n'occuper le public que d'eux, et tout ceux qui se croient en droit de le rivaliser; on l'entoure d'obstacles et de dégoûts, on cache ses succès, on aggrave ses fautes, et, au lieu de ces encouragemens que devrait la fraternité, il ne rencontre que les tracasseries de l'envie. Desaut avait trop de talent pour n'en inspirer pas; mais, comme il avait plus de solidité que d'éclat, plus de génie que de savoir, il ne parut pas aussitôt tout ce qu'il serait un jour, et n'alarma d'abord que de faibles ennemis : c'était le chêne qui croissait avec lenteur dans un modeste silence, et qui bientôt allait surpasser et couvrir de son ombre tous ceux qu'il avait trouvés grands à son origine.

L'étude approfondie qu'il avait faite des mathématiques avait jeté dans son esprit ces semences d'ordre et de régularité qui établissent la justesse dans la diction comme dans la pensée, et donnent au jugement cette assurance, cette sévérité qu'on reçoit peu de la nature. On s'en aperçut bientôt dans ses leçons, à la clarté et à l'étendue de ses divisions; tout y parlait de surfaces, de liaisons et de rapports. Dans chaque objet qu'il démontrait, il établissait les changemens qui se faisaient dans les divers points de leur étendue, comme dans tous les âges et tous les momens de la vie; il les suivait dans leur grandeur, leur position, leur figure, leur face, leurs bords, leurs angles, leurs parties saillantes ou déprimées. Après avoir peint les formes et les contours, il pénétrait dans l'intérieur des organes, séparait et analysait leurs parties constitutives; examinait dans tous les états possibles encore, leur couleur, leur densité, leur substance, et, les reprenant au premier développement de leur germe, il les accompagnait dans leur accroissement. Il décrivait les mouvemens naturels ou factices de chaque organe sur lui-même ou sur les organes voisins, et l'influence que ces mouvemens peuvent avoir sur les fonctions qu'ils remplissent. Il examinait quelles étaient ses fonctions ; et, laissant là le froid cadavre qui servait à ses démonstrations, il animait ces organes de tous les mouvemens de la vie, et faisait connaître, dans cet état, toutes les lois que leur avait tracées la nature. Il prouvait alors que, par une suite de ces mêmes lois, le temps devait amener un certain degré d'altération dans les ressorts qui les exécutent ; et, classant avec méthode toutes les espèces d'affections qu'ils peuvent ressentir, il présentait à côté du tableau de leur santé, celui de toutes les maladies dont ils sont susceptibles. Enfin, il terminait sa description, en livrant à l'action du feu et des agens chimiques, les organes qu'il venait de dépeindre, imitant en cela la nature, qui, quand elle a brisé son ouvrage, le rend, par de telles opérations, à ses premiers élémens.

Telle fut la méthode que suivit Desaut, en se livrant à l'enseignement de l'anatomie : elle effraya d'abord, par son étendue, la multiplicité de ses détails, et la variété de connaissances qu'elle supposait. Ceux qui n'avaient reçu jusqu'alors que les leçons des Didier, des Verdier ou des Petit, regardèrent comme inutile ou superflu, tout ce qui était dit au-delà de ce qu'ils avaient coutume d'entendre. On chercha à décourager les jeunes auditeurs, en leur persuadant que cette méthode assujettissait à de trop longues études, et qu'elle ouvrait une source de connaissances inutiles à l'exercice de la bonne chirurgie : mais le temps vint au secours de la vérité; il la découvrit tout entière; et l'opinion fut bientôt dominée par elle, quand on s'aperçut que dans tous les examens et dans toutes les places, l'avantage restait toujours aux disciples de Desaut. On sentit qu'en rétrécissant le cercle lumineux qu'il avait tracé, on abandonnait une foule de précieux détails, comme on tombait dans la confusion si l'on voulait en reculer les limites. Le génie les avait posées, et elles devinrent des termes sacrés qui furent respectés dans les champs de la science, comme les dieux de ce nom. Une division si méthodique ne tarda pas d'être adoptée dans toutes les écoles; elle y fut portée par les élèves mêmes, qui en étaient les juges bien naturels, puisque c'était pour eux qu'elle était faite, et qu'ils pouvaient décider, mieux que personne, si elle avait atteint son but, de rendre l'étude de l'anatomie plus complète et plus facile. L'orgueil des maîtres fut obligé de se plier à cette loi de la volonté générale, ou de laisser un immense intervalle entre eux et le modèle qu'ils craignaient de suivre.

En traçant ce système de division pour l'enseignement de l'anatomie, Desaut sembla se rapprocher de l'intention de Sauvages, dans son tableau général des maladies du corps humain; mais il réussit mieux que lui; il présenta un grand cadre qui pouvait se prêter et s'appliquer avec justesse à tous les objets possibles dont la description puisse être donnée; ses points de division, commandés par la nature même des choses, sont tous bien tranchés et ne peuvent rentrer l'un dans l'autre, quoiqu'on sente qu'en les séparant on rompt l'unité de l'ensemble; ils sont comme autant de phares lumineux placés sur une grande route, et faits pour commander le repos, sans qu'on craigne de perdre de vue le trajet qui reste à faire. On n'y trouve point de lacunes sensibles, et l'on peut placer, sous l'un ou l'autre de ces points, tous les objets d'un intérêt nouveau, qui pourraient se présenter dans la description d'une partie. Enfin, ce système est tel, qu'on a tout lieu de croire qu'il sera conservé, tant que la science aura des disciples pour en recevoir les élémens.

La réputation de Desaut croissait de jour en jour, et la renommée, fière d'avoir un nouveau nom à proclamer, ne s'entretenait que de lui. Cette multitude d'élèves qu'attirent et que fixent à Paris les ressources variées qu'il présente, ne se rassembla plus que dans ses salles de démonstrations; et tous, comme de fidèles échos, répétèrent bientôt dans leur patrie, avec les principes qu'ils avaient reçus, le nom que leur avait présenté la gloire. Les savans étrangers eurent un homme illustre de plus à visiter; et tous ceux qui, par ordre de leurs souverains, vinrent s'éclairer au même foyer, s'empressèrent de se placer chez lui, ou sur les bancs de son école. Tu y vins alors, ô toi dont nous pleurons encore la perte, toi dont le nom sera longtemps dans tous les cœurs, comme il fut dans toutes les bouches, toi, notre concitoyen et notre ami, Bouchet! tu étais jeune encore, tu promettais une plus longue vie. Appelé aux fonctions dans lesquelles nous te succéderons long-temps sans te remplacer, tu vins aussi chez Desaut pour chercher la lumière, et tu y trouvas son amitié; ce sentiment que commandait partout ta présence, te fut prodigué sans réserve; et sans doute cette estime réfléchie d'un grand homme fut ton plus bel éloge. Tu retrempas ton talent au feu brûlant de son génie, et tu devins ce que nous t'avons vu long-temps, un des premiers de ton art. Nous l'avons perdu, Messieurs, cet homme intéressant dont put s'énorgueillir la cité. Les chagrins et la douleur brisèrent sa vie au plus beau moment de sa carrière. Doué d'une ame sensible, il ne put supporter sans mourir, tous les maux qui allaient écraser notre malheureuse patrie. Bon citoyen, bon époux, bon père, bon ami, il accumula tous les droits à l'amour, tous les droits à l'estime. Administrateurs qui l'aviez honoré de votre confiance! hommes de l'art qui chérissiez sa modestie en admirant ses talens! élèves qu'il forma, qu'il instruisit par ses leçons et son exemple! infortunés dont il apaisa les douleurs ou qu'il sut rappeler à la vie! malheureux de toutes les classes qu'il eût pu soulager encore! unissez-vous à nos regrets; et dans ce jour où nous croyons n'avoir qu'un grand homme à pleurer, aidez-nous à partager le cyprès qui doit décorer le tombeau d'un bienfaiteur et d'un ami.

Desaut avait contraint ses envieux à se taire, il s'était placé à une hauteur que la médiocrité ne pouvait atteindre; et celle-ci se justifiait pour ainsi dire de son abaissement, en le louant à l'excès, et l'appelant à grands cris le premier anatomiste de l'Europe. Dans la balance de l'opinion, il était cependant un homme qui pouvait la tenir incertaine, et opposer un égal mérite au sien. Londres proclamait avec orgueil le nom de Guillaume Hunter, et revendiquait pour lui la supériorité. Ici, que l'amour-propre national se taise et que la vérité se fasse seule entendre. Hunter, comme Desaut, naquit avec le don du génie; comme lui, il eut besoin de beaucoup d'opiniâtreté pour surmonter les difficultés du travail. Desaut, sans appui, sans fortune et sans protecteur, s'éleva par son seul talent; Hunter trouva dans Douglass et dans Monro des amis qui surent oublier qu'il avait été leur disciple. La renommée de Sharp avait attiré dans son amphithéâtre d'innombrables auditeurs, lorsque Hunter lui succéda; Desaut en forma un que n'avait point encore fréquenté la gloire, et sut l'y fixer par ses travaux. Hunter publia d'excellentes observations sur la nature des cartilages et sur leurs maladies, sur les vaisseaux lymphatiques, sur l'utérus dans l'état de grossesse, sur la rétroversion de matrice, sur les accouchemens, sur l'anévrisme variqueux, sur les hernies de naissance; et tout le monde connaît les recherches précieuses de Desaut sur la taille, sur la nécrose, sur les anévrismes, la fistule à l'anus, les polypes, les maladies de l'urètre, les fractures, les plaies de tête, et en général sur tous les points de l'art dont il fit le sujet de ses méditations. Hunter jeta les fondemens d'un cabinet d'anatomie, qui devint une des merveilles de Londres, lorsqu'il l'eut enrichi des travaux de Sandys, de Husson, de Blac-kall et Falconar. Pour exécuter le même plan, il ne manqua à Desaut que les mêmes moyens de fortune : il avait recueilli un très-grand nombre de pièces; personne n'était plus heureux que lui dans ses injections, et son rival eût admiré la beauté de ses pièces transparentes et son injection de l'artère du cristallin, comme il avait admiré les injections de la membrane pupillaire dans le cabinet d'Albinus. Hunter ne porta la lumière que sur quelques points de l'anatomie; Desaut en embrassa l'ensemble, et en lia toutes les parties avec art. Le premier travailla davantage pour les savans; le second fit plus pour les disciples. L'un parut ambitionner la gloire, l'autre le modeste honneur d'être utile. Tous deux appliquèrent à la chirurgie le résultat de leurs connaissances anatomiques ; mais, dans cette nouvelle carrière, Hunter ne fut point servi par le même génie, et Desaut parut encore plus grand chirurgien que fameux anatomiste. L'Anglais fut entraîné souvent par l'esprit de système, et parut accorder beaucoup à des théories hypothétiques ; Desaut n'expliqua jamais rien, et, fidèle observateur de la nature, ne parla que son langage. Hunter ambitionna les honneurs académiques et les obtint ; Desaut se contenta de les mériter et sut les fuir. Hunter vivra long-temps dans la mémoire des hommes, parce que chaque société littéraire à laquelle il appartint s'empressa de recueillir le résultat de ses travaux ou de ses écrits; Desaut sera peut-être oublié dans des siècles qui jouiront encore du fruit de sa méthode et de ses travaux, parce qu'il n'a point écrit, et que la reconnaissance, comme la mémoire, s'use en traversant les siècles : ainsi se perpétue d'âge en âge le souvenir des grands événemens qui agite le globe, tandis qu'on pense à peine à l'intelligence qui chaque jour en maintient l'harmonie.

Depuis une dixaine d'années, Desaut professait l'anatomie dans Paris, lorsqu'en 1776 il se présenta pour être reçu au collége royal de chirurgie. Il y fut conduit par un homme qui jouissait alors de toutes les faveurs de la renommée, et qui, quoique ambitieux de tous les genres de gloire, sut n'envier rien à celle du grand anatomiste. Louis présida la thèse que soutint Desaut. Il avait, un des premiers en France, fait l'extraction de la pierre par la méthode d'Haukins, et citait, en faveur de ce procédé, l'exemple unique d'une guérison obtenue en 54 heures de temps. Desaut analysa les avantages de cette méthode, la décrivit avec clarté, proposa d'aplatir le gorgeret trop concave, d'émousser et d'accourcir le stylet de son extrémité, de diminuer la hauteur de son tranchant, enfin d'en faire, par quelques corrections, l'instrument le plus commode pour l'opération de la taille, et celui qui en rendrait l'exécution plus facile et plus sure. Sans doute il fut convaincu par ses propres raisonnemens, puisqu'il adopta depuis cet instrument avec une sorte de prédilection, et que nous l'avons vu longtemps ne se servir que de lui. Desaut ne parut point, dans la discussion de cette thèse, avec tous les avan-

tages de son talent; il n'avait point celui de la con-
troverse. Son esprit droit ne voyait qu'un chemin
pour aller à la vérité, et quand on l'en détournait
par des sophismes, il ne pouvait se persuader que
ce fût de bonne foi, et ne cherchait même pas une
réponse à de mauvais argumens; d'ailleurs, sa pensée
n'était point rapide, et quand on dérangeait l'harmonie de ses idées, il avait besoin de la réflexion
pour y rétablir l'ordre : à peu près comme les eaux
dont les vents ont agité la surface, ne reprennent
qu'après de longs balancemens le niveau qu'elles
avaient perdu. Tout le monde apprécia cependant
l'acquisition que venait de faire le collége de chirurgie; l'Académie s'empressa d'ouvrir son sein à
un homme dont la réputation déjà faite allait tourner bientôt au profit de la sienne, et lui donna une
première marque de confiance et d'estime, en le
nommant professeur d'anatomie à l'école pratique,
et chirurgien-consultant de l'hospice qui lui est attaché. Desault, dans l'exercice de ces deux fonctions,
fut tout entier ce qu'il avait promis d'être; les élèves
qu'il instruisit, sentirent aisément qu'une plus habile main dirigeait leurs travaux, et les malades
dont il fut chargé le connurent au soulagement de
leurs douleurs.

Rien de ce qui touche l'homme ne doit être un
simple objet de curiosité; tout doit se rapporter au
désir d'être utile; et l'anatomie qui ne tendrait pas
à éclairer la science de la santé, serait une étude
d'appareil et de luxe, peu faite pour le médecin.
Il faut qu'à chaque partie qu'il découvre, il envisage

si, dans leur forme, leur structure, leurs rapports, leurs usages, il ne trouverait pas l'explication plus vraie de quelques phénomènes, ou des moyens plus faciles pour remédier aux altérations dont elles peuvent être frappées. Il doit donc lier, d'une manière nécessaire, à l'étude qu'il fait des organes, le tableau de toutes leurs maladies et les opérations par lesquelles on peut les combattre : ainsi Desaut joignit à ses cours d'anatomie des leçons suivies sur la chirurgie pratique et sur les opérations qu'elle peut mettre en usage. Il avait encore peu vu de malades ; la réputation de savant, dans une grande ville, n'est pas toujours celle qui mène le plus rapidement à la confiance publique. Cet homme-là connaît ses livres, dit le vulgaire de tous les états ; il raisonne fort bien sur les maladies, mais il n'entend rien à leur traitement. Cette opinion est soigneusement alimentée par des collègues enchantés d'écarter de la carrière un rival dangereux ; et l'homme à qui l'antiquité eût peut-être élevé des autels, vit inconnu dans le sein du pays qu'il honore. Ainsi, dans Montpellier, les étrangers demandaient le grand Sauvages, et s'indignaient de l'oubli de ses concitoyens. Desaut ne fut cependant pas oublié des siens. La réputation de grand anatomiste suppose des talens peu communs ; une étude approfondie de la nature, et des moyens pour juger bien des cas dans lesquels l'expérience ordinaire est en défaut : aussi, était-il souvent consulté dans de telles occasions ; mais, comme l'oracle de Delphes, on ne l'interrogeait que dans les grands dangers. Il avait donc eu jusqu'alors peu d'occasions de se former à la pratique des maladies chirurgicales, et son cours d'opérations s'en ressentit; longtemps il ne présenta que le tableau fidèle des opinions et de l'expérience d'autrui : aussi ses principes parurent-ils varier plusieurs fois, à mesure qu'il soumit les unes et les autres au creuset de sa propre expérience. Le jour qui précède est le maître du jour qui suit; on reconnaît aujourd'hui l'erreur qui fut méconnue la veille; la lumière de l'intelligence pénètre avec lenteur dans les meilleurs esprits, et, comme celle qui nous vient du soleil, n'a pas la rapidité de l'éclair. Desault changea plusieurs fois d'opinions dans la plupart des maladies chirurgicales, et ceux qui reçurent ses premières leçons ne se seraient plus reconnus dans les dernières; son génie avait quitté l'attitude de l'enfance, et parlait alors un langage qui n'était plus emprunté.

L'acquisition des richesses est naturellement suivie de la volonté d'en jouir; l'acquisition des talens amène bientôt le désir de les employer de la manière la plus utile et la plus avantageuse à sa gloire. Ce sentiment n'est point l'ambition, n'est pas au moins l'ambition que l'on blâme; tant que nos vœux ne nous portent pas au-delà de nos moyens, au-delà de nos connaissances ordinaires, ils peuvent être légitimes; et l'on pardonne d'ambitionner les premières charges de son état, à celui qui peut en supporter le poids. Desault nourrissait depuis longtemps dans son cœur l'espoir d'être un jour nommé chirurgien en chef de l'Hôtel-Dieu de Paris, poste important qu'occupa toujours le talent, ou qui le fit bientôt naître. L'époque lui en paraissait encore éloignée, quand la mort de Ferrand, qui l'occupait alors, vint réveiller ses légitimes espérances. Quoiqu'il eût tout le sentiment de sa force, il se présenta, pour l'obtenir, avec cette timidité, modeste compagne du talent, qui l'honore toujours, et fait que l'on pardonne plus aisément à celui qui la possède, une pénible supériorité. Un concurrent descendit avec lui dans la lice ; il apportait aussi un nom déjà bien cher à la gloire, et la réputation de professeur savant, jointe à celle d'opérateur habile : lutter avec Desaut était d'ailleurs un autre éloge, et la preuve d'un courage que n'eût point eu la médiocrité. Le public l'en récompensa par un nouveau tribut d'estime; Pelletan fut mis au second rang dans la hiérarchie des réputations; mais Desaut obtint le premier, et fut en 1781 proclamé chirurgien en chef de l'Hôtel-Dieu de Paris.

Ici s'ouvre pour lui une carrière nouvelle ; le cercle de ses idées va s'agrandir ; le bien qu'il a conçu va s'opérer ; il va porter la lumière partout où il trouva des ténèbres, et l'humanité va commencer à goûter le fruit de ses longs travaux. Le premier obstacle qu'il eut à vaincre fut celui de sa propre réputation; ceux qui le virent avec déplaisir s'élever à ce poste nouveau, répétaient à grands cris qu'il était le premier anatomiste du monde, que nul n'était plus propre à l'enseignement, mais qu'il n'entendait rien à la pratique de la chirurgie, et qu'on ne devait point l'appeler à des fonctions qui demandaient l'habitude de voir des malades, et des mains plus exercées. Cette tactique est usitée dans le monde; on est rarement loué par le côté qui offre le plus de qualités estimables; c'est un moyen de dépréciation, à l'aide duquel l'envie croit cacher ce qu'elle a de hideux. Joignez-vous aux connaissances de votre état quelque idée superficielle des beaux-arts? on soutiendra que vous êtes un excellent poëte, un bon littérateur, un musicien ou un danseur habile; mais on se taira sur les véritables connaissances de votre art. Offrez-vous à votre patrie, comme un bon citoyen, le modeste tribut de votre pensée? on avancera que nul ne s'entend mieux que vous aux discussions politiques, et n'est mieux fait pour occuper les charges de l'état; enfin, il est des hommes qui pousseraient la perfidie de l'éloge jusqu'à ne savoir louer dans Boerhaave que la mélodie de sa flûte, et dans Haller que le charme de ses poésies. Le temps pouvait seul amener la réponse de Desaut; et bientôt, en effet, il prouva que la main que guide une profonde connaissance de l'anatomie, est toujours sûre et légère; que l'expérience n'est point dans la multitude des faits qui passent sous nos yeux, mais dans la réflexion que l'on attache à tous ceux qu'on observe; et que celui qui, en peu de temps, a beaucoup réfléchi, a aussi le droit de vanter et son expérience et son âge.

La multitude des malades que rassemble l'Hôtel-Dieu de Paris, amène de fréquentes occasions d'y traiter les plaies de tête; au sein de l'air contagieux qu'on y respire, elles ne tardent point à se compliquer d'un état fébrile, qui suspend ou dénature la suppuration, enflamme le péricrâne et les parties voisines, et, répétant cet effet sur le cerveau et ses enveloppes, amène des accidens qui font périr le malade. Desaut reconnut avec Hippocrate, que cet état tenait à l'altération des organes biliaires, ébranlés ou frappés de spasme par les effets de la commotion ou de la correspondance que conservent entre elles la tête et les régions abdominales. Il prouva que la fièvre qui paraissait alors, participait toujours plus ou moins du caractère des fièvres bilieuses, et par l'usage prudent qu'il fit de l'émétique affaibli dans de grand lavages et répété autant que l'exigeait la permanence des accidens, il éteignit ou rendit presque nulle dans son hôpital, une complication qui, jusqu'alors, avait coûté la vie à un nombre infini d'individus.

Les violentes contusions de la tête, accompagnées d'ébranlement du cerveau, perte de connaissance, assoupissement, etc. forment une classe d'accidens d'autant plus graves, qu'on ne peut jamais se rendre raison des effets qu'elles ont produits, et qu'après un intervalle de temps, capable d'amener la plus entière sécurité, le malade tombe, frappé tout-à-coup, et meurt des suites d'un dépôt ou d'un épanchement dans le cerveau. L'art ne leur avait encore opposé que les moyens généraux, et surtout les saignées faites jusqu'à défaillance. Les fomentations glacées, vantées par quel-

ques Allemands, avaient prouvé, par plusieurs
événemens funestes, qu'elles ne devaient être employées qu'avec la plus grande circonspection.
Desaut, dans des cas pareils, fit couvrir toute la
tête d'un large vésicatoire, en soutint la suppuration, et sauva des malheureux qui paraissaient
dans les bras de la mort.

L'art avait déjà trouvé le moyen de prolonger
la vie dans les cas de déglutition impossible, en
faisant couler du bouillon par les narines, et le
portant jusque dans l'estomac, à l'aide d'une longue canule introduite par les mêmes voies; mais
dans les cas où le malade était menacé d'une imminente suffocation, par les progrès d'une esquinancie ou l'engorgement excessif d'une blessure,
on ne savait plus que frayer à l'air une route ar-
tificielle, en fendant, par l'opération de la bron-
chotomie, la partie antérieure de la trachée-artère.
Encore, malgré les recherches savantes et les conseils prudens de Louis, qui conseille de recourir
de bonne heure à ce procédé, la plupart des gens
de l'art ne s'étaient-ils point enhardis à le pratiquer. Desaut prouva qu'il était à jamais inutile,
en se servant de la voie des narines pour porter,
jusque dans la trachée, une canule assez grosse
pour permettre à l'aliment de la vie d'être intro-
duit dans le poumon, et d'y soutenir la respiration. Hippocrate avait déjà conseillé l'emploi de
pareilles canules; mais celles dont il se servait
étaient droites, d'argent, et portées par la bouche;
elles augmentaient la gêne, la suffocation du ma-

lade, et rendaient la déglutition impossible. La voie que choisit Desaut était sure, facile, commode; ses canules étaient élastiques, longues, courbées, et si peu fatigantes que vous nous avez vu, d'après lui, nourrir et faire respirer, pendant quinze jours, à l'aide de deux instrumens pareils, un malheureux soldat que le chagrin avait porté à se détruire.

Il simplifia le traitement des fractures, et prouva que l'extension permanente dans les fractures simples, comme dans celles qui ont divisé l'os avec obliquité, est le meilleur moyen de prévenir les douleurs, le raccourcissement du membre, et la difformité du cal. Il appliqua cette pratique à la fracture de la clavicule, et imagina ce bandage si simple que nous employons chaque jour, à l'aide duquel un coussin épais, placé sous le creux de l'aisselle, et sur lequel on assujettit fortement le bras parallèlement étendu sur le côté du tronc, produit, par le même effort, l'extension, la contre-extension et la conformation. Sur l'opération de la nécrose, il confirma les recherches précieuses de David, et les savantes réflexions du jeune Bous-selin, qui, élève comme vous dans cet hôpital, s'appliqua à y observer une maladie jusqu'alors peu connue, et vous prouve, en vous associant à sa gloire, qu'il ne tiendra qu'à vous d'en obtenir une pareille.

De toutes les maladies qui peuvent affecter le corps humain, l'anévrisme est sans doute une des plus effrayantes. Il est affreux de penser que ce

sang qui circule dans nos vaisseaux pour y porter
le sentiment et la vie, nous pousse, à chaque
effort qu'il fait, plus rapidement à la mort. Il est
affreux de craindre, à chaque instant, de sentir
se briser dans son sein l'organe qui y palpite, et
d'implorer vainement les secours d'un art inutile.
O vous de qui la vue a tant de charmes pour
nous, dont le sourire énivre, et qui portez dans
nos ames des émotions si profondes et si douces,
femmes charmantes ! ah ! n'abordez point le malheureux qui porte un anévrisme en son sein ; votre vue
serait pour lui la mort, et le cœur que vous auriez ému pourrait avoir palpité pour la dernière
fois. Il est doux d'offrir encore des espérances à
ceux qui n'en ont plus, et Desaut eut cette félicité. Il prouva, par des expériences bien faites et
les plus justes raisonnemens, qu'une seule ligature
placée au-dessous d'un anévrisme, pouvait interrompre le cours du sang, l'y coaguler, et par
conséquent amener la guérison ; ainsi, il conçut
qu'une ligature au-dessous du ligament de Fallope,
pourrait guérir l'anévrisme de l'artère iliaque externe, comme celle de l'artère axillaire réussirait
dans la même maladie de la sous-clavière. Cette
opération n'a point encore été tentée, mais elle
peut réussir, et vous en accepterez l'augure, infortunés que ce mal affreux peut atteindre, ce
sera encore un bienfait que vous devrez au grand
homme que nous pleurons. Dans des cas moins
graves, et pour les anévrismes des parties externes,
il avait déjà rappelé avec succès la méthode de

Guillemeau et d'Anel, et démontré avec eux, que le procédé opératoire peut être singulièrement simplifié, en se contentant d'une seule ligature placée au-dessus de la tumeur; et pour la pratiquer, il imagina une aiguille émoussée, très-large, à tige élastique, glissant dans une canule d'argent, et susceptible d'être conduite avec facilité autour de l'artère la plus profondément située.

Le génie de Levret s'était épuisé sur l'histoire et le traitement des polypes; mais les instrumens qu'il avait imaginés pour en pratiquer la ligature, étaient encore d'une application fort difficile. Desaut en présenta de plus simples; et quoique la forme s'en retrouve dans l'arsenal de Scultet, l'application qu'il en fit n'en dut pas moins être considérée comme une découverte heureuse. Une circonstance dans laquelle il eut occasion de couper une bride élevée dans l'intestin rectum, lui donna lieu d'imaginer un autre instrument, qu'il appliqua ensuite à la rescision des amygdales, à celle des polypes, à la division d'un kiste dans la vessie, et qui pourra convenir, en général, dans tous les cas où il faudra porter une incision dans une partie profondément située.

Pour l'opération de la fistule à l'anus par incision, il remit en usage un gorgeret de bois déjà employé par Marchetis, et à l'aide duquel on peut porter le bistouri dans tout le trajet fistuleux, sans crainte de blesser la paroi opposée du rectum. Il appliqua au procédé par la ligature, des instrumens nouveaux qui le simplifièrent et lui promirent d'être avantageusement conservé dans l'art. Partout il trouvait un aliment à son génie. Une bougie mal fixée s'échappe dans la vessie ; il crée aussitôt une pince à gaîne en forme de catheter, et s'en sert pour prouver que, jusqu'au sein de cet organe, un corps étranger peut être saisi. D'habiles opérateurs ne peuvent, dans des cas urgens de rétention d'urine, franchir les voies rétrécies de l'urètre : lui en surmonte tous les obstacles, et ne fut jamais depuis arrêté par aucun. L'expérience a prononcé à peu près sur les méthodes les plus faciles et les plus sures, pour pratiquer l'opération de la pierre ; lui les pratique toutes : l'adresse de sa main fait disparaître l'inégalité des procédés, et il donne à ses élèves des leçons vraiment puisées dans la nature.

Ce fut ainsi que répondit Desaut à ceux qui avaient osé parler de son inexpérience en chirurgie ; la calomnie fut forcée de se taire, et bientôt un concert de louanges unanimes apprit à l'Europe jalouse, que Paris renfermait dans son sein le premier chirurgien du monde. Non content du bien qu'il faisait par lui-même, il voulut mettre tous ceux qui l'entouraient à même d'en produire à leur tour. Il changea, dans l'hôpital, une foule de coutumes vicieuses et d'éternelles habitudes, vers lesquelles les grands établissemens sont toujours entraînés. Il força les hospitalières à concevoir que le régime des malades est un des objets essentiels de leur traitement. Il descendit dans tous les détails de leur réception, de leur distribution dans les salles, de la manière de les déshabiller, de la disposition de leurs lits, et des précautions à prendre en les y plaçant, du nombre des infirmiers, des soins avec lesquels ils exerçaient l'hospitalité, enfin de tout ce qui pouvait avoir rapport à la santé des malheureux qui lui étaient confiés. Sur chacun de ces objets nous fûmes long-temps chargés du soin de rédiger ses idées; avare d'un temps qu'il employait si bien, il nous confiait sa pensée et nous l'abandonnait pour la peindre. Nous devons le dire ici, jamais il ne nous parut plus grand que dans les entretiens paisibles de ses délassemens; il répandait l'intérêt sur tout ce qui sortait de sa bouche, et nous ne savions lequel admirer le plus, ou du chirurgien célèbre, ou de l'homme sensible qui cherchait à alléger les maux de la triste humanité.

Au milieu des nouvelles occupations de sa place, il n'oublia point ses travaux commencés : son cours d'anatomie fut continué avec un zèle égal; et ses leçons de chirurgie devinrent d'autant plus précieuses, qu'il sut les animer d'un intérêt nouveau. Sous les yeux de ses auditeurs, il faisait amener les malades les plus gravement affectés, classait leur maladie, en analysait les traits, traçait la conduite à tenir, pratiquait les opérations nécessaires, rendait compte de ses procédés et de leurs motifs, instruisait chaque jour des changemens survenus, et présentait ensuite l'état des parties après la guérison, si cet heureux terme était celui qu'avait atteint le malade, ou démontrait sur son corps privé de vie les profondes altérations qui avaient rendu l'art inutile. Par-là, il eut, le premier en France, la gloire d'organiser une école de chirurgie vraiment clinique, source d'instruction d'autant plus précieuse, que la science y devient oculaire, que la croyance n'y est déterminée que par des effets sensibles, et que l'on a beaucoup moins à s'y défendre de l'incertitude des conjectures et du vague de l'opinion.

Desaut n'écrivit point : le traité d'opérations qui parut sous son nom et sous celui de Chopart, appartient tout entier à ce dernier. Il en avait, à la vérité, approuvé les principes ; mais quand le cercle de ses idées vint à s'agrandir, quand il eut une fois par lui-même interrogé la nature, il sentit qu'il avait mal parlé son langage ; l'ouvrage commencé fut interrompu ; les deux volumes qui avaient paru furent retirés de chez tous les libraires, et le chirurgien en chef de l'Hôtel-Dieu de Paris condamna au néant les travaux du professeur d'anatomie. Les faits qu'il consigna dans son journal de chirurgie, furent bien recueillis et rédigés sous ses yeux ; mais jamais il n'y mit la main ; ce soin fut abandonné aux élèves en qui il reconnut du mérite ou dont il voulut faire la réputation. Desaut n'écrivit point, mais il grava ses principes dans l'ame de tout ses élèves, et s'y prépara des matériaux pour sa gloire. On ne peut avoir oublié ce qu'on apprit de lui. Sans éloquence véritable, sans diction bien facile, il se faisait entendre avec le plus vif intérêt, parce qu'il animait son langage de tout le feu de l'expression; on en suivait les nuances par degrés; ses gestes, son ton, ses traits, tout parlait en lui quand il s'abandonnait à ses idées, et l'on eût cru dans cet état, voir le génie qui enfantait l'art.

Dans ce jour entièrement consacré à sa gloire, faut-il nous arrêter sur quelques légitimes reproches? osons le faire : la vraie gloire n'est pas de n'en jamais mériter, mais de les faire oublier par des qualilés plus estimables. Desaut eut contre la médecine de grands préjugés; il la regarda trop comme un art conjectural, et l'aliment du charlatanisme; il en parlait avec une sorte de dédain qui lui fut plusieurs fois reproché, surtout quand il s'étendit jusque sur ceux qui se livraient à son étude. Cette façon de penser influa beaucoup sur sa manière d'agir; il étudiait peu la marche médicinale d'une maladie, n'en parlait jamais à ses élèves, repoussait comme chimériques toutes les idées qui peuvent lui appartenir, et semblait ne rien tant redouter que la réputation de médecin. Sans doute elle est précieuse cette partie de l'art qui juge les maladies par les altérations des formes, et qui, pour les réparer, ne demande que l'adresse d'une main; mais celle qui les reconnaît dans la lésion des fonctions et la naissance des phénomènes, celle qui, pour les combattre avec succès, doit se mettre en rapport avec le principe de vie qui les dirige et en suivre les mouvemens, cette partie de l'art n'est point conjecturale, et a, comme la première, ses certitudes et son toucher. L'Académie de chirurgie, en s'attachant à Desaut, avait cru jouir plus faci-

lement de ses travaux et de ses talens ; mais il cessa
bientôt de lui en porter le tribut ; il se déplaisait
dans ses assemblées souvent tulmultueuses , et où
l'intérêt de la science est presque toujours dominé
par l'amour-propre ou l'envie ; et quand nous lui
reprochions de n'y point aller, « *Je suis*, répon-
dait-il en plaisantant, *comme les substances sa-
lines, et je ne cristallise qu'en repos.* » Quoique
sûr de rencontrer partout la plus juste déférence
à son opinion , il n'aimait point à se trouver en
consultation. Son embarras et sa timidité étaient
alors extrêmes; il énonçait bien avec sang-froid sa
façon de penser, mais s'il était contredit, sa tête se
démontait, et comme la vérité n'a qu'une route, Desaut n'avait qu'une opinion.

Il est beau, sans doute, de marcher à grands pas
dans les champs de la gloire et de l'honneur; mais
le tourbillon qui s'en élève, porte à la tête et ne
va point au cœur : la réputation du plus grand
homme du monde, ne vaut pas celle du plus heureux; et Desaut s'aperçut bientôt que la félicité devait être puisée dans une source plus pure. L'hymen
lui en fraya le chemin; ses nœuds ne furent point
tissus d'or , ni le produit d'ambitieux calculs. Ils
ne servirent qu'à resserrer les nœuds d'une estime
depuis long-temps conçue, d'une amitié depuis long-
temps sentie. Il eut de son union avec Marguerite
Thouvenin , un fils dans lequel il concentra ses
plus chères espérances. Avant qu'il fût en état de
recevoir ses précieuses leçons, il faisait, du soin de
former sa raison, ses plus doux délassemens; hélas!

le premier essai de cette raison aura été de sentir et sa perte affreuse et la nôtre.

Desaut était petit de taille, un peu gros, portant la tête haute et penchée en arrière; son visage plein, rond et coloré, ses yeux petits, mais animés, tous ses traits bien marqués, sa démarche précipitée. Il parlait avec lenteur, mais toujours avec force et beaucoup d'accent. Quoique ses occupations sérieuses et répétées eussent tempéré la gaîté naturelle de son caractère, il la retrouvait tout entière dans ces momens où il s'abandonnait au repos dans le sein de sa famille et de ses amis. La douce joie des repas lui plaisait, parce que le moment de les prendre était le seul où il fût à lui-même. Il était généreux, compatissant; nous l'avons vu verser des larmes de douleur sur des infortunés que l'on conduisait au supplice; nous l'avons vu répandre sur les indigens, l'or que venait de recueillir sa main, et admettre à l'entendre, sans rétribution, de jeunes élèves recommandés par le malheur. On lui reprocha cependant un peu de dureté et quelques brusques emportemens qu'il ne sut pas modérer toujours; mais quel est l'homme public qui, au milieu d'occupations intéressantes et nombreuses, obligé d'entendre et de répondre à tout le monde, supportera toujours de sang-froid les détails minutieux et les répétitions fatigantes de gens qui sembleraient vouloir qu'on ne s'occupât que d'eux. Plus on sent le prix du temps, moins on écoute avec tranquillité celui qui le fait perdre; la patience échappe, on s'emporte, et quand un propos dur est sur les lèvres, la bienveillance est dans le cœur. Desaut avait reçu de la nature un tempérament robuste qu'aucun excès n'avait affaibli, et tout lui promettait une longue carrière, lorsqu'il fut atteint de la maladie qui, dans sept jours, le conduisit au tombeau. La liberté en danger venait de faillir y descendre ; il avait frémi avec tous les bons citoyens, des dangers qu'avait courus la représentation nationale, car il aimait sincèrement sa patrie. Un temps viendra, sans doute, où ce ne sera plus un éloge, et où tous les cœurs s'uniront dans le même faisceau : le sien depuis long-temps avait été déchiré par les persécutions des brigands qui l'accusèrent de conspirer au dix août, et parvinrent momentanément à le jeter dans les fers et à le suspendre de ses fonctions; mais il se brisa tout entier quand il vit la république mise à deux doigts de sa perte par les affreux enfans de la terreur, et l'abîme de la mort menacé de se r'ouvrir sous les pas des Français. Hélas ! il ne s'ouvrit que pour lui; il y tomba dans sa cinquantième année, à l'époque ou trente ans de travaux et d'étude avaient mûri ses pensées, sans avoir appesanti sa main ni refroidi son génie. La tristesse la plus grande et le plus profond abattement précédèrent sa maladie de plusieurs jours; sa tête fut promptement saisie de délire, et dans les erreurs de ses songes, il voyait toujours son ami Kervelegan frappé par les rebelles dans le sein de la Convention outragée; il se sentait chargé de fers, voyait les échafauds se dresser, et s'écriait avec transport : *Otez-moi cette chemise ensanglantée.* Songes affreux et sanglans, combien de sommeils innocens n'avez-vous point épouvantés ! ah ! fuyez loin de nous, ne troublez plus désormais le repos de l'homme juste, et que vos épouvantables spectres n'aillent effrayer que le crime.

Représentans du peuple, graces vous soient à jamais rendues ! vous honorâtes la mémoire de notre père et de notre ami : au nom des arts, la France fut avertie par vous du deuil qu'elle avait à porter ; et le premier cyprès qui décora son tombeau, fut préparé par vos mains. Continuez d'honorer ainsi les talens, c'est le moyen de les faire naître. Il est beau de pouvoir commander au génie, quand le génie commande à la nature : plus que les arts d'agrément, favorisez les arts utiles : avant d'être embellie, l'humanité veut être consolée, et les plaies qu'il faut fermer appellent des mains habiles.

Depuis la mort de Desaut, tout est muet dans le vaste établissement qu'il avait formé ; aucune voix n'est entendue dans cette enceinte où il parla tant de fois ; les arts appellent en vain leur protecteur ; l'humanité réclame en vain son ami ; le génie de la France éploré n'a qu'un marbre et des cyprès à montrer. Couvrez-le de vos larmes éternelles, vous qui sûtes l'apprécier et qui ne l'entendrez plus ! couvrez-le de vos larmes éternelles, vous surtout qui n'avez pu l'entendre, et qui faisiez de ce bonheur votre plus chère espérance ! Fidèles observateurs de ses principes et de la marche qu'il avait tracée, partageant entre deux le fardeau

qu'il supportait tout seul , nous continuerons bien
nos leçons au lit des malades, nous vous développe-
rons encore toutes les richesses de l'anatomie,
toutes les maladies que la main peut guérir, et les
meilleurs moyens pour la rendre légère ; sur chacun de ces objets nous vous dirons bien tout ce que
Desaut fit pour enrichir l'art ; mais où sera le génie qui, chaque jour, ajoutait à ces richesses?
où sera l'homme qui se plaisait tant à les répandre?
ah ! vous le chercherez en vain, votre perte est irréparable.

Nous ne te faisons point encore notre dernier
adieu, ô toi qui fut notre maître et notre ami!
cet éloge, aujourd'hui commencé, va se continuer chaque jour; chaque jour nous allons parler
de toi, de ton génie, de ses inépuisables ressources.
Puisse-tu entendre notre voix au sein des tombeaux
que tu habites, et sentir encore quelque joie, en
voyant de combien de respect nous entourons ton
image !

DISCOURS

SUR

L'INFLUENCE DE LA RÉVOLUTION FRANÇAISE
SUR LA SANTÉ PUBLIQUE,

Prononcé à l'ouverture des Cours d'anatomie et de chirurgie de l'Hôtel-Dieu
de Lyon ; le 30 septembre 1796.

———

Messieurs,

Les révolutions sont au corps politique qu'elles
agitent, ce que sont au corps humain altéré les médicamens qui doivent y rétablir l'harmonie. Dans
l'un comme dans l'autre, le premier effet est un
désordre, la première sensation une douleur; et la
nature, avare de la félicité, semble les avoir assu-
jettis à la commune loi, de n'en recueillir les doux
fruits qu'en les payant par le sentiment de la peine
et par de nombreux sacrifices. Les premiers momens d'une révolution ne sont donc pas ceux où
l'on peut en apprécier les bienfaits, parce qu'au
milieu des mal-aises qu'occasionnent tout changement de position, toute contrainte dans les idées

12

reçues, on ne veut et l'on ne peut sentir peut-être que le mal du moment; le bien que promet l'avenir est oublié, et la révolution n'est vue qu'à travers le nuage plus ou moins épais que forment autour de nous et nos passions et nos préjugés. On est injuste envers elle, non en plaignant les malheureux qu'elle blesse ou qu'elle déchire, mais en lui imputant à crime jusqu'à la plainte qu'elle fait naître; comme si les ouvrages des hommes pouvaient être exempts de reproche, et que l'auteur de la nature n'eût pas réservé pour lui seul le droit sacré de la perfection.

Il résulte cependant de cette manière de voir, que la révolution qui depuis sept années nous agite, peut être envisagée sous deux points de vue différens: l'un, brillant et dépassant les limites connues de la gloire, nous offre le tableau de nos lois sages et de nos rapides succès; l'autre, non moins fait pour être présent à nos cœurs, y rappelle des maux qui furent peut-être inévitables.

Mille voix sans doute, embouchant la trompette héroïque, s'uniront pour chanter les premiers; mille voix chanteront les triomphes de Jemmape et les lauriers de Fleurus, les Pyrénées abaissées, les Alpes assujetties, et les champs d'Italie foulés encore par des hommes libres et conquérans. Pour nous, amis fidèles de l'humanité, ne paraissant au milieu des combats que le front ceint d'olives, et les mains armées d'un fer bienfaisant, nous ne sortirons point du champ où notre devoir nous attache; et si nous parlons un moment des malheurs que la révolution enfanta, ce ne sera que pour examiner l'influence qu'ils eurent sur la santé publique. Nous en parlerons avec calme, sans amertume et sans fiel, comme le navigateur dans le port s'entretient avec tranquillité des dangers qui l'en écartèrent long-temps.

Tous les corps de la nature obéissent à deux espèces de mouvemens : l'un, qui leur est propre, caractérise la vie particulière dont ils jouissent, et se modifie par les volontés de l'individu ou par les lois de son organisation ; l'autre est un mouvement communiqué, entièrement étranger au corps qu'il agite, et susceptible de varier autant qu'il y a d'agens capables de le communiquer. Les hommes, considérés comme individus dans l'immensité de la nature, n'obéissent point à des lois différentes ; ils donnent ou reçoivent le mouvement ; mais la main du Dieu qui les créa ne traça point autour d'eux un orbite qu'il leur fût défendu de franchir ; il n'assigna de limites à leur volonté que celles de leur intelligence ou de leur force ; et si, dans l'état de société, ils consentirent à borner par des lois ce pouvoir illimité, cette liberté sans frein que leur avait donnée la nature, c'est qu'ils trouvèrent dans cet utile sacrifice l'assurance de leur vie, celle de leurs propriétés, et le maintien de leur repos.

Les lois, ainsi consenties par les hommes, peuvent donc être considérées comme des léviers puissans destinés à les mouvoir dans les masses que la société rassemble. Le mouvement qu'elles leur communiquent est à peine aperçu dans ces temps de calme et de sécurité, où, pour être observées, elles n'ont pas besoin d'emprunter les secours de la force; et l'on se livre sans le savoir à l'impulsion qu'elles donnent, comme nous sommes entraînés sans le sentir par les grands mouvemens de la nature. Il n'en est pas de même dans les temps de révolution : les lois ont alors une mobilité que partagent tous ceux qui doivent en ressentir l'influence. Ce n'est plus avec indifférence qu'on les voit naître; on ose calculer jusqu'à quel point elles sont justes; on s'agite pour les modifier ou les détruire : toutes les passions sont en jeu; toutes les ames sont exaltées; la sensibilité double les forces; l'énergie est partout; et tout homme s'indigne à la seule idée d'une injustice. C'est alors aussi que, plus puissante que les lois, l'opinion s'élève au-dessus d'elles et les maîtrise; c'est alors qu'elle est vraiment nommée la reine du monde, et le lévier qui l'ébranle : sa vie n'est plus incertaine; les ténèbres ne la cachent plus; chaque heure, chaque instant, ajoutent au développement de ses forces; et tel qui la bravait dans son impuissance, est entraîné malgré lui par le torrent qu'elle forme. Au milieu de ces frottemens divers, tous les esprits s'électrisent; la pensée naît plus grande et plus fière; les hommes capables de tout se multiplient; le génie brille où l'on crut voir l'ignorance; et la raison humaine, retrempée à un feu nouveau, semble n'être plus destinée qu'à concevoir de grandes choses.

Nous pourrions nous dispenser sans doute d'en

rechercher des exemples dans les leçons que nous ont données les siècles, puisqu'une expérience de sept années en révolution nous en a montré de plus grands et de plus surs : mais tel est l'empire des préjugés et de l'habitude, que nous croyons toujours plus volontiers ce que d'autres crurent avant nous, et que, quoiqu'une vérité soit prouvée, on aime à la justifier par quelques souvenirs. L'éloquence, la poésie, la peinture, la sculpture illustrèrent Athènes quand, après avoir brisé le joug des barbares, la Grèce employa pour se déchirer les mains de ses propres enfans; elle acquit en peu d'années la gloire de plusieurs siècles; mais le germe en avait été jeté dès long-temps par Miltiade à Marathon, par Thémistocle à Salamine, et par Aristide à Platée; les dissentions civiles, les fureurs des partis le développèrent avec rapidité pendant la longue guerre du Péloponnèse, et produisirent Périclès, Alcibiade, Socrate, Phidias, Praxitèles, Thucydide, Euripide, Sophocle, Démosthène, Zeuxis, Appelles, et mille autres noms fameux conservés par la gloire. Les champs de l'Italie fumaient encore du sang versé par les fureurs de Marius et de Sylla, par l'ambition de César et de Pompée, et par les affreuses proscriptions d'Octave et de ses complices, quand Rome vit naître dans son sein cette foule d'hommes célèbres, plus propres à flatter son orgueil que le titre fastueux de maîtresse du monde, et que sa folle ambition de vouloir tout asservir. Quand, sous Léon X, les arts sortirent de l'assoupissement mortel où les avaient plongés dix siècles d'une grossièreté barbare, des guerres étrangères et civiles poursuivirent dans ces mêmes contrées les artistes qui en étaient l'honneur. Sous Louis XIV, c'est au bruit du canon que les arts se produisirent en France et vinrent honorer un pays encore déchiré par les fureurs de la ligue et les longues factions qui lui succédèrent. Dans notre siècle même, leur époque la plus brillante à été celle où, dans l'espace de vingt ans, deux guerres de six années ont coûté à l'Europe plusieurs millions d'hommes, et causé plus de calamités dans les deux émisphères, que les convulsions qui ont englouti Lima dans l'un et Lisbonne dans l'autre, Enfin, sans la révolution française existeriez-vous, noms immortels de Bonaparte, de Moreau, de Pichegru, de Jourdan et de tant d'autres, à qui, pour être jugés grands, il ne faut que le trépas? non sans doute. Le génie, comme un volcan, s'échappe du sein de la nature au milieu des convulsions et du chaos; et l'on dirait que dans ces temps d'orage elle veut, en produisant des héros, consoler le genre humain de tout le sang qu'il a versé.

Si les révolutions, comme nous venons de le voir, altèrent aussi profondément les mœurs et le caractère d'un peuple, si elles donnent à sa vie politique une existence plus durable et plus forte, elles n'agissent pas d'une manière moins marquée sur son tempérament; leur influence, mieux que celle des saisons et de leurs vicissitudes, donne aux maladies qui naissent alors un caractère par-

ticulier qui les distingue, et que l'homme de l'art
doit étudier, s'il veut appliquer à propos le remède
à des maux qui ne sont pas ordinaires. Et d'abord,
on sent que la santé n'étant que le produit du libre
exercice des fonctions et du jeu soutenu des organes,
elle doit se maintenir plus robuste et plus sure dans
des temps où le choc de toutes les passions semble
réveiller dans les ames des forces jusqu'alors inconnues. Hippocrate avait déjà remarqué que les
Européens sans rois avaient plus de courage et de
vigueur que les Asiatiques, non-seulement à raison
de leur position locale, mais par rapport à la forme
de leur législation. Depuis lui, le temps qui a formé
ou renversé bien des empires a confirmé cette vérité, en prouvant que les peuples asservis dégénè-
rent à la longue, et acquièrent presque tous ce
tempérament faible et débile vulgairement appelé
cachectique ou pituiteux. N'ayant pour règle que
l'habitude, leur défaut d'activité les dispose à toutes
les impressions délétères : ils se brisent au moindre
choc : la crainte, fidèle compagne de la servitude,
devient en eux une fièvre morale qui consume leurs
forces, comprime les ressorts de leur être, et les
jette dans la torpeur. Dans le siècle des Ascle-
piades, les rhumes et les catharres étaient presque
inconnus; les maladies nerveuses ne tourmentaient
point encore la plus belle partie de l'espèce humaine ; les tempéramens étaient mieux marqués;
la fibre plus robuste et plus forte; et les formes,
plus régulières et mieux prononcées, offraient de
plus dignes modèles au ciseau des Praxitèles et des

Phidias. Les Romains comme les Grecs eurent leur siècle de force ; comme eux aussi la servitude les affaiblit. On ne reconnaît plus sous les empereurs, les hommes qu'on admira sous Camille : et ceux qui agitent aujourd'hui l'encensoir au Vatican, ressemblent mal à ceux qui bâtirent le Capitole.

Les révolutions, surtout celles par lesquelles un peuple s'élance vers la liberté, doivent donc donner à son tempérament une trempe nouvelle : les maladies qui tiennent à la lenteur de la circulation, à l'épaississement de la lymphe, au défaut de mouvement, à la débilité de la fibre nerveuse, doivent alors être rarement observées, parce que la naissance d'une maladie a besoin d'être favorisée par le concours de toutes les causes qui la développent, et que dans ces circonstances ce concours est presque nul. Par la même raison, les affections déjà établies, et dépendantes d'une pareille disposition des organes, doivent donc s'affaiblir insensiblement dans les temps de révolution, et se guérir même radicalement, comme dans les beaux jours du printemps l'on voit s'évanouir par degrés les maladies que fit naître l'hiver, et comme l'hiver à son tour porte sur les maladies de l'été son heureuse influence. Il est peu de médecins qui n'aient à cet égard rassemblé un très-grand nombre de faits ; et dans ces derniers temps, il est peu de personnes qui n'aient vu avec étonnement des femmes faibles, délicates, élevées dans la mollesse et l'oisiveté, éternelles amies du repos, appelant douleur ou chagrin tout ce qui les y dérobait, et sujettes à tous les accidens nerveux qu'enfante une pareille conduite ; il n'est personne, dis-je, qui ne les ait vues transformées pour ainsi dire en des êtres nouveaux, se contenter d'une nourriture grossière, ne redouter ni fatigues ni peines, fuir toute dissipation étrangère à leur douleur, braver la raillerie, l'insulte, les outrages de ces hommes déhontés qui y attachaient le prix de leurs services, et, ce qui est plus encore, supporter sans mourir la perte de tout ce qui leur fut cher.

Une jeune fille de dix-huit ans, long-temps tourmentée par les pâles couleurs, était restée sujette à des palpitations de cœur qui devenaient insupportables au plus léger mouvement, et dont l'excès amenait souvent la défaillance. Combattues sans succès par les remèdes les mieux indiqués, ceux qui lui avaient donné leurs soins étaient restés dans l'opinion que le cœur était affecté de quelque maladie organique, telle qu'anévrisme, hydropisie de poitrine, du péricarde, etc. ; car il eût été difficile d'en caractériser l'espèce. Les maladies du cœur s'entourent d'une obscurité profonde ; rarement cet organe du sentiment se montre tel qu'il est ; et pour le médecin, comme pour celui qui étudie les hommes, il n'est pas facile d'y lire. Cette jeune personne, abandonnée de l'art, vivait en se confiant à la nature, lorsque, dans la terrible journée du 29 mai 1793, elle se trouva, en traversant le quai du Rhône, exposée au feu de deux colonnes ennemies : une allée dans laquelle elle se précipita la garantit du danger, mais ne lui sauva pas cet effroi, ce trouble profond de l'ame qu'elle dut éprouver pendant une heure que dura le combat. Dans une position aussi cruelle pour son état, elle ne tomba point en défaillance, mais elle éprouva dans toute la poitrine une chaleur brûlante qui fut suivie d'un vomissement abondant de matières glaireuses. Transportée chez elle, elle eut un mouvement de fièvre qui dura trois jours, finit par des sueurs copieuses, et laissa la malade complétement délivrée de ses palpitations, et de toutes les autres incommodités qui les accompagnaient. Heureux les hommes, si tous les maux que leur dispensa la nature étaient ainsi mutuellement combattus, et si ceux que l'ame éprouve pouvaient au moins s'effacer à leur tour sous l'impression de la douleur!

Les hydropisies, soit qu'elles existent comme symptômes des maladies, ou comme affections essentielles, ouvrent à l'homme de l'art un champ bien rarement marqué par des succès. Cette vérité se justifie surtout par celle qui frappe d'une manière générale tout le tissu cellulaire du corps; car il est bien rare alors que les organes que renferment les cavités, ne soient pas eux-mêmes le siége de quelque altération profonde : et quand il n'y aurait que cette faiblesse générale, ce défaut de ton universel dont elle est l'indice, et que produisent toujours d'une manière consécutive l'infiltration d'un tissu cellulaire et des muscles, leur défaut de contraction, et la grande quantité de liquide séreux dont le sang est privé, il y en aurait assez pour placer la leucophlegmatie parmi les maladies les plus graves. Elle le devient encore

davantage si le sujet est âgé, faible par tempérament ou par circonstance. Sa guérison doit donc
être considérée comme un événement rare, surtout entre les mains de la nature, qui, dans les
maladies chroniques de cette espèce, a besoin d'être
sollicitée puissamment par les ressources de l'art.

Une femme d'une cinquantaine d'années avait
long-temps porté à la jambe un ulcère, suite d'une
plaie contuse; guérie après des soins opiniâtrément
continués, elle n'eut point à se féliciter de cette
guérison, puisqu'elle fut suivie d'une bouffissure
aux jambes qui devint bientôt générale et carac-
térisa une hydropisie universelle. Un teint jaune,
plombé, un abattement considérable des forces
musculaires, ne nous laissaient que de faibles espérances de succès, lorsque nous fûmes aidés par
la commotion rapide des événemens. Le premier
jour du bombardement, l'enflure disparut tout-à-
coup; nous crûmes cette femme perdue; nous ob-
servions avec soin quel organe allait devenir le siége
d'une nouvelle fluxion, et dans tous les cas nous
redoutions une fin sinistre : mais bientôt les forces
que la frayeur avait concentrées dans le centre des
organes, se déployèrent avec rapidité, la fièvre
s'établit, et sous son influence heureuse une
diarrhée salutaire, un flux abondant d'urine, vinrent rendre aux sécrétions toute la masse du liquide
résorbé. Dix jours après, cette malade sortit de
l'hôpital et se rendit à pied à Chaponost, lieu de sa
résidence. Sans doute, après de pareilles secousses,
les organes ébranlés ne peuvent pas promettre une

bien longue vie; les liens qui nous y attachent sont si fragiles, que chaque impression douloureuse rompt quelque chose à leur faisceau : mais de telles observations n'en prouvent pas moins la puissante influence des affections morales sur l'individu malade, et de combien de maladies l'art triompherait peut-être, s'il pouvait communiquer à volonté d'aussi profondes impressions.

M. de Sury, habitant de cette ville, recommandable par ses talens, par ses mœurs, et par soixante-et-quinze ans d'une vie sans reproche, était exposé à des oppressions fréquentes et à une toux séreuse qui paraissaient alterner successivement avec une enflure des extrémités inférieures. Désigné comme une des dernières victimes de la terreur, il fut conduit à Paris, et là jeté dans un de ces cachots affreux qui n'étaient que l'antichambre de la mort et l'image du tombeau qui l'attendait. Sans secours, sans appui, persécuté par les hommes, il fut consolé par la nature. Ses maux s'éclipsèrent comme un vain songe; plus de toux, plus d'oppression, plus d'enflure. Son ame doubla d'énergie; son corps ranima ses forces; et l'on eût dit que le ciel, avant de la conduire à l'autel, voulait embellir sa victime : elle ne fut point frappée; le 9 thermidor joignit ses fers à tous ceux qu'il brisa; M. de Sury fut rendu à ses amis, à sa famille, à sa patrie, et malheureusement à ses maux; l'enflure et l'oppression reparurent, et il confirma cette triste vérité, que les jours de la vie ne sont jamais sans nuages.

Une sœur de cet hôpital, respectable par sa douceur, par son caractère, et par des cheveux blanchis dans un long exercice de la bienfaisance, la sœur Pila, était sujette à des accès d'oppression qui se répétaient depuis quelque temps avec une fréquence alarmante : le siége suspendit aussi tous ses maux, et sa santé ne fut jamais meilleure qu'à cette époque.

Notre estimable collègue, le docteur Lagoutte, sujet à l'asthme depuis plus de douze années, n'eut plus d'accès dès le commencement du siége : toute l'étendue de son corps se couvrit de taches rougeâtres semblables à des marques de fouet ; elles se soutinrent pendant tout le temps du danger, disparurent avec lui, et laissèrent reparaître l'asthme qui semblait éteint.

Dans le même temps, le professeur Gilibert donnait ses soins à une personne affectée de vertige ; l'intelligence avec laquelle ils étaient administrés n'avait pu amener encore une terminaison favorable, lorsqu'ils disparurent spontanément au milieu des agitations et du trouble de la pensée que firent naître de pareils momens. Plusieurs de nos confrères eurent occasion d'observer la guérison complète de différentes douleurs rhumatismales. Dans cet hospice, nous vîmes un malheureux tourmenté depuis quinze jours par l'insomnie née de la douleur que lui causait un ulcère à la jambe, marcher seul le lendemain du bombardement, et persister, malgré nos observations, à vouloir se rendre, à pied, dans son village, où il croyait trouver la sureté et la vie.

L'inquiétude de son ame absorbait la douleur de son corps, commandait à ses nerfs l'insensibilité, et la nature faisait par-là ce que, dans bien des maladies, un art intelligent cherche à faire par la transposition de la douleur.

Tous ceux qui ont lu les observateurs, ont pu y recueillir un ensemble de faits qui prouvent que la goutte, les rhumatismes, les paralysies, ont été brusquement guéris à la suite de violentes frayeurs; nous en recueillîmes aussi un exemple, et nous vîmes un paralytique descendre seul jusque dans nos caves pour s'y mettre à l'abri du danger. Il n'y a pas lieu de douter qu'il n'eût été beaucoup plus loin, s'il eût été obligé de chercher un asile plus éloigné; et cet effet aurait duré tout autant que le spasme moral dont il était frappé. M. Bruyère, serrurier, éprouvait tous les ans des accès violens de goutte; ils ne revinrent plus depuis l'époque où son fils fut fusillé; et ce malheur affreux qui aurait dû consterner la nature, en suspendit les maux. Le docteur Brion vit s'arrêter tout-à-coup une perte utérine qui durait depuis trois années, et ce qu'il y eut de plus remarquable, c'est que l'enflure des extrémités et l'oppression qui en furent la suite, disparurent, sans aucun remède, au milieu des angoisses où se trouva cette dame à la suite du siége, ayant été obligée de se cacher, de fuir la ville, et d'éprouver toutes les agitations de la terreur.

Dans la révolution qui unit les états de l'Amérique et les rendit à la liberté, le docteur Rush observa plusieurs phthisies qui furent spontanément guéries, et qui avaient éludé jusqu'alors les ressources de l'art. Sans doute ce n'étaient point de ces phthisies aiguës dont la marche rapide est si promptement mortelle, ni de celles qui, succédant à une inflammation de poumon, ne prennent jamais complétement le caractère chronique, et offrent, à des intervalles plus ou moins éloignés, des signes d'une inflammation nouvelle ; mais c'étaient sans doute des phthisies catharrales ou muqueuses, des phthisies gastriques, telles que celles que le docteur Reid propose de guérir par les secousses du vomissement, et auxquelles les médecins chimistes de ce siècle ont pensé qu'on opposerait avec succès l'usage soutenu de l'air vital porté dans les poumons par la respiration.

Le même observateur remarqua que les maladies nerveuses et hystériques disparurent presque entièrement, et qu'il n'y eut jamais tant de naissances en Amérique que pendant la durée de la guerre. Cette dernière observation nous est commune avec les Américains ; et il n'est personne qui n'ait pu remarquer, avec intérêt, qu'une population nombreuse semble aujourd'hui s'élancer du néant pour venir réparer bientôt le vide affreux de nos pertes ; soit que cet effet soit produit par l'aisance que la révolution française a fait refluer dans les campagnes , et dans certaines classes de la société où l'art de tromper la nature n'était point réduit en système ; soit plutôt que, dans les longues calamités publiques, au sein de ces orages menaçans qui peuvent frapper toutes les têtes, les ames aiment à se rapprocher dans de plus doux embrassemens , et que, semblable au phénix qui renaît de sa cendre, on se plaise alors à penser qu'on ne sera pas consumé tout entier par le feu des bûchers.

Aux observations que nous venons de citer, le docteur Rush en ajoute une autre non moins digne de remarque : plusieurs femmes reconnues stériles furent alors, dit-il, rendues à la fécondité ; comme si le germe ardent de la liberté avait réchauffé dans leur sein les germes assoupis de la nature. Ah ! sans doute nous croyons autant que lui à tous les miracles de cette liberté ; mais nous nous persuaderons difficilement que les causes qui font naître la stérilité puissent s'effacer ainsi sous son heureuse influence : ce merveilleux effet put appartenir à un autre dieu moins puissant il est vrai que la liberté, mais bien plus accoutumé qu'elle à de pareils miracles, et qui sait prouver chaque jour combien tout est mystère dans l'acte qui conduit un nouvel être à la vie.

Tous les faits que je viens de rassembler, Messieurs , prouvent, je crois , évidemment qu'il est une classe de maladies que la révolution a dû soulager ou guérir , et qu'elle se compose principalement de toutes les maladies par relâchement ou par atonie, soit que ce relâchement existe dans la fibre élémentaire, dans le système nerveux, ou dans l'ensemble des organes. Elle a donc , pour ainsi dire, mis en action la méthode que Barthez nommait *perturbatrice* , et anéanti par ses secousses salutaires, la diathèse hystérique et hypocondriaque. Elle a donc corrigé cette idiosyncrasie nerveuse, trop mobile et trop aiguisée par notre ancienne mollesse, en imprimant plus d'énergie à des ressorts auparavant trop délicats et trop faibles : aussi, les maladies chroniques qui tenaient à cette inertie des organes, sont-elles beaucoup moins fréquentes qu'autrefois ; et, sous ce rapport, la mortalité a diminué. En attribuant ces heureux effets à la révolution, nous ne voulons pas dire cependant qu'ils aient été amenés seulement par la secousse morale qu'elle a pu donner aux esprits. Ce résultat est, à nos yeux, le produit combiné de l'influence qu'ont portée sur le physique le changement de nourriture, son abstinence, des alimens plus grossiers, un repos moins prolongé, un exercice plus soutenu, un autre air, les fréquens déplacemens, enfin le changement de profession, qui fut pour plusieurs nécessité par les circonstances, et qui plaça le fouet du charretier, ou le ciseau du tourneur, dans des mains qui n'avaient tenu jusqu'alors que la plume ou le pinceau.

On a disputé long-temps sur la cause prochaine de ces affections nerveuses si fréquentes dans le dernier siècle ; et, malgré les ouvrages intéressans des Raulin, Lorry, Pomme, Tissot, Pressavin, Willis, etc., la question est peut-être encore indécise. Les uns n'ont vu que des nerfs irrités, tendus, desséchés, enflammés, qu'il fallait rendre à leur état naturel par des bains tièdes, les anti-spasmodiques doux, les relâchans, les saignées multipliées. Pomme, surtout, qui a fait de cette méthode l'objet de son choix particulier, paraît avoir forcé jusqu'à l'excès les conséquences qu'il en tire. Il cite l'exemple d'une jeune fille qui vivait presque habituellement dans le bain tiède, et qui fut saignée plus de deux cents fois dans une année, ne pouvant être soulagée que par ce moyen; comme si l'obligation de la répéter si souvent n'avait pas démontré jusqu'à l'évidence, que la saignée n'était que palliative, et qu'elle n'atteignait point la cause véritable de la maladie. D'autres n'ont vu dans les affections spasmodiques, que des nerfs relâchés, infiltrés, sans ressort, devenus plus mobiles par l'excès de leur délicatesse, et qu'il fallait rappeler à la santé par l'usage des bains froids, des antispasmodiques toniques, du quinquina, des martiaux, d'un exercice soutenu, et de tous les moyens que présente l'hygiène dans la bonne administration du régime. Sans prétendre décider une question de cette nature, ne peut-on pas profiter des lumières de l'expérience? et l'heureux effet que la révolution a produit sur toutes les maladies nerveuses par faiblesse, ne peut-il pas servir à prouver que le plus grand nombre d'entre elles est entretenu par une semblable cause, et que le traitement tonique est celui qui convient dans un plus grand nombre de cas? ou plutôt n'en devons-nous pas conclure, qu'en médecine il ne faut rien généraliser, qu'il faut se méfier de ces principes si extensibles qu'ils peuvent convenir à toutes les circonstances, parce que la vie individuelle et la manière dont elle s'exerce, peuvent faire varier à chaque instant tout ce que nous appelons les lois de la nature ?

Si l'impression profonde que portent dans tous les esprits les mouvemens rapides d'une révolution, et les conséquences qu'elle entraîne, peut ainsi devenir salutaire aux maladies qui ne connaissent d'autre élément que la faiblesse, cette faiblesse doit cependant avoir ses bornes ; portée trop loin, l'individu qui en est frappé succombe sous la violence du choc, comme un char que le temps a vieilli se brise dans la carrière par la rapidité du mouvement. C'est ainsi que depuis sept années nous avons vu périr un très-grand nombre de vieillards ; leurs organes affaiblis furent ébranlés par d'aussi violentes secousses. La nature qui, par l'habitude et le besoin du repos, semble nous accoutumer et nous conduire par degrés jusqu'au silence des tombeaux, ne put supporter l'agitation et le tumulte dans ce dernier âge de la vie : vieillis avec leur siècle, ils finirent avant lui, comme si l'expérience du temps qu'ils avaient vécu ne pouvait plus servir au temps qui leur restait à vivre.

Ces funestes effets ont été surtout plus marqués dans ceux chez qui la faiblesse se trouvait être la suite d'un état valétudinaire habituel, ou de l'altération de quelques organes. Peu en sont réchappés, et s'il existe quelques faits qui semblent prouver que des altérations organiques profondes ont été soulagées au milieu des agitations révolutionnaires, la suite de ces observations confirme que les malades ont fini par périr, et beaucoup plus rapidement qu'on ne devait l'attendre de la marche connue de leur indisposition. La vie est un flambeau qui doit se consumer lentement ; plus il jette d'éclat, moins il a de durée : et tel est sans doute le prix que la nature attache à la sensibilité, qu'il faut lui en payer le don par la brièveté de l'existence.

Dans une jeune femme, un crachement de sang opiniâtre fut interrompu pendant le siége ; il reparut quelque temps après, et devint mortel. Chez un homme de trente ans, des douleurs néphrétiques disparurent ; un ulcère sembla se tarir dans les reins ; la santé parut revenir ; mais le malade, six mois après, s'éteignit dans la fièvre lente. Le docteur Buytouzac conçut des espérances pour une femme affectée d'une maladie de poitrine ; elle avait repris des forces et de la gaîté ; mais après le siége elle s'affaiblit tout-à-coup, et descendit dans le tombeau qu'elle avait semblé fuir.

Ce ne sont pas seulement les maladies accompagnées de l'altération des organes internes, qui ont paru s'aggraver et devenir plus promptement mortelles au sein de la tourmente révolutionnaire ; la même observation s'applique à toutes les lésions importantes des organes extérieurs. Celles-ci ont même paru conduire plus rapidement à la mort, en se compliquant d'accidens nerveux qui tiennent au développement d'une sensibilité qu'elles mettent toujours plus fortement en jeu.

Pour vous en donner la preuve, Messieurs, faudra-t-il vous rappeler une mémorable et douloureuse époque? oui, je l'oserai. Le souvenir des maux qui ne sont plus a je ne sais quoi d'attendrissant qui plaît à l'ame ; il y porte une mélancolie douce, un mal-aise intéressant que malgré soi l'on recherche, comme si la douleur en vieillissant se rapprochait du plaisir.

En 1793, le canon tonnait depuis plusieurs jours contre les murs de Lyon ; et, sur la foi du respect dû à l'humanité, neuf cents malades dormaient en paix dans cet asile de la bienfaisance. Le tonnerre ennemi, disaient-ils, ne viendra point ici pour frapper des mourans ; il ne faut au dieu des combats que des victimes qui lui résistent ; et l'on est en sureté sous le manteau du malheur, mieux que sous le bouclier des guerriers. Fatale sécurité, que tu fus cruellement déçue! Le jour, pour s'achever, n'avait plus que deux heures, et déjà le sommeil avait fermé bien des paupières, lorsqu'il fut interrompu tout-à-coup par le bruit du tonnerre en éclat sur nos têtes par le fracas des voûtes et l'incendie des bâtimens. Un seul cri se fit entendre, ce fut celui d'une terreur universelle. On se lève, on fuit, on se précipite pour échapper à la mort ; partout on la rencontre, et vainement nous cherchons un abri à la lueur de la foudre. Toutes les douleurs sont oubliées ; nul ne connaît de maux que la crainte ; nul n'a besoin d'un bras pour appuyer sa faiblesse ; et jusqu'au malheureux dont les membres brisés se refusaient au mouvement, se traîne, avec de longs hurlemens, loin de son lit que la flamme dévore. Non, ceux qui n'en furent pas les témoins ne se peindront jamais toute l'horreur de cet affreux tableau : c'était l'oubli de toutes les lois, de tous les sentimens; c'était l'humanité violée dans son plus saint asile. Elle y trouva des défenseurs : les grands crimes font naître les grandes vertus; comme un baume consolateur le ciel se plaît alors à les présenter à la terre. Dans ces momens d'horreur, où l'on eût été si excusable de songer à ses propres dangers, ceux qui devaient en garantir les autres ne l'oublièrent pas. Tous les secours furent prodigués avec l'enthousiasme du sentiment; et Dieu put voir, dans cet empressement unanime, un sacrifice expiatoire offert à la nature outragée. Nous vîmes, nous admirâmes dans les hospitalières de cette maison, ce zèle ardent, cet abandon de soi-même que peut bien commander le devoir, mais qui ne peut être soutenu que par un ardent amour de l'humanité. Ah! sans doute chacun fit son devoir; chacun, dans le poste qui lui était confié, sut déployer un grand caractère, et conserver son courage : mais quand le sexe le plus faible en donne le premier exemple, quand on le trouve près de soi au poste du péril, ce courage a je ne sais quoi de plus touchant, de plus saint, et c'est lui seul qu'on admire.

Il est des jours cruels qui ne devraient jamais renaître, et le crime devrait avoir son sommeil. Hélas, nous l'attendîmes en vain. Trois nuits se succédèrent aussi affreuses que la première, et dans ce court intervalle, six cents bombes furent lancées sur l'hôpital. On eût dit que la rage ennemie s'était circonscrite dans l'espace qu'il occupait. Vainement nous implorâmes sa pitié; vainement le drapeau de la miséricorde fut déployé dans les airs; on affecta de n'y voir qu'un signe de rebellion; et nous fûmes punis par un danger plus grand, d'avoir osé compter sur la pitié des hommes. Quarante-deux fois le feu menaça d'embraser nos salles; quarante-deux fois il fut éteint : le zèle se multipliait encore plus que le crime, et l'on eût dit que la main d'un Dieu parait tous les coups qu'il nous portait. Oui, vous le penserez comme nous, et cette idée honore la nature humaine; il y eut quelque chose de surnaturel dans un événement qui devait nous écraser tous, et qui, sur douze cents citoyens renfermés dans un aussi étroit espace , n'en atteignit pas un. La première bombe qui fut lancée vint se briser sur la voûte d'une de nos salles : trente malades y étaient placés; les planchers en s'écroulant devaient leur donner la mort; mais les lits étaient de fer, et les poutres, en se croisant sur leur sommet, formèrent un toit nouveau qui les mit à l'abri du danger. Dans une autre salle, deux cents malades se trouvaient rassemblés : une bombe y tombe avec le fracas du tonnerre... Vous frémissez, Messieurs; vous croyez déjà voir palpiter les victimes sanglantes : non; un seul lit est vacant, la bombe y tombe, sa mèche s'éteint, et tout le monde est sauvé.

Me pardonnerez-vous, Messieurs, cette digression qui m'est échappée malgré moi ? Je croyais n'en présenter qu'un léger souvenir; mais quel est l'homme qui, en parlant des maux qu'il a soufferts, sait mettre de justes bornes à sa pensée? Le malheur semble donner le droit de dire tout; le cœur s'épanche sans s'en apercevoir : et quand il croit avoir tout oublié, se venge encore par la publicité.

J'avais voulu vous prouver que toutes les grandes lésions des organes extérieurs devinrent promptement mortelles à cette funeste époque, et malheureusement les preuves nous abondent. Alors notre hôpital renfermait encore un grand nombre d'hommes blessés dans la journée du 29 mai; tous ceux qui l'avaient été gravement périrent, et la même mortalité atteignit tous les premiers blessés que nous donna le siége, quoique la plupart n'eussent que des plaies que l'art eût facilement guéries en toute autre circonstance. Une fièvre du genre des rémittentes les atteignit au 7.e, 9.e et surtout au 14.e jours de leur blessure : vieillards, adultes, femmes, enfans, tous en étaient également frappés. Les plaies de tête, d'articulations, les fracas par armes à feu, accompagnés de grandes commotions, ou qui avaient nécessité l'amputation d'un membre, nous en fournirent les plus fréquens exemples. Les espérances les mieux fondées, à en juger par l'aspect de la plaie, se soutenait jusqu'à la naissance de la fièvre, et même plusieurs jours au-delà; celle-ci se présentait quelquefois sous le type de tierce, mais beaucoup plus constamment sous celui de double-tierce; et dans ce dernier cas, on pouvait présager un danger d'autant plus grand et une mort d'autant plus prompte, que les accès plus disposés à devenir subintrans, se réunissaient plus promptement pour la constituer continue rémittente. Cette circonstance de tendre rapidement à la continuité, jointe à celle de porter constamment à la tête et d'amener l'assoupissement, fut observée dans tous les malades, et nous parut un des caractères essentiels de cette fièvre.

Nous perdîmes tous ceux qui en furent atteints les premiers, parce qu'on donna d'abord trop d'importance à l'état des premières voies, et qu'on perdit à solliciter des évacuations, un temps précieux pendant lequel la maladie s'approchait chaque jour davantage de la continuité, ce qui rendait ensuite nulle l'administration du quinquina. Ajoutez à cela que ce médicament précieux ne fut point donné à dose assez forte, et qu'il nous sembla remarquer qu'il aggravait les symptômes toutes les fois qu'il n'était pas assez largement prodigué pour suspendre la fièvre. Il n'en est pas de cette maladie, lorsqu'elle vient compliquer de grandes plaies, comme de celle qui se développe dans un sujet d'ailleurs bien portant. Dans ce dernier cas, l'équilibre n'est point interrompu entre les différens organes; ils se répondent avec un égal degré de force, et le spasme dont le tissu cellulaire et la peau sont frappés dans le temps du frisson, ne fait point refluer sur les organes internes un liquide dangereux. Lorsqu'au contraire il existe une vaste suppuration dans une partie dont la sensibilité s'est plus ou moins développée, alors la matière du pus chassée loin du tissu cellulaire par le resserrement dont il est frappé dans le froid de l'accès, se déplace et vient former un dépôt mortel dans le cerveau, dans le poumon ou dans le foie. La fièvre dans ce cas, quoique simple par sa nature, n'en doit donc pas moins être traitée comme pernicieuse, et brusquement arrêtée par de fortes doses de quinquina, que l'expérience nous apprit à unir avec succès aux calmans. Un de mes amis, aujourd'hui professeur de médecine dans l'université de Montpellier, mais qui partageait alors dans cet hôpital et nos travaux et nos dangers, le docteur Dumas, confirma la justesse de ces observations, et par un traitement analogue arracha quelques malades à la mort. Je dis quelques, car nous ne pouvons nous dissimuler qu'il en périt encore un bien grand nombre : mais que pouvait-on esprérer de l'art le plus intelligent, dans un temps où tout, jusqu'à la volonté, semblait appeler la mort, et où le juste effroi d'un épouvantable avenir faisait regarder comme fortunée celle que donnait la nature ?

Par ce que nous avons dit jusqu'à présent de l'influence de la révolution sur les maladies nerveuses par faiblesse, sur la faiblesse simple des tempéramens, et sur celle qui se trouvait compliquée de l'altération de quelques organes, vous avez déjà prévu, Messieurs, combien elle a dû être funeste aux maladies nerveuses entretenues par excès d'irritation. Tous les symptômes dont elles s'accompagnent ordinairement parurent alors s'aggraver; et il est peu de médecins qui n'aient eu l'occasion de donner des soins à des personnes frappées de

convulsions violentes, de suffocation, de vomissement opiniâtre, de colique spasmodique, de douleur de tête aiguë, ou de quelqu'autre accident
analogue. Un de mes confrères eut à trembler pendant trois jours pour la vie d'une jeune femme
saisie de convulsions horribles en apprenant la
fausse nouvelle de la mort de son mari. Sur chacun
des autres faits que nous venons de citer, nous
pourrions accumuler un très-grand nombre d'observations, mais qui toutes conduiraient au même
résultat, c'est-à-dire à prouver que toutes les fois
qu'on parle de sensibilité douloureusement excitée,
il faut chercher ses exemples chez les femmes,
comme si ces êtres charmans, dont la vie tout
entière est un long sentiment, devaient nous instruire encore par leurs souffrances, et qu'il leur fût
tout aussi naturel de ressentir la peine que d'inspirer le plaisir.

Une observation qui se présente ici comme une
suite nécessaire de ce développement de la sensibilité, c'est que la plupart des maladies aiguës se
compliquèrent d'accidens nerveux qui parurent porter sur l'estomac plus que sur le cerveau ; et que,
dans un très-grand nombre, cette circonstance parut déterminer la maladie à se juger par des vomissemens critiques. Un homme qui avait longuement ressenti toutes les horreurs de la persécution,
fut atteint d'une fièvre putride : dès les premiers
jours, il se plaignit d'une douleur légère dans la
région épigastrique, et bientôt, à la nature de son
délire, on reconnut l'état souffrant de son ame. Il

ne parlait que de vengeance, de meurtres et de sang. Au vingt-unième jour, il survint un vomissement qu'au premier coup-d'œil on envisagea comme critique, mais qui, se soutenant avec force, amena des matières d'une odeur gangréneuse, dont l'évacuation continua jusqu'à la mort, et qui ne laissèrent aucun doute que le germe de la maladie putride n'eût fixé la gangrène sur l'estomac.

Plusieurs observateurs m'ont assuré que la terminaison des fièvres putrides par des dépôts formant escarres, leur a paru beaucoup plus fréquente; et nous avons remarqué nous-même un nombre beaucoup plus grand de maladies gangréneuses, au point d'avoir compté l'année dernière jusqu'à quinze malades qui sont venus réclamer nos soins pour des membres entiers qu'avait séparés la nature, après les avoir frappés de mort. La maladie qui, dans cet hôpital, complique presque habituellement la plupart des ulcères, et qui a fourni à M. Dussaussoy le sujet de son excellent ouvrage sur la gangrène humide, nous a même paru, depuis trois ans avoir changé de caractère et s'être davantage rapprochée du sphacèle; ses escarres sont plus noires, plus sèches, surtout sur les bords par où elle avance toujours; le cercle rougeâtre qui la précède ordinairement est moins apparent, et la sensibilité beaucoup moins aiguë; ajoutez à cela qu'elle n'est pas aussi facilement contagieuse, et qu'elle cède avec plus de difficulté aux médicamens ordinaires. Nous en avons cependant rarement employé d'autres que ceux que

M. Dussaussoy conseille lui-même, parce qu'ils nous ont paru être le fruit d'une observation profondément méditée, et qu'on doit toujours craindre de s'écarter des plans tracés par le génie.

Une femme avait été opérée de la hernie ; sa plaie fraîche et vermeille marchait rapidement à la cicatrice, lorsqu'elle fut subitement frappée de gangrène par l'effroi que causa la journée du 29 mai. Deux hommes périrent en trois jours par le développement d'un principe gangréneux qui avait porté son impression sur tous les organes. Une jeune femme arriva six heures après les premiers accidens d'une hernie étranglée, et le même soir elle mourut dans un état de gangréne horrible. Dans un grand nombre de sujets nous avons vu la gangrène se développer spontanément dans un petit bouton, et marcher avec plus ou moins de rapidité jusqu'au vingt-unième jour, seule époque à laquelle on voyait se détacher les escarres et s'établir une suppuration louable. De toutes les observations semblables que nous avons pu faire, il en est une que nous aimons surtout à nous rappeler davantage, parce qu'elle nous fait souvenir que nous parvînmes à rendre à la santé et au service de cet hôpital, un homme qui lui a consacré ses talens et sa vie, et qui, dans la place de directeur qu'il occupe, sut se concilier dans tous les temps l'estime et le respect. Le frère Crozier fut atteint d'un bouton à la jambe, qui prit en peu de jours le caractère gangréneux ; et cet événement, fruit des sollicitudes nombreuses qu'il avait eues pendant le siége, eût peut-être eu de plus funestes suites, si le tempérament le plus heureux ne lui eût opposé toutes les ressources de la nature.

Les fièvres pernicieuses et les morts subites ont peut-être avec la gangrène de plus grands rapports qu'on ne pense ; comme dans elle, au moins, le principe de vie se trouve subitement accablé, et, quand l'art a le temps de les méditer, c'est par des moyens analogues qu'il s'en rend maître. Tous les médecins que j'ai consultés m'ont assuré avoir traité, depuis la révolution, un grand nombre de fièvres pernicieuses, et j'eus moi-même à combattre une fièvre de cette nature, dont les trois premiers accès furent apoplectiques : mais aucune observation n'est plus frappante que celle qui m'a été communiquée par un de mes amis, aujourd'hui médecin dans cet hôpital. Les troupes françaises marchaient à la victoire et se préparaient à gravir les hauteurs du Mont-Cénis ; un village en occupait le pied, et par ses intelligences avec l'ennemi, voulait ajouter pour elles aux difficultés que présentait la nature. Le général français en fut instruit ; et l'ordre d'évacuer le village en deux heures fut donné au milieu de la nuit : hommes, femmes, enfans, bestiaux, tout dut fuir.

L'événement justifia cet acte d'une sévérité nécessaire ; et les Français n'ayant plus rien à redouter de la perfidie, eurent bientôt fait flotter sur la hauteur du mont l'étendard de la victoire. Alors on rappela dans leurs foyers tous les habitans expulsés ; ils vinrent ; mais le dieu de la guerre les avait habités, et n'avait laissé que des ruines. Rien ne peut peindre la consternation, l'effroi, l'horreur de ces infortunés, ne reconnaissant plus, au milieu du désordre, l'asile qu'ils avaient habité : ils tombèrent comme frappés du tonnerre; et dans peu de jours le docteur Parat, qui servait alors dans l'armée des Alpes, eut dix-huit fièvres pernicieuses à traiter : deux malades seulement périrent et ceux qui connaissent tous les dangers de cette espèce de fièvre sentiront facilement avec quelle intelligence les soins furent donnés.

Les morts subites ne sont peut-être, dans bien des cas, que le dernier degré des fièvres pernicieuses, mais que la rapidité de leurs progrès place au-dessus des ressources de l'art. La révolution en a présenté de fréquens exemples. Le premier jour du bombardement, un homme qui n'avait qu'un ulcère à la jambe, voulant échapper au feu qui consumait nos salles, tomba mort sur l'escalier. Trois autres malades, retenus pour des indispositions légères, périrent subitement après le siége, sans que l'ouverture de leur corps pût nous en démontrer aucune cause sensible. La mort, comme la vie, se prépare en silence dans le sein des organes; chaque jour les chagrins, les peines, les plaisirs, accumulent sur nos têtes de nouvelles causes de destruction, et quand on la croit subite, le germe depuis long-temps en était caché dans le cœur. C'est ce germe fatal qui, depuis la révolution, a tant multiplié le suicide, autre espèce de mort subite que blâme une philosophie austère, mais qui ne fut jamais plus excusable que dans ces temps de calamité, où l'on était presque sûr de dérober aux échafauds le sang que la main osait verser.

En examinant les autres effets de la révolution sur l'économie animale, nous verrons qu'il n'est aucune partie qui ait été épargnée. Elle a, pour ainsi dire, sillonné l'homme tout entier ; comme on voit sur le chêne qu'elle a frappé les longs ravages de la foudre. Il est peu de personnes, parmi celles que les persécutions ont éprouvées, qui ne présentent aujourd'hui, dans des cheveux blanchis, l'auguste empreinte du malheur. Le docteur Gilibert les a vus tomber complétement, et la chute des sourcils suivre la dépilation universelle. Une dame éprouva pendant près de deux ans une telle sensibilité dans les cheveux, que le contact le plus léger d'un peigne était pour elle un supplice, et que plusieurs fois même ils répandirent du sang. Ce n'est qu'avec lenteur que le temps marque sur nos traits les progrès insensibles de la vie ; mais, au sein de la révolution, ils ont été rapidement gravés par la douleur ; et rien n'est plus ordinaire aujourd'hui que de voir sillonnés par les rides du temps, des fronts que devraient embellir encore la jeunesse et les grâces. Les caves, les bois, les antres sauvages, le sein des fleuves même, en offrant des retraites à l'innocence persécutée, ne la garantissaient pas de tout danger ; et c'est sans doute à l'humidité de ces habitations, comme à celle de la plupart des prisons, que doivent être attribués ces maux d'yeux si rebelles, les gouttes sereines, les fluxions, l'altération des dents, les douleurs et enflures rhumatismales, si fréquemment observés depuis. Nous avons vu beaucoup d'hémorragies du nez se déclarer spontanément, et il nous a paru qu'elles devenaient plus facilement la terminaison des maladies aiguës. L'influence des mêmes causes qui produisirent les fluxions sur les yeux, se porta sur l'organe de l'ouïe; aussi comptons-nous un grand nombre de surdités qui datent de cette époque.

Sous la régence du Duc d'Orléans, lors de la chute des billets de banque, on remarqua que les hôpitaux se remplirent de maniaques et de fous. La révolution française a aussi produit les siens, mais on ne trouve pas qu'ils soient en proportion des infortunés qu'elle a faits; sans doute parce que les maux qu'elle a fait naître étaient de nature à déchirer le cœur plus qu'à troubler la tête, et que ce n'est guère que sur celle-ci que peut agir l'intérêt. Lors de la révolution américaine, les apoplexies furent très-fréquentes à Philadelphie, et Peyton-Ramdolph, président du congrès, en fut subitement frappé au milieu d'une séance. Baglivi avait fait la même remarque à Rome, lors de la guerre de 1694. Celle de 1745 produisit le même effet en Ecosse sur un très-grand nombre de personnes. Depuis sept ans les médecins français ont fait la même observation, et ont vu de plus, qu'après des fièvres aiguës complétement terminées, le délire se prolongeait longuement. Le docteur Petetin donna pendant le siége des soins à un particulier qui, après une fièvre de cette nature, conserva un délire d'une année ; et ce qu'il y a de remarquable, c'est que ce délire est depuis lors revenu plusieurs fois, sous l'influence du plus léger mouvement de fièvre. Parmi les maux qui ont porté leur impression sur le cerveau, oserai-je compter la perte de la mémoire? et cet oubli forcé de tant d'horreurs commises, ne serait-il pas plutôt un bienfait? non : la mémoire double la vie, en l'étendant encore dans un passé qui n'est plus; et quelque amers que soient les souvenirs qu'elle rappelle, ils sont encore préférables au néant de la pensée.

La perte de la voix, l'asthme, l'oppression, l'hydropisie de poitrine, l'engouement du poumon, sa suppuration, les palpitations de cœur, ont fait partie du tableau des maladies fréquemment observées depuis la révolution; et le célèbre Desaut, sous la tyrannie de Robespierre, remarqua un beaucoup plus grand nombre d'anévrismes. De toutes les affections qui ont porté sur le bas-ventre, celles qui ont paru exister d'une manière plus générale, sont les vomissemens, les coliques spasmodiques, et les dyssenteries : cette dernière maladie surtout a fait, à différentes époques, de grands ravages dans nos armées; et dans ce moment encore elle vient de parcourir d'une manière épidémique, le camp placé sous nos murs. Chez les personnes du sexe, les suppressions ont été fréquentes, et ont améné pour plusieurs des vomissemens de sang, des crachemens de même nature, des engorgemens dans les viscères ou autres maladies chroniques non moins dangereuses. Mais une observation que plusieurs accoucheurs ont faite avec moi, c'est que pendant le siége, et dans le temps plus affreux de la terreur qui en fut la suite, il y eut beaucoup d'accouchemens laborieux par vice de position de l'enfant, et qu'il en fallut retourner un très-grand nombre ; comme si, rebelles au vœu de la nature, ils eussent refusé d'aborder dans un monde alors souillé par les plus grands forfaits.

Il est une classe d'infortunés autour de qui les maux semblent germer comme dans leur élément, et qui, dans les champs de la vie, ne glanent que péniblement et à de longs intervalles quelques débris de la félicité ; ce sont eux qui le plus souvent viennent habiter nos hôpitaux, et qui nous ont fourni, depuis la révolution, l'occasion d'observer un grand nombre de maladies cutanées, telles que dartres, gales, présentant dans quelques sujets l'aspect d'une véritable lèpre, et amenant des accidens souvent mortels. Le passage fréquent des troupes, le retour d'une multitude de volontaires dans le sein de leur famille, ont donné lieu à la rapidité avec laquelle la contagion s'est étendue, et les vices de traitement en ont fait le danger. Le défaut de distinction entre les gales spontanées et les gales acquises, attaquées par une méthode uniforme, l'oubli des préparations appliquées aux tempéramens, l'imprudente administration des différentes pommades répercussives dans la première éruption des boutons, ont produit les plus funestes désordres, et nous font désirer, pour le public, de voir bientôt publier un excellent mémoire du docteur Parat, fruit des méditations les plus réfléchies sur le traitement de la gale, et dans lequel, en en classant toutes les espèces, il a désigné avec soin la méthode convenable à chacune d'elles.

Telles sont à peu près, Messieurs, les réflexions que nous avions à vous présenter sur les maladies que la révolution a frappées de son influence. Ce tableau est imparfait sans doute; mais pour le compléter, il eût fallu d'autres lumières; il eût fallu surtout se livrer à des développemens que nous interdit le devoir de n'abuser pas plus long-temps des momens précieux que vous avez bien voulu nous accorder : aussi n'ajouterons-nous plus qu'une dernière pensée.

Ce sont les cœurs reconnaissans qui font les cœurs humains; et nous croyons remplir ce devoir sacré, en exprimant ici tout ce que nous devons de reconnaissance à une Administration dont le zèle éclairé se plaît à soutenir nos travaux. C'est par ses soins qu'une salle vaste et commode va s'ouvrir pour nous les rendre plus faciles; qu'une bibliothèque choisie va se présenter à nos recherches, et qu'un cabinet d'anatomie conservera, pour tous les temps, les monumens curieux dérobés aux tombeaux [1].

---

[1] J'avais tout préparé pour cet établissement. Deux cents pièces d'anatomie et de patologie étaient disposées avec ordre. Toutes les observations qui y avaient rapport, étaient consignées dans deux manuscrits in-fol. J'avais obtenu du représentant Poulain-Grandpré, pour prix de quelques soins heureux que je lui avais

Votre bonheur, Messieurs, n'est point étranger à ces démarches. Les hommes qui devront leur instruction aux soins d'une administration vigilante, deviendront tôt ou tard les dépositaires de votre confiance, et le succès de leurs soins sera son plus bel éloge. Travaillez pour remplir ces espérances. ô vous dont l'éducation nous est confiée, et qui déjà promettez à la science une ample moisson de gloire : le repos n'est jamais permis à ceux dont le travail peut servir au bonheur de l'humanité. Vos succès la consoleront de ses pertes; et vous prouverez à vos concitoyens que si la tempête révolutionnaire a beaucoup ravagé dans les champs de la science, elle y a laissé des rejetons précieux qui peuvent encore fructifier pour sa gloire.

donnés, un arrêté qui accordait à l'Hôtel-Dieu une bibliothèque de médecine. Pour l'orner j'avais fait venir à mes frais une belle statue de l'écorché d'Houdon, et le buste de Desaut. Trois salles devaient s'ouvrir, et se préparaient sous le dôme; j'en sollicitais l'installation...., On y plaça les charpentiers..... Je ne dévoilerai point les petitesses et les basses intrigues qui éloignèrent un établissement qui, avant vingt ans, eût été un monument glorieux de cette cité; mais je dirai que les deux cents pièces de pathologie, les deux volumes de manuscrits, l'écorché d'Houdon, et le buste de Desaut, sont encore entre mes mains, et qu'ils n'attendent, pour en sortir, que l'exécution du plan que j'avais projeté, et qui tôt ou tard sera due à des hommes dont les idées sont grandes et libérales.

————

DISCOURS

SUR

LA MANIÈRE D'EXERCER LA BIENFAISANCE DANS LES HÔPITAUX.

Prononcé à l'ouverture des Cours d'anatomie et de chirurgie de l'Hôtel-Dieu de Lyon, le 5 novembre 1797.

MESSIEURS,

CE n'est donc pas en vain que nos guerriers ont forcé la victoire à incliner devant eux ses palmes immortelles ! L'olivier de la paix s'élève enfin pour ombrager leurs têtes ! Le bruit de l'airain tonnant nous en a confirmé la nouvelle; et, pour la première fois, ceux qui furent nos ennemis l'auront entendu sans effroi. Grâces vous soient rendues, invincibles armées ! vous avez converti en messager de paix, le terrible messager de la mort. Il a retenti délicieusement dans nos ames; il a rafraîchi notre courage et nos pensées; et nous avons tressailli, comme au milieu d'un été brûlant, le cultivateur désolé qui long-temps appela les eaux du ciel sur les champs desséchés, sourit aux éclats redoublés du tonnerre et de la tempête. Amis de l'humanité réjouissez-vous ! le sang humain n'arrose plus la terre, l'oliver de la paix a cru dans les sillons qu'il inonda. Entonnez vos champs d'allégresse, amis de l'ordre et des lois, ennemis de toutes les tyrannies ! la république, au sein de la paix, va cicatriser bientôt sa dernière blessure. Livrez-vous à la joie, vous tous qui chérissez la science et les arts ! le son bruyant de la trompette guerrière ne les épouvante plus ; ils vont prospérer désormais à l'ombrage glorieux de l'olive et du laurier.

C'est sous d'aussi favorables auspices, Messieurs, que nous venons aujourd'hui vous entrenir un moment de nos devoirs envers les malheureux. Les champs de l'honneur ne sont jamais fermés pour nous. Au sein de la plus douce paix, il faut conserver des asiles à l'infortune, et les postes que nous y occupons, sont aussi des postes d'honneur ; car après celui d'avoir donné son sang à sa Patrie, le plus grand est d'étancher le sang versé pour elle. Dans ces augustes fonctions nous sommes auprès de nos guerriers les premiers distributeurs de la bienfaisance nationale ; et la république ignore encore leurs dangers et leur gloire, que déjà nous leur avons donné des secours et des larmes.

Soyons donc fiers d'un tel emploi, soyons ambitieux surtout de le remplir dignement : apprenons à joindre avec art à l'intelligence du cœur, toute celle d'un esprit éclairé : profitons des richesses qui nous entourent : que le tableau de l'infortune humaine ne soit point offert stérilement à nos yeux :

recueillons les grandes leçons que nous donnent à chaque instant et la vie et la mort; et songeons qu'une vérité de plus en médecine, est un bienfait pour l'humanité.

Ceci s'adresse surtout à vous, disciples que la confiance publique a placés dans cet hospice pour y soulager le malheur : animez-vous de toute l'émulation dont vous avez besoin; travaillez pour faire bien, travaillez pour faire mieux encore : songez que dans notre état il est une responsabilité secrète que l'honnête homme doit à son cœur; qu'il est un surveillant caché qui ne lui pardonne ni ses oublis, ni ses erreurs; c'est à votre vigilance, à votre zèle, à vous mettre à l'abri et des uns et des autres. Avec l'instruction qui vous a déjà mérité la place que vous occupez, vous pouvez, à pas rapides, vous avancer dans la carrière; nous y marcherons avec vous, en amis, en compagnons fidèles; et puisque le temps a voulu que nous vous ayons précédés de quelques pas, nous n'en profiterons que pour vous faire connaître les difficultés dont elle est semée, et les routes faciles qui conduisent au but. C'est là le sujet des cours que nous allons commencer, sur l'anatomie, la physiologie, la chirurgie et les opérations. Quelque pénibles que puissent être les travaux que nous nous imposons, nous les supporterons avec joie, si nous pouvons les faire tourner au profit de votre instruction, et préparer à la patrie des hommes qui lui conservent des défenseurs. Jeunes, ainsi que vous, passionnés comme vous pour la science et pour la gloire, nous vous associerons à tous nos travaux, nous vous communiquerons toutes nos pensées : une pensée heureuse n'est point la propriété d'un homme ; elle appartient à la science qu'elle éclaire, comme à l'art qu'elle enrichit ; nous n'aurons donc rien de caché pour votre instruction ; c'est d'elle seule que nous voudrons tirer vanité ; et si nous étions assez heureux pour découvrir quelque germe précieux à la science, nous le déposerions parmi vous avec joie, surs qu'il y fructifierait bientôt pour le bonheur de tous.

Mais c'est peu pour vous, Messieurs, de pouvoir compter sur notre zèle, vous pouvez compter encore plus sur la bienveillance de l'administration des hospices ; car plus elle met de prix au soulagement des malheureux confiés à ses soins, plus elle attache d'intérêt à votre iustruction : aussi ne faisons-nous qu'exprimer sa pensée, en vous assurant que tout ce qui pourra tendre à vous la rendre plus étendue et plus facile, entrera toujours dans ses vues bienfaisantes. Il est doux de travailler sous une surveillance amicale et fraternelle ; il est doux de rendre compte de ses actions à des hommes qui ne veulent y chercher que le bien, et qui savent vous payer par l'estime de tout celui qu'on peut faire. En nous bornant à des discussions suivies sur les différentes parties de l'art, qui feront les objets de ces cours, nous n'atteindrions qu'imparfaitement notre but, celui de former de bons chirurgiens. Dans de telles discussions on n'a que des récits à faire quand il faudrait des images. On peint bien la nature sous une forme, dans un de ses momens, mais on ne saurait rendre son infinie variété; la marche que l'on suit est réglée, et la nature ne l'est presque jamais. On dit ce qu'on sait, ce qu'on a vu, ce qu'on croit; et comme il n'y a point là d'objet de comparaison, point d'application de précepte à faire, il faut croire tout avec celui qui enseigne, ou nier tout. De jeunes esprits dociles à l'opinion, peu familiarisés avec l'idée de juger leurs maîtres, reçoivent et recueillent ces leçons; et lorsqu'après avoir acquis le droit de veiller sur la santé des hommes, ils commencent à se guider par les lumières qu'ils ont reçues, étonnés du non-succès de leurs démarches, ils se demandent lequel a failli, ou du précepte ou de la nature.

Il faut donc, dans l'enseignement de la médecine, ne jamais séparer la spéculation de l'exercice; il faut, autant qu'il est en soi, rendre la science oculaire, et la dégager de la conjecture et de l'opinion. Les moyens ne nous manqueront point pour un tel ouvrage; nous continuerons d'examiner en commun toutes les maladies importantes dont le traitement est confié à nos soins : là, nous retrouverons vivant le précepte que nous vous aurons donné la veille; là, les yeux et les doigts recevront une leçon plus certaine ; aucun fait n'échappera à vos recherches ; et par l'étendue du tableau que vous aurez à parcourir, vous acquerrez, en peu d'années, cette délicatesse du tact, cette sureté de jugement, cette provision d'expérience et de faits qui créent le praticien consommé, et qui, par l'ordre suivi jusqu'à ce jour dans cet hôpital, avaient semblé devoir être le patrimoine exclusif des chefs. Mais les lumières sont aussi des richesses, et il est temps que l'égalité les répartisse entre tous : nous veillerons sévèrement à ce que chacun de vous ait sa part ; et nous serons plus glorieux d'avoir fait de bons chirurgiens, que d'avoir conservé pour nous seuls des connaissances utiles.

Nous ne nous le sommes cependant point caché, Messieurs, le plan d'étude que nous allons adopter, va retrancher encore sur les momens de loisir que vous laissent ici vos pénibles travaux : mais nous avons compté sur votre courage, comme vous pouvez compter sur le nôtre ; nous avons pensé qu'au milieu de toutes les richesses qui nous entourent, voyant toutes les difficultés que nous avons à combattre, tous les maux dont nous avons à triompher, vous sentiriez aussi le besoin de vous recueillir quelquefois, et l'avantage que l'on trouve à communiquer sa pensée. Celui qui ne le sentirait pas, devrait se retirer ; il est indigne d'être appelé à l'honorable fonction de soulager les hommes ; car, Messieurs, quand on a porté jusque-là ses prétentions, il faut s'être décidé au sacrifice, je ne dirai plus de sa liberté, mais de son temps et de son repos ; il faut s'attendre aux revers plus qu'aux succès ; calculer avec l'injustice des hommes, avec leur ingratitude ; s'être fait une ame au-dessus des passions et des préjugés, que la joie n'atteigne pas plus que la peine ; il faut, toujours inaltérable, toujours maître de soi-même, montrer constamment dans ses yeux ce caractère d'immobilité qui rassure, en le trompant, le malheureux qui les interroge. Ce rare sang-froid, qui fait une des premières qualités du médecin opérateur, ne nous est pas toujours donné par la nature, je le sais bien : il est des hommes qui ne peuvent entendre les cris de la douleur sans un déchirement profond; pour qui surtout l'idée d'en être cause devient un supplice cruel, et dont la main s'agite sur le couteau, comme s'ils y portaient leur cœur et qu'elle en suivît les mouvemens. Ah ! ne leur reprochons point leur sensibilité; ils modéreront bientôt l'excès qui en fait le vice, et l'humanité gagnera toujours à être servie par des mains qui auront tremblé quelquefois.

Il est trois moyens bien surs pour élever l'ame du médecin qui se destine à la pratique des opérations, au-dessus de ces terreurs involontaires : ces moyens sont le temps, le séjour des hôpitaux, et la certitude des connaissances anatomiques.

On prendrait avec moins de regret les leçons du temps, si tout ce qu'il ajoute à notre expérience n'était, pour ainsi dire, ôté de la durée de notre vie; mais dans un état qui, comme le nôtre, exerce toutes les facultés physiques et morales, qui ne nous rapproche des hommes que pour nous en occuper ou les servir, on doit aimer cependant à acquérir avec les précieuses connaissances de l'âge, cet empire de l'ame dont on a tant besoin, quand c'est le fer à la main que l'on aborde les malheureux. On l'acquiert surtout bien promptement cette fermeté, lorsqu'on séjourne dans les grands hôpitaux, et qu'on s'y livre à l'exercice de la pratique chirurgicale : je dois même le dire ici, parce que c'est le dire à sa place, les chirurgiens d'hôpitaux ne tombent que trop souvent dans un excès contraire ; en voulant se resserrer le cœur, ils se l'endurcissent ; ils prennent l'indifférence pour la fermeté, la précipitation pour l'habileté ; ils perdent cette douceur aimable, compatissante, qui a tant de prix aux yeux de l'être souffrant : semblables à ces buveurs de profession que les doux parfums du vin ne touchent plus , ils ne sont plus émus par des souffrances médiocres ; pour exciter leur intérêt il faut des maux qui déchirent ou qui tuent; sur tout le reste, leur attention est refroidie, leur ame est fermée ; et comme un bruit violent et répété ôte à l'oreille la faculté d'entendre, leur cœur perd celle de sentir au milieu des cris multipliés de la douleur. Si ce tableau est celui de la vérité, heureusement ceux qui en fournissent les couleurs sont peu nombreux ; mais, dans la situation où nous nous trouvons ici, il faut nous le retracer souvent, moins pour apprendre ce qu'il faut faire, que pour n'oublier pas ce que nous devons éviter.

La troisième source de la fermeté dans le médecin opérateur, se trouve, comme nous l'avons dit, dans la certitude des connaissances anatomiques ; et celle qui n'en vient pas ne mérite que le nom d'une aveugle témérité, mille fois plus dangereuse que l'ignorance même. Porter le fer dans des parties inconnues , sans savoir quelle route lui faire prendre pour le rendre utile et bienfaisant, c'est l'acte d'un assassin d'autant plus à redouter, que la loi ne le surveille pas, et qu'il ne peut être atteint par la peine. Il y a bien assez de nos erreurs légitimes, si l'on peut donner ce nom à celles qui naissent quelquefois du peu d'étendue de nos ressources, sans y ajouter encore nos erreurs volontaires et personnelles. L'ame n'est troublée que passagèrement par les reproches qui ne tombent que sur l'art, mais elle doit être éternellement déchirée quand c'est nous qui les méritons. Vous les éviterez sûrement ces reproches pénibles, en ne négligeant rien de ce qui peut ajouter à l'étendue de vos connaissances anatomiques, en fouillant un grand nombre de cadavres, en revenant mille fois sur les mêmes objets, en n'abandonnant les parties dont vous vous occupez, que lorsqu'elles échappent à vos recherches ; en vous servant de toutes les ressources connues, pour corriger le vice de leur ténuité ; en voyant tout, en recueillant tout sans rien traiter d'inutile ; en ne jugeant point de l'importance des objets sur leur volume, ou d'après la facilité de les découvrir ; enfin, en comparant l'état des parties dans les différens animaux, dans les différens âges, les différens sexes, dans les changemens amenés par la vie, et dans l'état de maladie et de santé.

Par cette énumération de ce qu'il faut faire pour réussir en anatomie, vous devez juger combien nous sommes éloigné d'approuver le langage de ceux qui vous répètent à chaque instant que l'anatomie des détails est peu utile au médecin ; que lorsqu'il se livre à la pratique des opérations, il lui suffit de connaître bien les parties qu'il doit diviser ; que tout le reste est superflu, et consume un temps qu'il pourrait détourner sur des objets plus utiles. Méfiez-vous de ces imposteurs ; ils ne parlent ainsi que pour se dispenser d'apprendre, et pour voiler leur ignorance ; ils blâment ce qu'ils ne connaissent pas, et, par une espèce de vengeance, le qualifient d'inutile. Quoi ! tant d'hommes illustres, dont les recherches minutieuses et savantes ont enrichi l'anatomie, ne nous auraient offert que des objets propres à satisfaire une oiseuse curiosité ! Qu'ils demandent à Valsalva, s'il se rappela inutilement la conformation exacte de l'os hyoïde, lorsque, appelé par une dame qui éprouvait une grande difficulté d'avaler, il reconnut pour cause de cet accident, la luxation d'une des cornes de cet os, et en la réduisant, procura la guérison. Qu'ils le demandent à Galien, lorsqu'il rendit au mouvement et au sentiment des mains engourdies à la suite d'une chute, par l'application d'un vésicatoire à la nuque. Qu'ils le demandent à Monro, guérissant le hoquet le plus opiniâtre, à l'aide d'un semblable topique placé dans la région du dos. Qu'ils le demandent enfin à Pouteau, dont le nom chargé de gloire, et cher à ma patrie, ne peut être prononcé qu'avec respect dans cette enceinte ; qu'ils le demandent à Pouteau, lorsqu'il porta entre les deux mamelles le moyen qu'il opposait à une hémorragie rebelle de l'utérus, et à l'aide duquel

il eut le bonheur d'arracher la malade à la mort.
Et c'est à vous-mêmes que je le demande, Messieurs, n'est-ce pas l'anatomie des détails qui
guida ces hommes illustres dans l'emploi de leurs
moyens? se fussent-ils ainsi comportés, s'ils eussent
méconnu le jeu et l'action des organes sur les parties les plus éloignées entre elles? non sans doute;
et sans leurs connaissances exactes autant qu'étendues, l'art eût eu un trophée de moins, et ceux
qui l'invoquaient, une raison de plus pour en déplorer l'impuissance. Il est cependant vrai que dans
l'exercice de la médecine, on ne trouve pas toujours à faire une utile application de la science
anatomique, et qu'en s'entourant d'un certain nombre de vérités bien connues, on peut se guider
avec prudence et accumuler des succès; mais on
n'en a pas le droit de conclure à l'inutilité d'une
multitude de détails dont les rapports sont encore
ignorés. Michel Servet et André Cesalpin, laissant
entrevoir leurs premiers doutes sur la circulation du
sang, que les faits anatomiques leur avaient démon-
trée, auraient-ils pensé qu'un demi-siècle plus tard,
cet aperçu se confirmerait par les soins de l'immortel Harvée, et deviendrait pour l'art une source
féconde de lumières et de principes? Asellius de
Crémone croyait-il, en découvrant les premiers
vaisseaux lactés, qu'ils seraient un jour liés à une
grande masse de vaisseaux dont l'ensemble forme
le système absorbant, qui laisse douter aujourd'hui
si l'art ne s'est pas plus enrichi par sa découverte
que par celle de la circulation du sang? Ruish

croyait-il par ses injections heureuses, éclairer autant qu'il le fit la structure des organes, leurs communications vasculaires, le mécanisme des sécrétions ? Et vous-mêmes, en poursuivant un filet nerveux que sa ténuité vous dérobe, qui lasse vos yeux et votre main, pensez-vous que cet objet de votre impatience deviendra peut-être un jour celui de votre gloire, et que votre nom attaché à une découverte heureuse, peut vous payer au centuple de vos travaux et de vos ennuis ? Rien n'est à négliger dans la structure de l'homme ; rien n'y fut placé pour un frivole ornement ; une intelligente main a tout lié, tout coordonné pour une fin prévue et pour le plus digne usage. Que pourrez-vous en retrancher ? comment oserez-vous dire : Voilà qui est inutile ? comment penserez-vous être crus, en apportant les bornes de vos lumières pour celles de la nature ? Ah ! croyez qu'on ne s'y trompe pas : ce langage est celui de la crédulité séduite, ou de l'ignorance qui se cache.

Lorsqu'on commence à se livrer à l'étude d'une science capable d'éclairer la profession que l'on embrasse, rien n'est indifférent ; il faut tout voir, tout apprendre : ce que vous laisseriez de côté vous apporterait peut-être une plus grande lumière. Le jugement de vos maîtres à cet égard ne doit point vous guider, parce que la manière de voir diffère autant que les esprits. Il y avait bien long-temps qu'il tombait des corps sur la surface de la terre, lorsque Newton vit tomber une pomme, et conçut le système du monde ; et, pour nous rapprocher mieux de notre objet, depuis la naissance de la médecine, on comprimait, au-dessus de la division, le vaisseau ouvert par la saignée, avant que Harvée reconnût le mouvement circulaire du sang. Cette idée, qui paraît aujourd'hui si simple, si naturelle, eut besoin de se mûrir pendant une longue durée de siècles, avant de se présenter à la conception d'un homme de génie : tant il est vrai que les découvertes entre elles sont moins liées qu'on ne pense, et que celles qui promettent le plus à l'art, restent long-temps stériles et mortes avant d'être employées à sa perfection. Lorsqu'une fois on a acquis le complément de la science dont on s'occupe, alors seulement il est permis de faire un choix, de séparer celles qui n'ont point encore de rapport connu avec notre art, de celles qui y sont plus intimement liées, et d'étudier celles-ci sous ce nouveau point de vue; le reste n'est point oublié, mais l'esprit le conserve pour ainsi dire en dépôt pour s'en servir au besoin, lorsqu'une lumière nouvelle, apportée dans l'art, en viendra reculer les limites.

Il me sera plus facile, sans doute, de vous prouver combien les détails sont essentiels dans la description des maladies, puisque l'expérience vous apprend chaque jour que le symptôme qui paraît avoir le moins d'importance, est celui qui devient la source la plus heureuse de vos indications; et que l'homme le plus instruit est celui qui voit le moins de minuties dans son art. Mais j'éprouverai plus de difficultés à vous présenter pour les maladies un plan de division méthodique, et sous lequel je puisse rassembler, sans redites et sans confusion, tout ce qu'il importe d'en apprendre.

Quoique le principe qui dirige toutes nos actions soit un, et quoique cette unité soit marquée dans toutes ses opérations, on a cru cependant pouvoir distinguer les maladies du corps humain en externes et en internes; comme si les altérations qui se font apercevoir à la surface extérieure du corps, n'étaient pas le plus souvent préparées dans sa profondeur; comme si le siége d'une maladie pouvait changer quelque chose à sa nature; enfin, comme s'il était possible d'isoler assez une affection quelconque, de la séparer assez du principe de vie à l'influence duquel elle est soumise, pour dire avec vérité : Cette maladie est externe, locale, et ne demande à l'art que des secours extérieurs.

Cette division des maladies est donc fausse et dangereuse à suivre dans la pratique, puisqu'elle sépare des objets nécessairement liés; et j'aimerais autant que l'on distinguât les maladies de la partie droite du corps, de celles de la partie gauche, que de distinguer celles qui attaquent ses parties internes, de celles qui attaquent ses parties extérieures.

C'est en accusant l'immensité de l'art et la longueur de son étude, que l'on a cru trouver le moyen de justifier la fausseté de cette division; mais le prince de la médecine, en mettant à la tête de ses ouvrages : *Ars longa, vita brevis*, possédait cependant cet art tout entier. Mille autres l'ont possédé comme lui; et si, depuis quelques siècles écoulés, on a cru pouvoir le diviser dans son étude et dans sa pratique, c'est moins parce que trop de découvertes l'ont enrichi, que parce que ces découvertes n'ont point été mises à leurs vraies places, et qu'il nous a manqué une main habile pour les distribuer. En attendant une heureuse réforme, nous nous assujettirons cependant à cette division, quelque fausse qu'elle puisse être, parce que nous n'en connaissons pas de meilleure, et que nous ne pourrions la remplacer : mais nous répéterons sans cesse que l'on a trop fait de la chirurgie une étude des surfaces, que l'on a trop circonscrit, trop borné les affections qui lui sont propres; et que, pour étudier avec fruit son sujet, il faut aller souvent loin de lui, chercher la cause de ses altérations, et la source des indications par lesquelles on peut les combattre.

Nous ne parlerons point ici, Messieurs, de l'histoire de la chirurgie, de son utilité, de sa prééminence, de ses moyens et de sa fin : nous avons pensé que la partie la plus essentielle de l'histoire d'un art quelconque, se trouvait dans la connaissance de toutes les parties qui le constituent, plus que dans celle des degrés lents et incertains par lesquels il s'est élevé. Il faut qu'un homme ait mérité le nom de grand, pour nous intéresser aux détails minutieux de sa première vie; il faut de même connaître en son entier la science dont on s'occupe, avant de redescendre à ses premiers élémens, et d'étudier son enfance; alors seulement on s'intéresse à ses premiers succès, à ses tentatives, à ses erreurs; et les idées que l'on en prend ne laissent dans l'esprit ni trouble ni confusion. Nous avons pensé qu'il ne convenait pas de parler de l'utilité de la chirurgie à des hommes qui se consacrent par choix à son étude; celui d'entre vous à qui il faudrait la rappeler, n'est pas digne d'entrer dans cette honorable carrière. Quant à ses moyens et à sa fin, les détails dans lesquels nous aurons à entrer vous feront facilement connaître l'un et l'autre; mais nous ne nous tairons point sur la prééminence de la chirurgie, non que nous voulions rappeler ici les antiques disputes qu'elle eut avec la médecine proprement dite : toutes les parties sont également nobles dans un art dont le but est de guérir, et qui, n'ayant déjà que trop peu de moyens pour l'atteindre, ne peut guère, dans son étude, être divisé sans danger; mais nous vous parlerons de cette prééminence qui, l'élevant au-dessus des autres arts, doit inspirer à ceux qui l'exercent ce noble orgueil que donne la certitude d'une plus grande utilité, et qui, en vous passionnant pour votre état, en fait disparaître les peines et les dégoûts. L'amour de son état, Messieurs, est peut-être la première vertu dans une république; il faut que chaque individu se persuade que sa profession est la première; il faut que dans sa profession chacun veuille être le premier : avec de tels désirs, vous ferez toujours de grandes choses, vous sortirez au moins des bornes communes de la médiocrité. Ne vous découragez point, et visez toujours au som-

met de la pyramide. Ne parlez jamais de votre
état qu'avec enthousiasme ; soyez fiers du pouvoir
de secourir les hommes ; ne méprisez point ceux
qui les servent comme vous ; songez que l'humanité n'a point d'emploi qui soit vil, et qu'elle en-
noblit tous ceux qui la servent. Allez au-devant de
tous les maux, de toutes les plaintes, de toutes
les douleurs ; ne laissez rien peser sur le malheureux, et vantez ensuite la prééminence d'un art
qui n'a point d'égal, puisqu'il peut éloigner la mort
et réparer la vie. Pour l'exercer avec dignité, il serait à souhaiter, sans doute, que l'on pût peser
dans une balance sévère les qualités de ceux qui se
destinent à son étude : le genre humain mériterait
bien cette considération, que l'on veillât de près
sur ceux à qui il remet le soin de veiller sur sa vie.
Les auteurs qui ont écrit en médecine ont, à la
vérité, tracé le portrait de celui qui se destine à
l'exercice de la chirurgie ; mais ce portrait n'a point
été sanctionné par les lois, et jamais elles n'ont re-
poussé de son étude ceux qui y portaient un cœur
féroce ou peu compatissant. Il importe sans doute
que celui qui se destine à la pratique des opérations,
ait l'ouïe fine, la vue bonne, la main ferme, le jugement sûr et prompt, le tact délicat et facile ; mais
il importe davantage encore qu'il ait un cœur où
soient entendus tous les cris de la douleur, et qui
soit toujours d'intelligence avec sa main pour en
modérer les degrés : la main que guide le cœur est
toujours sure et légère ; le temps lui donne bientôt
la fermeté dont elle a besoin ; l'œil voit mieux à

mesure qu'il voit davantage ; l'ouïe apprend à
mieux juger par l'habitude de le faire ; le jugement se fortifie par l'expérience : ainsi, les qualités
physiques dont on a besoin, s'accroissant chaque
jour, atteignent bientôt le degré qui fait la perfection. Il n'en est pas de même du cœur; la première larme, le premier cri de la douleur, ont
pour lui quelque chose de déchirant; et peu d'entre
vous, sans doute, ont supporté sans effroi la première vue d'un sang versé pour conserver la vie:
mais peu à peu la sensibilité s'émousse, le cœur perd
de sa délicatesse, et il atteint cette indifférence que
je n'appellerai point heureuse, parce qu'elle touche
de trop près à la dureté. Il faut donc exiger de
ceux qui se livrent à l'étude de la chirurgie, des
qualités morales d'autant plus étendues, que ces
qualités s'altèrent avec le temps; il faut, si je puis
m'exprimer ainsi, qu'ils se soient fait une sensibilité
par principes, qui, loin de s'user, se fortifie par
le tableau répété des maux de la triste humanité,
et qui prévienne le vide affreux qu'ils éprouveront,
quand l'habitude aura éteint dans leur cœur la sensibilité qu'y plaça la nature.

Le moment où nous approchons les hommes,
Messieurs, n'est pas celui où ils paraissent avec le
plus d'avantage : pressés par de douloureux aiguillons, effrayés par l'idée du danger, alarmés sur
leurs intérêts les plus chers, épouvantés quelquefois par l'idée du vide immense dans lequel ils vont
rentrer, leur esprit se trouble et s'aigrit, leurs
idées se bouleversent, leur courage fuit, leur vo-

lonté s'altère et devient bizarre, leur confiance chancelle, et de l'humanité ils ne nous montrent que les faiblesses. C'est alors que le chirurgien doit retrouver dans son ame, la douceur, pour captiver la confiance, et l'opposer à leurs emportemens; la patience, pour supporter leurs bizarreries et leurs caprices; la fermeté, pour exiger d'eux tout ce qui peut leur être utile; le courage, pour ne point se lasser du dégoût qu'ils inspirent; la sensibilité, pour s'attendrir sur leurs peines et en soulager le fardeau; enfin, l'éloquence et la philosophie du cœur, pour les rassurer sur leurs craintes ou leur offrir d'adroites consolations, quand il ne reste plus qu'elles à donner.

Voilà les qualités que doit avoir, ou que doit chercher à acquérir celui qui se destine à la pratique de la chirurgie et de l'art de guérir en général; leur assemblage est rare dans un même individu, mais celui qui les réunira aux talens d'un homme habile, méritera d'être nommé le bienfaiteur du genre humain.

Il est peut-être difficile à ceux qui, comme nous, exercent dans de vastes hôpitaux, de faire une constante application des principes que nous venons de développer. Dans de tels établissemens, la bienfaisance ne peut guère s'exercer en détails, et c'est là sans doute le plus grand de tous leurs vices. Les malheureux s'y touchent de trop près, la chaîne des maux y est trop continue, pour qu'on puisse opposer à chacun d'eux cet ensemble de consolations minutieuses qui coûtent si peu à qui les donne, et qui deviennent souvent, pour celui qui les reçoit, un baume plus salutaire que tous les secours de notre art. Mais si nous ne pouvons exercer dans tous ses détails cette médecine du cœur si touchante et si douce, nous pouvons au moins nous former quelques principes qui nous en tiennent lieu, et qui sans doute épargneront quelques larmes aux malheureux. Il faut au moins rêver le bien, quand on est réduit à l'impuissance de le faire.

De quelque manière et avec quelque profusion que se distribue la bienfaisance dans un hôpital, ceux qui en viennent réclamer les secours apportent toujours à s'y rendre une répugnance involontaire : l'idée de s'arracher à sa famille pour aller habiter un asile où se multiplient nécessairement les probabilités de la mort ; celle de se placer sous une dépendance étrangère, sous l'œil de la pitié publique, dans un moment où l'on a tant besoin des soins délicats donnés par le sentiment, affligent nécessairement l'ame sensible de la plupart de ceux qui viennent habiter les hôpitaux. Aussi le moment où ils sont reçus doit-il être celui du plus favorable accueil ; il faut leur parler en amis et en frères, les interroger sur leurs maux, ne les entretenir que de vos soins, de vos espérances, et leur ménager la douce illusion de se croire encore au sein de leur famille. La situation d'un malade dans une salle n'est point une chose indifférente : le chirurgien en surveillera le transport si la maladie est une hémorragie, une fracture, une grande plaie, soit dans les membres, soit dans les cavités. Vous avez

vu souvent des malheureux périr à la suite des accidens de grandes fractures, aggravées par la manière peu méthodique et cruelle avec laquelle s'en
faisaient les transports sur des brancards difformes,
qui laissaient le membre se déchirer à chaque pas
contre les bouts des os rompus, ou sur des char-
rettes pesantes, dont les secousses multipliées re-
nouvelaient d'atroces douleurs. Il serait digne de
la surveillance des magistrats, de distribuer dans
certains points de l'étendue de la commune, des
brancards matelassés, des appareils généraux propres à contenir une fracture ou arrêter une hémorragie, et dont le dépôt serait indiqué à tout le
monde, par ces mots : *Secours publics*. Les offi-
ciers de santé, chargés dans chaque canton de voir
les pauvres, ou d'administrer les secours aux noyés,
auraient la surveillance de ces étabissemens, à qui
on ne pourrait reprocher d'être inutiles quand ils
n'auraient sauvé que la vie d'un malheureux dans
dix ans. Dans les cas que nous venons de dépeindre, il faut que le chirurgien déshabille lui-même le
malade, ou du moins qu'il dirige et surveille cette
opération. Il faut, pour la bien faire, savoir donner au membre les attitudes convenables, éviter les
mouvemens qui peuvent porter sur la blessure ; et
des mains vulgaires, toujours dirigées par un zèle
aveugle et souvent trop empressées, ne peuvent l'entreprendre sans danger. On le transportera dans
son lit avec les mêmes précautions ; et ce lit sera
différemment placé, selon que le malade aura besoin d'un air plus ou moins pur, d'un lieu plus ou

moins éclairé, plus ou moins éloigné du bruit : car, puisque les localités mettent une différence dans les situations, il faut au moins que cette inégalité soit avantageuse à ceux qui en ont le plus grand besoin.

Une précaution qu'il faut avoir, et dont j'ai vu l'oubli devenir funeste, c'est de ne jamais rapprocher deux malades semblables : ils deviennent bientôt observateurs l'un de l'autre, calculent par celles de leur voisin, les douleurs qu'ils ont à souffrir, s'épouvantent des maux qu'il ressent, parce qu'ils lui en promettent de semblables; et si la maladie se termine par la mort, celui qui survit est cent fois frappé du coup mortel; et, tombant bientôt dans cet anéantissement de l'ame qui annonce la perte de toutes les espérances, il arrive au même terme par un chemin mille fois plus douloureux. J'ai eu cet épouvantable tableau dans deux femmes condamnées à périr d'un cancer ulcéré dans le sein : je réclamai leur séparation; quelques circonstances locales s'y opposèrent ; et de ces deux infortunées, la plus à plaindre ne fut pas celle qui périt la première. Je me promis bien dès-lors de veiller un jour de très-près à ce que ce devoir d'humanité sacrée fût rempli, et je vous engage à vous en pénétrer comme moi. Il faut qu'un malheureux se persuade (et ils ont tous bien de la pente à le croire) qu'il est le seul malheureux de son espèce; que les maux qui l'environnent n'ont rien de ressemblant au sien; et que, dans la situation dangereuse où il se trouve, il lui reste toujours un objet où il puisse attacher l'espérance.

Le trouble qui accompagne les premiers instans d'un grand accident, jette dans l'ame de celui qui le supporte un véritable effroi; il se peint le danger aussi grand qu'il peut être, et, ne sachant encore quelles bornes donner à ses espérances ou à ses craintes, il s'abandonne entièrement à celui qui doit le soulager : aussi faut-il toujours profiter de ce premier instant pour faire toutes les opérations que l'on entrevoit indispensables ; le malade offre plus de docilité, et le trouble de l'opération, se confondant avec celui de l'accident, est moins douloureusement aperçu. Hors de ces premiers momens, il n'est pas toujours si facile de parler d'opération. Ce mot, aux oreilles vulgaires, présente toujours l'idée d'un grand danger, et il faut souvent un art bien adroit pour le faire entendre sans effroi. De loi commune, il faut surprendre les enfans : incapables de se déterminer, leur raison veut être contrainte. En général, il faut pareillement surprendre les femmes : non que leur courage faiblisse contre la douleur, ce sentiment pénible que la nature semble avoir multiplié pour elles, n'est point au-dessus de leurs forces : comme si leur sensibilité s'était réfugiée tout entière dans leur cœur, nous les avons vues supporter avec héroïsme les plus cruelles opérations, et donner à notre sexe de grandes leçons de courage : mais si elles supportent aisément la douleur, elles paraissent peu propres à la méditer. En les avertissant, elles passeraient dans une longue agonie tous les momens qui s'écouleraient jusqu'à celui de l'opération, et sans doute une telle disposition de l'ame ne prépare guère au succès : en les surprenant, au contraire, leurs idées n'ont point le temps de se fixer sur celles du danger; et la peine morale, se confondant avec la douleur physique, porte un trouble moins profond, et se trouve bientôt guérie par la consolation d'être délivrée de ses maux. En général, les hommes demandent à être avertis : ils aiment à se fortifier d'avance contre la douleur; leur ame supporte mieux un danger qu'elle a prévu, et, soit orgueil, soit courage, ils savent s'interdire les larmes. Dans tous les cas, cependant, il est prudent de cacher le moment de l'opération; car, comme la crainte s'accroît involontairement à son approche, on évitera toujours au malade quelques terreurs que l'homme le plus courageux ne peut refuser à la nature.

Ne cherchez point à étouffer les cris d'un malade au milieu d'une opération; ils sont la crise naturelle et le premier soulagement de la douleur : le silence, dans ces terribles momens, est l'indice ou d'une funeste apathie, ou d'une sensibilité concentrée qui tue en usant en un moment tout ce que le moral a de forces. J'ai vu, quelques heures après une opération, périr dans des accidens convulsifs, des hommes robustes à qui la douleur n'avait arraché ni plaintes, ni soupirs; tandis que d'autres, moins faits pour vivre, après avoir payé à la faiblesse humaine le tribut que lui doit la sensibilité, arrivaient sans accidens au terme d'une heureuse guérison.

C'est peu d'avoir fait une opération salutaire,
d'avoir prescrit le régime et les médicamens convenables; le succès qu'on a droit d'en attendre est
encore subordonné au mode de leur administration.
L'heure, le moment, l'époque du jour, celle de
la maladie où l'on peut donner des alimens ou des
remèdes, n'est point d'un médiocre intérêt : tel
malade a péri souvent pour avoir pris son repas à
l'approche d'un accès de fièvre ou d'un redouble-
ment; un autre, pour un remède actif pris au
plus fort de l'accès et sans distinction des momens;
aussi avons-nous souvent désiré que, par un ordre
formel, les sœurs maîtresses de salles fussent seules
chargées du soin de leur distribution, comme une
des parties les plus importantes du service. Il faut
l'avouer cependant, dans les hôpitaux, ces soins
sont encore rendus avec intelligence; une sorte
d'habitude et les conseils journaliers des médecins
finissent par former d'excellentes gardes-malades,
et c'est ce que sentent bien ceux qui viennent par
choix y chercher des secours. Mais dans le sein des
villes, et surtout dans la classe des habitans peu
fortunés, les malheureux ne sont confiés qu'à des
mains ineptes; le droit de se constituer garde-ma-
lade n'est contesté à personne; et cette utile fonction, qui demanderait dans ceux qui s'y livrent,
quelque esprit, un jugement sain, de la force, de
l'adresse, quelque instruction préliminaire enfin,
est usurpée sans pudeur par l'ignorance ou par la
misère. L'ancien gouvernement, qui avait déjà organisé une instruction publique pour les sages-

femmes des campagnes [1], se proposait d'en créer une pour les gardes-malades, et allait en cela rendre hommage aux sages vues que lui avait communiquées le docteur Morisot, notre collègue dans cet hôpital. Magistrats du peuple ! que l'humanité n'ait pas à reprocher plus long-temps à la révolution, l'oubli de ce nouveau bienfait. Osez vous emparer de cette idée. Qu'un homme instruit, choisi par vous, forme, par des leçons à leur portée, les gardes-malades de nos villes et de nos campagnes; qu'il parle à leur cœur comme à leur esprit; et, après un examen convenable, n'admettez à ces honorables fonctions que celles qui l'auront subi. Ne laissez approcher du malheureux qui souffre que des êtres intelligens et sensibles; ne le laissez toucher que par des mains légères; que tout ce qui entoure son lit de douleur lui parle de bienfaisance ou de secours; et les magistrats du peuple en deviendront les pères, et vous ferez aimer l'autorité qui les nomma.

Dans le cours d'une longue maladie, on a souvent à consoler, à encourager un malade : il faut toujours le diriger vers d'heureuses espérances, mais

---

[1] Le bien est si aisé à faire ! il suffit de le vouloir. Pourquoi les autorités ne prendraient-elles pas sur elles de rétablir un enseignement aussi utile? Faut-il toujours attendre des ordres et des lois? M. Martin, chirurgien-major de la Charité, a, depuis une année, organisé dans cet hôpital une instruction sur les accouchemens, et les professe avec gloire. Hé bien, que les magistrats ordonnent que ces cours soient suivis par les sages-femmes de nos villes et de nos campagnes; qu'ils profitent des efforts que font le zèle et les talens, et l'humanité leur devra une reconnaissance de plus.

ne pas lui en donner de trop flatteuses , quand on redoute ou qu'on attend quelque danger ; car il en coûte trop de passer tout-à-coup d'une douce sécurité à de nouvelles alarmes : il vaut mieux l'y conduire par des craintes adroitement ménagées , et qui descendent dans son ame sans secousse et sans déchirement. Si le danger s'aggrave, ne lui témoignez pas subitement un intérêt plus marqué que de coutume; il devine bientôt que cet intérêt naît du péril plus grand où il se trouve ; et l'effroi s'emparant de lui, vient troubler les efforts heureux que préparait la nature, et ajouter aux causes de sa destruction. Un homme légèrement blessé au doigt n'avait fixé l'attention particulière de personne : tout-à-coup il fut saisi d'un violent tétanos, et cette épouvantable maladie rassembla bientôt autour de lui tout ce que la maison renfermait de chirurgiens. A cet intérêt extraordinaire, le malheureux connut l'extrême danger où il se trouvait; toutes les idées de la mort vinrent l'entourer à la fois : et quand, au défaut des ressources de l'art, nous voulûmes lui présenter le charme des trompeuses espérances , son cœur ne put s'ouvrir à l'illusion; et cet infortuné, père d'une nombreuse famille, périt en calculant avec une amertume affreuse toute l'horreur de ses derniers momens.

Abordez donc les malades avec un visage toujours égal ; qu'ils ne puissent y lire que l'intérêt que vous prenez à leurs maux, et jamais leurs dangers; que cet intérêt soit même modéré suivant les circonstances : auprès d'eux ne vous entretenez que d'eux-mêmes ; vous ne sauriez avoir rien de mieux à leur dire : ils vous pardonneront rarement des digressions étrangères. Dirigez leurs réponses par d'utiles interrogations ; mais ne refusez jamais de les entendre, même dans ce qu'ils pourraient dire d'inutile : le droit de dire tout est le droit du malheur, et vous n'avez pas celui de paraître offensé ni d'un défaut de confiance, ni d'un propos insultant. Si la patience vous échappe quelquefois, éloignez-vous plutôt que de montrer de la colère ; vous tariez, en vous y livrant, la source la plus vraie de la confiance, et le malade finirait par ne se croire plus en sureté entre les mains d'un homme dont il aurait fortement excité les passions.

Un intérêt trop marqué, nous venons de le dire, peut devenir une funeste lumière pour celui qui en est l'objet, en l'éclairant sur un danger qu'il ne soupçonnait pas ; mais il ne faut pas non plus diminuer de l'empressement qu'on avait témoigné, à mesure qu'on voit évanouir ses espérances. J'ai vu souvent le malheureux autour de qui l'intérêt inspiré par ses maux, avait long-temps rassemblé tous ceux qui cherchent à s'instruire ; je l'ai vu abandonné dans ses derniers instans, seul sur son lit de mort, sous prétexte de l'infection qu'il répandait, ou de l'inutilité des secours. J'ose le dire ici, Messieurs, cet abandon est une cruauté ; c'est prononcer inhumainement un arrêt de mort ; c'est traiter en cadavre un être qui, malgré vos jugemens, a peut-être encore quelques droits à la vie, et que votre abandon peut conduire au tombeau. Tant qu'un malade conserve quelque connaissance, vous lui devez tous les soins délicats de la pitié, toutes les illusions qu'il demande : un mourant est un être sacré qu'on ne peut voir avec indifférence; tendez-lui pour la dernière fois une main consolatrice; ne fuyez point son agonie, et que l'idée de votre bienfaisance vienne animer encore sa dernière pensée. C'est surtout dans ces terribles momens, que le médecin peut exercer avec plus d'avantage sa bienfaisance éclairée. Peu d'hommes savent mourir; tous ont besoin qu'on les aide : il faut les entourer d'illusions dans un moment où un voile léger les sépare seul des vérités éternelles. La mort qu'ils contemplaient jadis de sang-froid, n'est plus pour eux un passage au repos ; c'est un monstre hideux qui déchire leurs entrailles, qui rompt tous les liens de leur idolâtrie, qui ruine leurs espérances ; on doit leur en cacher la laideur, les nourrir encore d'un chimérique espoir, et ce devoir appartient à celui qui, calculant tous les degrés qui doivent amener la chute de la vie, peut offrir les consolations qui en promettent la durée.

Il est cependant quelques ames fermes et courageuses, au-dessus des vaines terreurs de l'imagination, qui n'ont point oublié que la vie est un bienfait qu'il faut rendre, et qui peuvent s'arrêter sans frémir sur l'idée de leur dissolution : l'homme de l'art a moins à faire avec eux; il peut leur parler de leur danger; il convient même de n'en rien déguiser : l'ame se prémunit alors contre une séparation qu'elle redoute; et, soit effort de courage, soit vanité peut-être, elle s'élève au-dessus de la tombe et la contemple sans effroi. C'est ainsi que le trouble de ces derniers momens semble n'être point fait pour ceux qui périssent hydropiques, ou qui meurent des suites d'une hémoptysie ou d'un ulcère au poumon; leur tranquillité, leur constance ne sont point altérées, et leur ame ne s'affecte point d'une fin qu'elle prévoit.

Qu'il me soit ici permis, Messieurs, de vous communiquer le vœu de mon cœur. Depuis que les prêtres ont cessé de former un état dans l'Etat, et que le gouvernement leur a retiré sa main protectrice, il est deux fonctions dans lesquelles j'ai regretté de ne les point voir remplacés : l'une, sur l'échafaud où ils accompagnaient les coupables; l'autre, au lit des mourans dont ils recevaient les derniers vœux. Le prêtre, l'homme qui remplissait ces augustes devoirs, m'avait toujours paru sublime et digne de respect : surmonter le degoût, l'horreur qu'inspire un infortuné dans ces terribles momens, l'aborder quand tout l'abandonne, lui parler en ami, en frère, quand les siens ne le connaissent plus, est un acte de l'humanité la plus sainte, et que la nôtre aurait dû recueillir. Oui, j'aurais aimé à voir des hommes, des vieillards surtout, sous le titre modeste de consolateurs, venir dans nos hôpitaux distribuer les consolations et la paix, comme nous nous efforçons d'y porter le calme et la santé. Celui qui périt au milieu de sa famille, trouve toujours un sein pour recueillir sa douleur et ses larmes; on y entoure avec affection celui que bientôt on ne doit plus voir, et ses derniers regards rencontrent encore quelque ami : mais dans un vaste hôpital où les soins se partagent entre tant d'infortunés, la bienfaisance n'a point assez de mains pour essuyer chaque larme; la douleur, pour témoin, n'a souvent qu'elle-même et le ciel; et l'ame qui va fuir le corps qu'elle a long-temps animé, effrayée de son isolement et de son abandon, sent avec plus d'amertume sa séparation éternelle. Eh ! pourquoi ne chercherions-nous point à lui épargner ce tourment? Pourquoi ne tenterions-nous pas de réveiller dans le cœur de nos concitoyens, le sentiment d'un devoir sacré? Pourquoi craindrait-on d'appeler à les remplir, des hommes mûris par l'expérience, instruits par les lumières, et capables de parler à l'esprit comme au cœur? Ah ! croyez que pour remplir ces douces fonctions, plus d'un cœur généreux ferait valoir ses droits; le titre précieux de consolateur, comme celui de juge de paix, trouverait des hommes glorieux de le porter, et les larmes de la reconnaissance seraient aussi comptées pour salaire.

Les fonctions que prescrit l'humanité ne cessent pas auprès d'un mourant dès l'instant qu'il entre en agonie, et l'homme de l'art y trouve encore des devoirs à remplir; mais les soins que l'on doit alors, semblent moins se rapporter à ce corps bientôt inanimé, qu'à ceux qui l'entourent et qui le servent : il faut continuer les pansemens avec les mêmes soins et la même délicatesse, entretenir sur lui la propreté, et prévenir cette contagion qui devance la mort, et qui peut être si funeste aux vivans. C'est alors le moment de dérober à ceux qui l'entourent le spectacle effrayant de sa douloureuse agonie, et d'entourer d'un voile épais le lit où se débat l'homme aux prises avec la mort. Par respect pour la nature humaine et pour sa dignité, il faut éloigner de nous ce tableau hideux et dégoûtant : vainement y chercherions-nous une utile leçon ; nous ne sommes guère frappés que de la perte de ceux qui nous sont chers, et le commun des hommes meurt sans profit pour nous. S'il est des cas où il importe de dérober aux yeux le tableau d'un mourant, c'est surtout lorsqu'il se trouve placé au milieu d'autres infortunés qui courent la même chance. Il m'a toujours paru cruel, ce défaut de prévoyance avec lequel on laisse, dans les hôpitaux, exposées à tous les regards les victimes encore palpitantes de la mort. Si la crainte d'en rencontrer sur ses pas éloigne de ces asiles de la bienfaisance plus d'un cœur sensible et généreux, jugez quel effet doit produire la vue d'un mourant sur des malades qui, situés dans le voisinage, ont le temps d'étudier la mort dans l'altération de tous ses traits, et qui, dans cet état de pusillanimité où les souffrances jettent l'ame, ne rêvent bientôt plus qu'à leurs derniers momens ! Oui, Messieurs, j'en ai vu périr des suites de l'effroi inspiré par cette affreuse contemplation ; d'autres, épouvantés, abandonnaient l'hôpital, quoiqu'ils eussent encore des secours à y réclamer. Je fus bientôt frappé des dangers de ce défaut de prévoyance, et je portai mes vœux au sein de l'administration : mon cœur fut entendu du sien, et il fut arrêté que dès qu'un malade entrerait en agonie, son lit serait entouré de rideaux. Des circonstances particulières ont jusqu'à présent empêché que ce devoir d'humanité ne fût rempli ; mais pour rappeler à son exécution, c'est assez d'en parler aujourd'hui.

Le moment où tous les liens du cœur sont brisés, celui où cessent toutes les affections et tous les devoirs, en impose encore de nouveau à l'homme de l'art occupé de s'instruire : il doit apprendre à faire mieux, en cherchant le secret de la nature dans le sein de ses froides dépouilles ; il doit demander à la mort une leçon utile à la vie ; et c'est en fouillant avec courage dans les entrailles de ses victimes, qu'il apprendra l'art heureux de lui en dérober davantage. Ils sont déjà loin de nous, ces temps où les préjugés du vulgaire semblaient attacher le mépris et l'horreur à ceux qui osaient porter leurs mains dans le sein d'un cadavre ; on honore aujourd'hui leur courage ; on les paye par l'estime, de tous les dégoûts qu'ils éprouvent ; et la preuve la plus forte qu'on puisse donner de son amour pour la science et pour l'humanité, n'est plus traitée de barbarie sacrilége. Mais ce n'est peut-être point assez d'encourager ceux qui se livrent à ces pénibles recherches ; la loi devrait peut-être ordonner de s'y livrer plus souvent ; peut-être ne devrait-il descendre au tombeau que des corps qui eussent été soumis aux recherches attentives d'un médecin anatomiste ; car, en physique comme en morale, il est plus d'un secret important, plus d'une utile vérité que le tombeau renferme; pourquoi ne les empêcherions-nous pas d'y descendre? pourquoi ne les arracherions-nous pas au sein dévorant de la terre? l'humanité y trouverait peut-être un soulagement à des maux inconnus; et le père de famille dont on aurait ouvert le sein, en éclairant ses enfans sur le danger qu'ils peuvent craindre, leur laisserait encore un assez bel héritage. Nous nous attacherons donc particulièrement, Messieurs, dans le cours de l'instruction que nous allons vous présenter, à ne laisser échapper aucune occasion d'ouvrir les corps de ceux que nous n'aurons pu sauver par nos soins. Là, nous étudierons la maladie dans ses derniers retranchemens; nous jugerons son impression sur les organes; nous apprendrons à donner de justes bornes à nos espérances, à connaître nos erreurs; et nous nous instruirons à mettre plus de sûreté dans nos traitemens.

Je viens de tracer, Messieurs, pour moi comme pour vous, le tableau des devoirs que nous avons à remplir auprès des malades, et je l'ai regardé comme le plus utile préliminaire; j'ai cru devoir parler à vos cœurs avant d'occuper votre esprit, devoir vous attendrir sur les souffrances des malheureux avant de dire comment on les soulage. A présent nous allons entrer dans un champ bien plus vaste; car, si le cœur n'a qu'une manière de s'attendrir, l'art en a mille pour soulager. Nous allons nous efforcer d'en déployer les richesses. Heureux si nos efforts peuvent vous conserver quelques souvenirs dont l'humanité profite!

DISCOURS

SUR

LA DOULEUR.

Prononcé à l'ouverture des Cours d'anatomie et de chirurgie de l'Hôtel-Dieu de Lyon, le 18 novembre 1798.

MESSIEURS,

JE viens vous entretenir un moment d'un de vos ennemis, de l'éternel ennemi du genre humain; d'un tyran qui frappe avec une égale cruauté l'enfance et la vieillesse, la faiblesse et la force; qui ne respecte ni les talens, ni les rangs; qui n'est jamais attendri par le sexe ou par l'âge; qui n'a point d'amis à épargner, point d'esclaves à ménager; qui saisit et déchire sa victime au milieu de ses amis, dans le sein des plaisirs, et sans craindre l'éclat du jour plus que le silence des nuits; contre qui la prévoyance est vaine, et la défense d'autant moins sure, qu'il semble s'armer contre nous de toutes les forces de sa nature.

A ce fidèle tableau, vous m'avez tous compris; vous avez reconnu l'ennemi de la félicité humaine;

et la douleur est le tyran que je n'osais vous nommer. La douleur ! Loin d'ici, amis frivoles du plaisir ; vos oreilles seraient blessées par les accens de ma voix sévère. Eloignez-vous , hommes heureux , dont les yeux n'ont jamais su répandre des larmes, dont le cœur ne s'est point amolli sous l'impression de la douleur; éloignez-vous..... ou plutôt restez tous : en est-il parmi vous qui n'ait jamais goûté sa funeste amertume ? Ah ! j'en atteste vos souvenirs ! la douleur est le premier sentiment qui nous fait apercevoir la vie ; elle se mêle à tous les momens de sa trop courte durée ; et l'on dirait que la nature avait besoin de l'opposer au plaisir, comme dans l'air que nous respirons elle a combiné , par un art heureux , le germe empoisonné de la mort avec l'aliment de la vie.

Soyez cependant sans alarmes , vous qui daignez m'entendre , et dont la sensibilité peut-être est d'avance effrayée des tableaux que je vais offrir; je n'en chargerai point les couleurs : je ne viens point briguer le triste honneur de déchirer vos ames. Si , en définissant la douleur , je m'arrête un moment sur les causes qui la produisent , et sur celles qui l'aggravent; si je cherche à saisir ses différens caractères; si j'étudie ses effets sur tous les organes du sentiment , dans tous les âges de la vie , et dans la maladie comme dans la santé; si surtout j'en examine les dangers , et les degrés cruels par lesquels elle amène et le déchirement et la mort , je le ferai avec tous les égards , tous les ménagemens que l'on doit à la sensibilité : j'imiterai , autant qu'il dépendra de moi , ces artistes savans qui , ne touchant que des poisons , savent en faire sortir pour l'homme , ou le plaisir ou un bienfait. Un moment je m'arrêterai sur l'espoir consolant d'en trouver le remède : je le chercherai partout ; je le demanderai à l'expérience , à l'analogie , et surtout à la nature. Je ferai plus encore, j'oserai vous dire que la douleur est utile ; j'en accumulerai les preuves ; et si je ne vous entraîne pas par le sentiment de la vérité , je vous laisserai du moins celui d'une heureuse illusion.

Définition de la douleur. La douleur est cet état d'une ame qui , comparant sa position présente à son état passé , juge que le corps éprouve , dans quelques-unes de ses parties sensibles , ou dans son ensemble , des déchiremens ou des altérations qui en dérangent l'harmonie.

[Causes immédiates et prochaines. Pour concevoir la production de ce sentiment pénible , il faut donc admettre nécessairement, 1.º l'existence d'une cause d'irritation dans quelques points de l'économie animale ; 2.º son action sur des organes sensibles; 3.º et surtout, une situation de l'ame , assez maîtresse d'elle-même pour pouvoir en ressentir et en apprécier les effèts.

Causes externes. Les causes possibles d'une irritation quelconque sont aussi multipliées que les objets qui nous entourent. Etre sensible, l'homme, placé au milieu d'eux, en reçoit des impressions de plaisir ou de douleur , selon leur manière d'agir envers lui, et les modifications de sa propre sensibilité. Leur action est agréablement sentie toutes les fois qu'elle est en juste rapport avec la délicatesse de nos organes , ou que ceux-ci ne jouissent pas accidentellement d'une vitalité plus grande que celle que leur assigna la nature; mais si ce rapport est manqué , si leur action a plus de force que le tissu de nos parties n'a de résistance à leur opposer , alors l'irritation est produite , et l'impression qu'elle détermine prend , suivant les circonstances , le nom de compression , de meurtrissure , d'épanchement, de brûlure , d'écorchure , de piqûre , de plaie [1] simple ou contuse , d'entorse , de rupture , de luxation , de fracture ou d'écrasement. Pour que de tels effets soient produits, il n'est cependant pas nécessaire que les objets qui nous touchent obéissent à l'impulsion d'une force bien grande ; il suffit souvent que la sensibilité de nos parties soit augmentée , ou que le degré de ton ou de tension dont elles doivent jouir , soit porté au-delà de ses justes bornes. Le milieu dans lequel nous vivons, cet air dont le contact est si léger, qui porte la fraîcheur et la vie dans le sein qui le respire , devient pour un œil enflammé [2], ou pour un poumon

---

[1] Les parties divisées ne sont plus douloureuses ; mais la douleur existe dans leurs angles et leur fond où se rencontrent des parties qui ne sont coupées qu'imparfaitement, et sur lesquelles se passent des tiraillemens douloureux que ferait cesser une section plus profonde.

[2] On peut en dire autant de la lumière sur un œil long-temps fermé , ou après une obscurité prolongée ; il est même probable que c'est à son impression sur des organes affaiblis, autant qu'à celle d'un air plus pur, que l'on doit attribuer les mal-aises , les suffocations, les vertiges et les défaillances qu'ont éprouvés presque

malade , une cause d'irritation et de douleur. La peau , frappée d'inflammation , se gerce ou se déchire sous l'effort le plus léger ; les muscles , les tendons les plus forts se rompent comme le verre fragile , lorsqu'ils sont surpris et frappés dans l'acte de leur plus violente tension ; les os les plus durs, enfin , offrent à peine quelque résistance à la cause qui tend à les fracturer , lorsqu'un vice vénérien , scorbutique ou cancéreux a porté jusque sur eux son impression délétère.

Les causes d'irritation que nous venons de rappeler , n'ont avec l'économie animale que des rapports indirects ; elles sont toutes extérieures et accidentelles ; elles n'entrent point dans les vues de la nature ; nous pouvons nous en garantir ; nous en avons les moyens ; leurs germes ne se préparent point dans une obscurité dangereuse ; tous leurs effets sont sensibles , et l'art qui les combat a de plus grands succès à se promettre. Il n'en est pas de même de celles qui se préparent en silence dans la profondeur de nos organes , et qui y sont chaque jour accumulées par les progrès naturels[1] de la vie , et peut-être plus encore par la manière

tous les prisonniers rendus à la lumière après avoir long-temps gémi dans l'horrible obscurité des cachots.

[1] La carie des dents , les cheveux qui blanchissent ou qui tombent , l'ouïe qui se perd , la cataracte qui se forme , la transpiration qui diminue, la sensibilité qui s'use, la force de contraction des muscles qui se perd, les os qui deviennent plus fragiles , les sutures qui disparaissent, les parties molles qui s'ossifient, les liquides qui forment des concrétions dans les différens organes, en sont des preuves indubitables.

dont nous en jouissons ; elles sont d'autant plus à
redouter , que rien ne nous avertit de leur formation , et qu'elles restent inaperçues dans le sein qui
les porte , jusqu'au moment où l'influence d'une
cause active les livre à leur développement funeste.

Lorsqu'elles rendent leur existence sensible par
des effets , il en résulte , pour l'économie animale,
des états d'altération différens, suivant qu'elles agis-
sent sur les solides [1] ou sur les fluides. Dans le premier, il peut y avoir relâchement ou tension , spasme , constriction, rupture ; dans le second , en-gorgement [2], obstruction, corps étrangers, cours d'humeurs dévié, suspendu ou supprimé , existence de diverses acrimonies , chaleur, froid [3], humidité ou sécheresse. Rarement ces états s'isolent assez pour exister seuls, ou pour n'affecter qu'un genre d'organes. Quelle que soit la simplicité de leurs élé-mens , ils ne tardent pas à se combiner entre eux, à former des complications dangereuses , à déve-lopper des causes d'irritation nouvelle, qui , symp-tômes aujourd'hui , devront être considérées demain comme causes , et fourniront à l'art des indications particulières.

Leurs effets sur les solides et sur les fluides.

Quelque grands que soient les changemens qui s'opèrent alors, on ne peut les considérer comme

Elles doivent agir rapidement.

---

[1] La douleur dépend des élémens opposés qui nous composent : un corps simple n'aurait pas de douleurs. GALIEN, *de locis affectis*.

[2] *Vel ab ipsá congestione, vel per et propter congestionem.* STAHL, Theor. medic. vera, p. 642. GALIEN. HIPPOCR.

[3] *Ab intemperie calida aut frigida.*

cause d'irritation, qu'autant qu'ils se font avec une rapidité qui surprend la nature [1]. La piqûre la plus légère, le corps étranger le plus petit, la distension ou le déplacement le moins sensible de nos organes, produisent souvent les effets les plus alarmans; tandis que sous l'action insensible du temps, les viscères [2] les plus précieux se détruisent, les membres les plus importans se déplacent, les corps les plus volumineux s'interposent entre nos parties, sans que nous soyons avertis du danger par le sentiment de la plus légère irritation; les fonctions se plient, sans effort, à ce nouvel état [3], et le mal se perd ou s'atténue dans cette heureuse lenteur.

Leur siége. Elles agissent sur des parties plus ou moins sensibles.

Il n'est pas indifférent à la production de la douleur et de ses différens degrés, que les causes d'irritation s'appliquent à telle ou telle de nos parties; douées d'une sensibilité fort inégale, cette faculté qu'elles ont de sentir n'obéit pas à tous les genres d'excitation; ceux qui peuvent agir sur l'œil ou sur le nez, sont sans effet sur l'estomac et sur la peau; les os, les membranes et les tendons ne sont point émus par les mêmes moyens qui excitent dans les

[1] Tout changement brusque est douloureux, même en bien: tel que se chauffer brusquement quand on a froid, se refroidir quand on a chaud, boire trop quand on a soif, beaucoup manger quand on a faim, forcer le mouvement après un long repos, s'exposer à une lumière très-vive en sortant des ténèbres, etc.

[2] Ceci doit s'entendre du parenchyme même des viscères; car tous les praticiens savent combien est douloureuse l'inflammation la plus légère de leur membrane.

[3] *His quibus mutatur corrumpiturque natura, dolores fiunt, non quibus corrupta jam est et mutata.* HIPPOC.

muscles ou dans les viscères, des convulsions ou des déchiremens; et c'est sans doute à cette difficulté de trouver, pour chaque partie, son véritable moyen d'excitation, qu'est dû, en physiologie, ce blasphème de la nature vivante, qui suppose dans l'économie animale des parties dépourvues de toute sensibilité. A la vérité, les nerfs qui en sont les seuls agens, ne peuvent se poursuivre et se démontrer dans toutes, et la manière dont ils y sont développés les rend susceptibles de sensations inégales et diverses; mais le sentiment aigu de la douleur qui n'en épargne aucune, qui s'y développe d'autant plus cuisant que la sensibilité s'y trouvait plus cachée, puisqu'alors elle ne peut être éveillée que par une irritation plus forte, prouve mieux que l'œil de l'anatomiste et que son couteau, que le droit de sentir est commun à toutes nos parties, et que la nature, en les rassemblant, n'a pas voulu faire siéger la mort avec la vie.

Il est cependant, pour les nerfs eux-mêmes, des circonstances qui peuvent faire varier la sensibilité dont ils jouissent. En général, elle est d'autant moins marquée, qu'on les irrite plus près de leur origine. Elle est excessive à leurs extrémités; et quand, dans les expériences du galvanisme, on y place les points d'armature, les mouvemens de l'animal [1] sont plus violens. Rien n'égale la délicatesse de ceux qui se terminent à la peau des lèvres ou des doigts, dans

La sensibilité est plus vive aux extrémités des nerfs, surtout dans les plus petits.

<hr>

[1] Recherches physiologiques, et expériences sur la vitalité; par J.-S. Sue. Paris, 1797, p. 30.

la rétine, dans la membrane de l'estomac ou des intestins, à l'extrémité du gland ou du sein. Un vésicatoire qui découvre un grand nombre de houppes nerveuses enflammées, en donne souvent la preuve cruelle. Je n'ai pu soulager que par l'extirpation, les attroces douleurs qu'occasionnent certains ganglions nerveux que l'on voit se développer sous la peau [1]; et l'observation a mille fois démontré que le tétanos accompagne moins souvent les plaies du cerveau que celles des extrémités. Par une suite des mêmes lois, les nerfs les plus petits doivent être les plus susceptibles d'irritation, parce qu'ils ont essentiellement plus de parties nerveuses que les gros, sans être enveloppés comme eux, d'une gaîne et d'un tissu cellulaire abondant, qui atténue toujours plus ou moins les impressions qu'ils reçoivent; c'est ce qui rend plus pénible l'arrachement d'un seul cheveu que d'un plus grand nombre, et si insupportables certaines douleurs de dents, lorsque la carie

---

[1] Cette espèce de maladie est assez peu connue : ce sont de petites tumeurs du volume d'une fève, très-dures, mobiles, sans couleur, survenues dans des endroits frappés, et le plus souvent sans cause apparente, qui occasionnent des douleurs cruelles au plus léger toucher, dans les mouvemens un peu violens, ou dans les changemens de temps. Aucun topique ne les soulage; rien ne peut les dissoudre; l'extirpation guérit seule. On trouve une tumeur blanche, enveloppée d'une membrane fibreuse dans son intérieur, ordinairement adhérente à la peau, assez libre dans le tissu cellulaire, où elle ne paraît tenir qu'aux filets nerveux dont elle est l'épanouissement. Le plus grand nombre de celles que j'ai opérées était aux jambes ; une seule occupait l'avant-bras. Valsalva paraît avoir fait la même opération. *Voyez* Morgagni, *de sedibus morborum*, tom. 3, p. 28, art. 15.

qui les ronge a mis à nu le nerf délicat qui les pénètre. La vivacité de la douleur dépend donc moins de l'étendue de la partie irritée, que de sa nature : on souffre moins d'une grande plaie dans les parties charnues, que d'un léger coup sur l'œil, ou d'une épine enfoncée sous l'ongle. Pouteau vit la luxation d'un os sésamoïde donner des convulsions mortelles; Charle IX mourait, sans Ambroise Paré, de la légère piqûre d'un nerf du bras. Desaut vit, et calma par le feu, les plus horribles convulsions survenues pour avoir irrité, avec la pierre infernale, une petite tumeur près du méat urinaire. La douleur des dents est affreuse; celle de l'oreille a produit le délire et la mort [1]; et j'ai vu trois malheureux succomber sous le poids de la douleur, après des brûlures superficielles, mais qui avaient largement dénudé tout le tissu nerveux de la peau.

Si les causes d'irritation pouvaient agir également sur toutes nos parties, la vie serait à chaque instant compromise, ou la santé une chimère; il suffirait du développement d'une seule, pour éveiller partout le sentiment de la douleur, et ce n'est pas ce que voulait la nature : aussi, par une prévoyance admirable, a-t-elle pour ainsi dire marqué quels étaient, dans tels ou tels cas, les organes qui devaient souffrir. Le sang recèle le plus grand nombre de ces causes, ou s'en dépouille par les sécrétions;

Chaque cause d'irritation a un siège qu'elle préfère.

[1] Celse, *liv. VI, chap. VII.* — Hippocrate là regarde moins dangereuse dans les vieillards que dans les enfans, à raison des progrès de l'ossification.

les différentes espèces d'acrimonie, et la dartreuse surtout, portent plus volontiers sur la peau; l'acrimonie laiteuse aime à errer dans le tissu cellulaire; les vices cancéreux et scrofuleux portent aux glandes, le rhumatisme aux muscles, la goutte aux jointures [1], la vérole aux membranes et aux os. Destinés à de plus nobles usages, les viscères sont frappés moins souvent; les nerfs y sont plus enveloppés, la sensibilité moins vive; son excès eût été nuisible à leurs fonctions; les altérations qu'ils éprouvent amènent la défaillance ou la faiblesse plus que la douleur; comme si, par un symptôme plus effrayant, la nature avertissait du danger plus grand qui la menace.

La tête est le siége des plus fréquentes douleurs. La tête est de toutes les parties du corps humain, la plus fréquemment douloureuse; elle paye cher l'avantage de loger l'organe du sentiment. Les cheveux dont elle est ornée se gonflent dans la plique polonaise, versent du sang, et sont d'une excessive sensibilité. Les parties molles qui la recouvrent, deviennent le siége des éruptions ou des fluxions les plus opiniâtres. Les os du crâne trop épais ou trop minces, la jonction trop exacte des sutures, leur absence, leur écartement, des tumeurs ou des érosions dans les os, l'adhérence des deux méninges entre elles, leur épaisseur, leur

[1] Hippocrate regarde la douleur des jointures comme une des plus cruelles. Elle se soulage, dit-il, lorsqu'il survient une douleur de colique, l'humeur s'évacuant alors par les selles. *In. 6. Epid. Text.* 3.

dureté, la plénitude des vaisseaux sanguins[1], l'eau dans les ventricules, des hydatides, l'état calleux de la glande pinéale, la sécheresse ou l'inflammation du cerveau, des ulcères dans quelques parties, des vers, l'ossification de quelques vaisseaux, etc.[2], sont autant de causes de douleur dont l'existence est réelle, mais qui ne peut souvent être connue qu'à la mort[3].

L'œil souffre d'une lumière trop vive ou d'une obscurité profonde, du passage trop rapide de l'une à l'autre, de son application soutenue sur des objets blancs ou noirs. L'oreille est blessé par un bruit trop fort, trop aigu, par la seule discordance des sons. Le fameux musicien Rameau entend aboyer un jeune chien. *Il aboie faux*, dit-il, et le jette par la fenêtre : prouvant ainsi son goût pour l'harmonie, plus que la bonté de son cœur. Les odeurs les plus douces comme les plus fétides et les plus pénétrantes, deviennent pour certains odorats, surtout dans les femmes hystériques, des causes d'irritation et de douleur. Enfin, on peut en dire

---

[1] Les varices et les collections séreuses qui sont insensibles dans presque toutes les parties du corps, sont très-douloureuses au cerveau.

[2] Voyez dans tous les observateurs, mais surtout dans Morgani, et dans Bonnet, une foule d'observations sur chacun de ces cas en particulier.

[3] La douleur est, dit-on, gravative dans le cerveau, aiguë et pongitive dans les méninges, contondante et profonde dans les membranes des os, pulsative dans les vaisseaux, aiguë, convulsive dans les nerfs, et répondant à quelques-uns des sens externes.

autant des alimens, dont les effets sur l'organe du goût, favorables ou nuisibles, dépendent presque toujours des indispositions physiques ou morales de celui qui s'en nourrit.

La douleur est facilement productrice, et sa cruelle fécondité coûte souvent bien des pleurs : née d'une première irritation [1], elle devient elle-même un irritant plus fort, qui répète, en se réfléchissant, le sentiment aigu qui la caractérise, jusqu'aux distances les plus éloignées. Il est rare, en effet, de voir deux douleurs se fixer sur le même point, parce que la plus forte ne tarde pas à détruire l'autre [2]; à moins qu'elles ne soient différentes entre elles, comme la chaleur et des élancemens, la pesanteur et la tension que la sensibilité distingue bien isolément dans une partie enflammée, et qui s'augmentent mutuellement. Celles qui se réveillent sous l'influence d'une douleur mère, sont connues sous le nom [3] de sympathiques,

[1] La douleur accompagne toutes les maladies : on ne l'en distingue que quand elle devient un symptôme dominant : elle en forme quelquefois la crise, mais presque toujours d'une manière incomplète. Aussi Hippocrate et Prosper Alpin ont-ils remarqué qu'alors on est très-exposé aux rechutes. Suivant eux, les parties qui étaient douloureuses avant une maladie, deviennent fluxionnaires dans la convalescence.

[2] Hippocr. *Aphor.* 46, *sect.* 2. On pourrait cependant observer, en opposition à cet aphorisme, que l'application et le bon effet des vésicatoires, dans la pleurésie, prouvent qu'une petite douleur en détruit souvent une plus forte.

[3] Il ne faut point confondre avec celles-ci, les douleurs ambulantes, dans lesquelles la maladie se transporte véritablement tout entière d'un lieu dans un autre.

et sont presque mutuellement amenées par la communication des vaisseaux et des nerfs [1], par la continuité du tissu cellulaire et des membranes , et par l'analogie d'organisation ou des usages entre les différentes parties. Elles doivent être étudiées avec d'autant plus de soin , qu'elles finissent souvent par devenir une affection propre, et qu'elles peuvent donner lieu à de graves erreurs, en trompant sur le véritable siége de l'irritation.

Les douleurs de tête les plus aiguës tiennent souvent à des sucs viciés dans l'estomac, à des glaires acides, à des vers, à un état spasmodique, à l'engorgement de la rate ou du foie, à la plénitude de la vésicule du fiel; et l'on a vu plusieurs de ces causes amener des vertiges, des convulsions, l'épilepsie [2], la goutte sereine où l'apoplexie, etc.

On a remarqué que les douleurs sympathiques qui avaient une pareille source, portaient principalement sur la partie antérieure de la tête , tandis que celles qui émanent de l'utérus, portent sur le vertex ou sur l'occiput [3]. La tête influe à son tour sur les mêmes organes; sa douleur ôte l'appétit, donne des nausées, des vomissemens, suspend les

Exemples des douleurs sympathiques.

---

[1] Zypœus, Etmuller, Hoffman, Whytt, Tissot, ne reconnaissent que des sympathies nerveuses.

[2] Whytt parle d'une dame qui voyait trouble dès qu'elle avait quelques aigreurs dans l'estomac , et chez qui cet état se dissipait toujours par le vomissement ou par l'usage de quelques absorbans.

[3] *Quibus ex abortu aut uteri tumoribus , in capitis gravitatem permutatio fit, in sincipite dolores.* Epid. 6. GALEN. in Comment.

digestions, produit la cécité[1]. La douleur des yeux
porte à vomir. La surdité a été produite par des
vers dans le canal intestinal. Senac a vu la douleur
d'oreille amener la difficulté d'avaler; Fabrice de
Hilden, l'atrophie du bras[2]; Tissot la toux; et, ce
qu'il y a de singulier, il parle d'un homme que la
musique faisait vomir, et d'un autre qu'elle faisait
uriner[3]. L'influence de la dentition sur le canal intestinal est bien connue: la perte de la voix indique
souvent le principe d'une maladie de poitrine. Willis
a vu l'asthme produit par les calculs biliaires; Baillou, la même maladie due au calcul des reins[4]. Les
affections du foie portent la douleur à l'épaule;
celles de la rate, aux seins; celles du mésentère,
au genou; celles de la matrice, à la tête, aux seins,
aux cuisses. Le rein douloureux provoque la migraine, le vomissement, le hocquet, le resserrement du scrotum. Baglivi a vu la douleur dans le
rein droit, et le calcul dans le gauche. La pierre
dans la vessie fixe la douleur à l'extrémité des voies
urinaires; un foyer gastrique semble éteindre la
force musculaire dans les extrémités; les douleurs
dans les membres ne sont souvent que les symptômes d'altérations profondes dans les viscères;
enfin, Tissot a vu, dans un enfant, les vers rendre

[1] Dans la multitude de cataractes que j'ai opérées dans l'espace de huit années, le plus grand nombre avait été précédé par
de violens maux de tête.

[2] *Cent.* 1, *obs.* 4 *et* 5, *p.* 15.

[3] *Malad. nerv. tom.* 4, *in-*12, *p.* 56.

[4] *Consil.* liv. 1, cons. 46.

la peau si douloureuse, qu'on ne pouvait pas la toucher.

Ce n'est pas assez, cependant, pour la production de la douleur, d'avoir fixé sur un organe sensible une cause d'irritation; la sensation qui en résulte n'est pas encore la douleur, mais la disposition qui la fait naître et qui en manifeste la cause; elle n'existe véritablement qu'autant qu'elle est connue par les sens internes, c'est-à-dire, qu'autant que l'action qui se passe sur les fibres nerveuses de quelques parties du corps, se répète sur les fibres médullaires du cerveau, et permet à l'ame de porter un jugement par la comparaison de son état présent à son état passé[1].

Il faut donc que rien n'empêche à cette sensation d'arriver jusques à l'organe du sentiment[2]; il faut surtout que celui-ci jouisse de toute l'intégrité de ses fonctions[3]. Se souvient-on, à l'instant du réveil, de tous les mouvemens dont le sommeil fut

> L'irritation d'une partie sensible, n'est pas encore la douleur.

> Il faut qu'elle arrive jusques au cerveau.

---

[1] *Dolores fiunt in sensu et intellectu. — Dolor et tristitia. — Aliud est dolore, aliud dolorem sentire.* CHICOT. *Dissert. de dolore.*

[2] *Qui dolentes aliquâ corporis parte, dolorem non sentiunt, iis mens ægrotat.* HIPPOCR. *aphor.* 6, sect. 2.

[3] C'est ce que peuvent empêcher des compressions, des ligatures, des solutions de continuité, ou le simple acte de la volonté; comme dans un certain *Restitutus* dont parle S. Augustin; lequel suspendait les fonctions de son cerveau, au point qu'on pouvait alors le piquer et le brûler, sans qu'il s'en aperçût. Tous les médecins sont accoutumés à regarder comme fâcheux le défaut d'action des vésicatoires, dans les lieux où on les applique, rien n'indiquant davantage le haut degré d'accablement des forces vitales.

agité? le somnambule lui-même n'en garde pas la mémoire. Une contention d'esprit soutenue, produit un semblable effet. Archimède, au sein de Syracuse en flammes, immolé sur son compas, ne sent point le coup qui lui donne la mort. Le guerrier, dans la chaleur des combats, entraîné par sa valeur et par la gloire, ne s'aperçoit qu'en tombant du trait qui l'arrache à la vie. Une excessive frayeur, en amenant un délire momentané, suspend les plus cuisantes douleurs. « Votre fils vient de se casser la jambe » ; dit-on à un goutteux que le plus violent accès retenait immobile. Il se lève, il vole sans secours, sans appui, et ne s'aperçoit de son effort et de sa faiblesse que quand il a vu son fils à l'abri du danger[1]. Le malheureux en syncope ou en délire, l'insensé dont la raison s'égare, ne sentent pas la pointe aiguë de l'acier qui les pénètre : c'est en vain que l'art accumule tous ses moyens d'irritation sur l'homme que frappe une apoplexie mortelle, ils ne peuvent amener la douleur ; et faute de son puissant aiguillon, il meurt dans la plus accablante insensibilité, au sein de sa famille au désespoir. L'enfant dans le sein de sa mère[2], est exposé à mille causes variées d'irri-

---

[1] M. Guerin, ancien chirurgien en chef de l'hôpital de cette ville, a été témoin de ce fait, dont M. d'Argis, autrefois seigneur de St-Rambert, lui fournit l'observation.

[2] Voyez la dissertation d'Hoffman, *de Morbis fœtus in utero materno.* Les souffrances qu'il éprouve alors sont le principe de quelques maladies cachées, et surtout des envies que la mère éprouve.

tation; elles se pressent, elles s'accumulent autour de son berceau[1]; mais l'organe délicat du sentiment, encore trop faiblement ébauché, ne peut les concevoir ni les juger, et leur souvenir retombe dans le néant auquel semblent tenir les premiers momens de la vie; comme si, pour enfanter la douleur, la nature attendait notre première pensée.

Quelques philosophes ont pensé que la mort était, pour l'être qu'elle frappait, l'occasion d'un plaisir délicieux : et le savant Barthez[2] disait quelquefois que les institutions humaines avaient détruit pour nous jusqu'au plaisir de mourir. Nous n'irons pas si loin, sans doute, et nous ne verrons point ce fantôme hideux s'approcher comme un bienfait; mais nous le dépouillerons de son enveloppe lugubre, et nous oserons dire ici, que le passage de la vie à la mort n'est jamais douloureux, qu'autant qu'il est produit par l'excès de la douleur même : car la mort n'est plus, dès qu'elle est; l'instant qui la devance, terrible pour celui qui l'observe, est, pour celui qu'elle immole, adouci par la bienfaisante agonie, qui trouble et suspend toutes les facultés de l'ame, au moment où l'espérance ne pourrait plus y entrer; et la douleur n'existe plus, lors même que les traits sont encore altérés par ses convulsions et ses angoisses.

Le moment de la mort n'est point douloureux.

[1] Tous les cris d'un enfant ne sont pas des témoignages de douleur, mais le langage qui lui permet de manifester ses besoins; et rien n'est plus aveugle que la tendresse de certaines mères, qui ne veulent y entrevoir que le sentiment de la faim.

[2] Elémens de la science de l'homme, *p.* 346.

Il y a loin, sans doute, de cette idée à celle aujourd'hui répandue, que le sentiment de la douleur se prolonge au-delà de l'extinction apparente de la vie. Sommering en Allemagne, en France Sue le fils, ont cherché à le prouver par de nombreuses expériences; et il ne serait pas sans vraisemblance de dire que l'usage autrefois adopté par nos pères, de confronter un cadavre avec le meurtrier présumé, avait eu pour origine une semblable opinion. Ils croyaient dans leur simplicité, qu'un reste de vie et d'indignation pouvait se ranimer dans ce corps déjà glacé, pour indiquer le coupable; et celui-ci était reconnu, toutes les fois que le cadavre, à son approche, avait jeté du sang[1]. Ainsi, dans tous les temps il y eut des lois fatales à l'innocence, et son destin fut toujours d'être victime de l'erreur ou de la tyrannie. Sommering et Sue n'ont pas poussé aussi loin la durée de ce sentiment pénible, après la mort; mais ils ont cru que dans une tête séparée du tronc, il s'y maintenait tout entier jusqu'à l'extinction de la chaleur naturelle, et qu'ainsi le plus affreux, le plus douloureux des supplices était celui de la décollation. Mais si la douleur est un jugement, comment pourra-t-il être fait par une tête coupée? comment pourra-t-elle avoir la conscience de cette douleur, n'ayant plus son intégrité d'organisation? Si l'estomac plein de vin, d'alimens ou de sucs viciés, suffit pour troubler le jugement,

---

[1] MÉZERAI, *tom.* 2, *p.* 127. — ST-FOY, *Essais sur Paris,* *tom.* 1, *p.* 310.

comment la section du col le permettra-t-elle ? On peut observer, à la vérité, des mouvemens dans les yeux, les lèvres, les paupières d'une tête séparée ; on peut voir les joues se colorer momentanément ; mais ce sont là des mouvemens animaux, des phénomènes d'irritabilité, et non le produit d'une douleur sentie et jugée ; ils ne prouvent pas plus la colère de la tête, que la main qui se ferme quand on pique les muscles du bras après l'amputation, ne démontre l'envie de frapper..... Non, j'en ai la consolante assurance, vous n'éprouvâtes point d'atroces douleurs, vous n'eûtes point le sentiment prolongé de vos maux, infortunés que frappa la hache impie des bourreaux de ma patrie ! vos maux furent tout entiers dans l'horreur du présent, dans le souvenir du passé, dans l'idée surtout de l'épouvantable avenir auquel vous abandonniez tout ce qui vous était cher; mais ce fer qui vous immola, qui vous rendit au calme des tombeaux, ce fer ne fut point ennemi, et parut moins cruel que vos juges et vos bourreaux.

Si l'ame a besoin de toute sa sensibilité pour concevoir et sentir la douleur, l'existence d'une cause d'irritation sensible n'est pas aussi nécessaire à sa production; elle peut en trouver en elle tous les élémens; et la même imagination qui lui procure souvent l'heureuse sensation du plaisir, peut lui donner aussi tous les tourmens de la douleur. Dans le nombre de ceux à qui je n'ai pu sauver la vie que par la perte d'un membre, j'en ai vu ressentir encore après six années, dans la partie qu'ils n'avaient

Douleurs
nées de l'ima-
gination.

plus, les douleurs qui les forcèrent à la sacrifier. L'homme qui tombe en frénésie, l'hypocondriaque, la femme hystérique, le maniaque, sont tourmentés souvent par de pénibles chimères ; ils voient des fantômes armés, et croient sentir leurs cuisantes blessures ; ils crient sous le poignard de l'assassin, ils hurlent au milieu de l'incendie ; ils étouffent sous le poids des rochers ; et leur imagination déréglée agrandit à chaque instant, pour eux, le cercle de la douleur. Et quel est celui d'entre vous, Messieurs, qui, cherchant dans le repos du sommeil un délassement à ses maux, n'a pas trouvé cent fois, dans son imagination fatiguée, l'occasion d'une vive douleur ? Ah ! tous les songes ne sont pas heureux ; toutes les vapeurs de la nuit ne sont pas légères : la douleur, comme le remords, a ses fantômes et ses poignards ; elle se cache, comme lui, sous le calme apparent du sommeil ; et tel est l'homme et sa destinée, qu'il doit ou la sentir à son réveil, ou la trouver dans ses songes.

Il est une autre douleur, la plus cruelle peut-être, dont le siége serait aussi difficile à assigner que la cause, mais à laquelle contribuent aussi les vices de l'imagination : c'est la douleur de la vie ; cet état de maladie réelle [1], qui, détruisant le charme qui nous y attache, met à chaque instant dans notre main le fer du suicide, que les lois ont puni, que la religion a nommé crime, quand il eût

Douleur de la vie, qui porte au suicide.

---

[1] L'affection scorbutique est celle avec laquelle elle paraît avoir le plus de rapport.

fallu la guérir; qui frappe l'homme heureux autant que l'infortuné; qui dans la même famille fit tuer successivement le père et ses deux enfans, et par le même genre de mort, et dans la même année de leur vie [1]; qui règne presque endémiquement chez un peuple voisin [2]; qui fut épidémique enfin parmi les femmes de Lyon, comme chez les filles de Milet. Ah! sans doute il faut une maladie bien réelle, une bien forte douleur, pour vaincre ainsi l'amour puissant de notre conservation, pour rompre volontairement tous les liens qui nous attachent à la vie; et le malheureux qui n'en peut supporter le poids, quel que soit le calme apparent de son ame, n'est ni plus maître de ses mouvemens que celui qui se blesse au milieu du délire, ni plus coupable que lui.

Il est peu de douleurs qui se ressemblent; et les différences que l'on remarque entre elles ne dépendent pas seulement des causes variées qui les produisent, ou du siége [3] qu'elles occupent, mais aussi de leur manière d'agir sur nos différens organes, et de l'espèce de sensation qu'elles font naître. A la vérité, les dénominations qu'on leur donne dans

Différences
de la
douleur.

[1] VOLTAIRE, Quest. sur l'Encycl. *tom.* 3, *p.* 225, *art.* de Caton et du Suicide.

[2] Esprit des lois, *tom.* 2, *liv.* 14, *chap.* 12. — Lettres cabalistiques, *tom.* 3, *p.* 22.

[3] Il vaut mieux distinguer les douleurs par leur siége que par l'idée de la douleur, qui est toujours très-confuse et indéfinissable, quoique bien claire pour celui qui la sent. SAUVAGES, *tom.* 2, *in-4.°*, *p.* 14.

ce cas, présentent autant de variations qu'il y a de différentes manières de sentir, et l'un appelle vive et cruelle, la douleur qu'un autre aura trouvée lente et légère. Aussi ne peut-on admettre qu'un certain nombre de sensations générales, auxquelles toutes les douleurs doivent se rapporter; telles que celle d'une tension plus ou moins forte, de la pesanteur, de l'engourdissement, du froid, du frémissement, de la palpitation, du chatouillement, de la pulsation, de l'élancement, de la chaleur, de l'ardeur, du feu, de l'érosion, de la piqûre, de l'incision, de la contusion [1]. Archigène, leur appliquant la dénomination des corps savoureux, les distinguait en douces, acides ou amères [2]; et l'on dit même encore aujourd'hui une douleur amère, et l'amertume de la douleur.

Phénomènes de la douleur dans la partie qui souffre. Quoique le tableau des différences de la douleur ne soit pas sans intérêt pour la connaissance précise de ses causes [3], il ne peut servir à donner une véritable idée de son caractère, et l'on doit, pour la bien juger, l'étudier dans l'ensemble des phénomènes qu'elle développe dans l'économie animale, et dans ses différens degrés. Et d'abord il faut convenir que les premiers élémens de la douleur se ca-

---

[1] Galien n'en admettait que quatre : les douleurs pongitive, gravative, tentative et pulsative.

[2] *Mercurialis*, p. 8.

[3] Suivant les anciens, la douleur gravative indique un état de plénitude ou la dominance de la pituite; la pongitive, pulsative ou mordante, fait reconnaître une bile âcre; la chaude et brûlante dépend du sang; celle de tension vient des esprits.

chent souvent sous de trompeuses apparences; une titilation légère, un doux chatouillement [1], une démangeaison plus ou moins forte, en sont quelquefois les seuls indices; et l'on pourrait dire avec quelque vérité, que le plaisir est le premier degré de la douleur, comme la douleur est le dernier degré du plaisir. Mais lorsqu'une fois le point douloureux est formé; lorsque la sensibilité, vivement excitée, a développé de nouvelles forces dans l'organe qui souffre, il devient un centre d'action puissant [2], et l'on voit se développer successivement la rougeur de la peau, le gonflement des vaisseaux, l'enflure du tissu cellulaire, la contraction des muscles, l'impuissance aux mouvemens, l'empâtement, l'inflammation, la chaleur, la fièvre locale, la sueur, le tremblement, des engorgemens squirreux [3], des dépôts, l'atrophie, l'insensibilité ou la gangrène de la partie [4].

Si de tels effets s'observent dans le siége de la douleur, elle en développe de plus importans en- *Phénomènes de la douleur dans les parties éloignées.*

---

[1] Pour se faire une idée des effets du chatouillement, il faut se rappeler que les frères de Moravie, une secte des Anabaptistes, n'osant pas répandre le sang, faisaient mourir les coupables par la continuité du chatouillement. ST-FOY, *Essais sur Paris*, tom. 5, pag. 54.

[2] La douleur attire comme une ventouse. PROSPER MARTIAN, *p.* 106, *Comment. de tumore.*

[3] Baillou a remarqué, qu'après de grandes douleurs il se formait souvent des tubercules squirreux dans quelques parties du corps; *tom.* 1, *p.* 65.

[4] Quelquefois, comme dans la gangrène des pieds décrite par Pott, la gangrène succède immédiatement à la douleur.

core dans des lieux plus éloignés; jamais elle ne peut être une maladie purement locale, parce que les cordons nerveux la transmettent avec une funeste rapidité, dans tous les lieux de leurs distributions. Le cerveau, comme centre de la sensibilité, doit donc être un des premiers organes affectés[1]. A un léger degré la douleur semble augmenter le courage[2], l'intelligence, la mémoire. On a vu des agonisans montrer des connaissances qui leur étaient étrangères, et qui n'étaient que le souvenir de ce qu'ils avaient pu voir ou entendre dans le cours de leur vie[3]. Comme une légère ivresse, elle donne de l'esprit[4]; dans son excès, elle le trouble comme elle; elle amène l'inquiétude, l'impatience, la crainte, le trouble, les songes pénibles, l'insomnie, la terreur, la perte de toute espérance, l'accablement, l'oubli cruel de tout ce que le cœur put aimer, les contractions, les spasmes, les convulsions, la perte de la mémoire, le délire[5], l'épi-

[1] On a remarqué que la pulpe médullaire avait beaucoup plus de mollesse chez ceux qui avaient souffert de longues douleurs.

[2] *Virescit vulnere virtus.* LUCAIN, *Pharsale.*

[3] Fernel, Erasme, Wepfer, Tissot, en citent de nombreux exemples. *Voyez dans la collection des ouvrages de ce dernier,* tom. 13, p. 317.

[4] Elle augmente le jeu de tous les organes. Un célèbre théologien, après une vive inflammation de l'œil, voyait la nuit aussi bien qu'en plein jour. *Ephémér. C. N. déc.* 1, *ann.* 1, *obs.* 77. — Garengeot parle d'un homme qui, ayant beaucoup souffert de la pierre, conserva dans tout le corps une excessive sensibilité.

[5] Thucydide dit que dans la peste d'Athènes, plusieurs de ceux qui guérirent, oublièrent leur nom et ce qu'ils étaient. GALIEN, *de sympt. causis,* liv. 3 in fin.

lepsie[1], l'agitation ou la concentration du pouls, la fièvre, la sueur, le roulement d'entrailles, les palpitations, maux de cœur, vomissemens, défaillances, tout ce qui annonce enfin les commotions profondes de la sensibilité.

Ces maux ne viennent point à la fois, ils se succèdent avec une fatale rapidité; nés de la douleur, chacun d'eux en forme une nouvelle; leur accablante réunion empoisonne tous les instans du malheureux qui la supporte : pour lui le temps ne vole plus; il se traîne avec lenteur sur de longues minutes et d'éternelles heures. Vainement il invoque la nuit et ses ténèbres, elle n'amène point le repos[2] : son silence ne rend que plus aigus les accens de son désespoir. Ce calme effrayant, image de l'éternel repos, cette espèce d'abandon de la nature entière, ce séjour dans un lit qu'un moment peut changer en tombeau, tout ajoute, dans son ame affaiblie, au pénible sentiment de ses maux[3]; il ne peut les oublier. Sa raison, qu'il vou-

Phénomènes de la douleur dans la nuit et le sommeil.

---

[1] Chez les enfans, les douleurs de dents en sont la cause la plus ordinaire. J'ai connu un jeune homme très-bien fait, bien constitué, qui, dans la première et seconde dentition, avait pris un accès épileptique à chaque issue d'une dent nouvelle. Sauvages parle d'un soldat qui devint épileptique par la douleur de la bastonnade; *tom.* 1, *Nosol.*, *p.* 584. J'ai vu le tétanos succéder à une vive douleur, et Morgagni en cite un exemple, *de sedibus et causis*, tom. 3, p. 150.

[2] Ah qu'une nuit est longue à la douleur qui veille !

[3] Un jeune médecin qui portait un anévrisme au cœur, passait d'effroyables nuits. Chaque palpitation que je sens, disait-il, semble me plonger plus avant dans ma fosse.

drait égarer dans le sommeil, lui reste tout entière ; il n'a que des accablemens ; et c'est par lassitude de souffrir qu'il ferme, quelques momens, sa paupière appesantie. Ah ! taisez-vous maintenant, vous qui veillez autour du lit où l'homme de la douleur repose ! gardez-vous de troubler son sommeil ! ils sont bien peu assoupissans les pavots qui le lui procurent : déjà sa poitrine est oppressée ; de longs soupirs s'en échappent ; une sueur épaisse couvre son front ; la pâleur de ses joues se teint d'une couleur livide ; son sein palpite, ses membres frissonnent ; il s'agite, il souffre ; il rêve qu'il souffre : l'attitude qui l'avait soulagé lui devient insupportable ; il en cherche une meilleure ; et dans ce pénible effort le sommeil fuit, et la douleur a ressaisi sa proie.

Phénomènes
de la douleur
sur le visage. Mais c'est surtout dans l'altération du visage qu'elle se peint en traits qui ne sont point équivoques. Un peintre voila celui d'Agamemnon au sacrifice d'Iphigénie ; il sentit qu'il n'est point de pinceau pour exprimer la douleur d'un père. L'art fut plus heureux dans le groupe de Laocoon, et dans celui de Milon de Crotone ; il y rendit si bien toutes les angoisses de la plus douloureuse sensibilité, qu'on ne peut les contempler un moment sans répandre des larmes. On reconnaît, dans les contorsions de la douleur, ce langage touchant, entendu de tous les peuples, qui donne au malheureux qui souffre, un caractère sacré [1], qui in-

---

[1] *Res est sacra miser.*

voque pour lui la douce pitié et la tendre commisération ; malheur à celui qui feint de ne pas l'entendre ! malheur plus grand à qui n'en est pas
ému ! Et quel cœur aurait-il donc celui qui verrait de sang-froid un être semblable à lui s'agiter
dans les tourmens de la douleur, les cheveux hérissés, blanchis, le front sillonné, l'œil couvert
d'un épais sourcil, cave, éteint, hagard, ou tourné
vers le ciel ; roulant une larme brûlante, cachée
sous une paupière enflammée, les narines dilatées,
les joues déprimées, les muscles tendus, la bouche
ouverte, les lèvres tremblantes, toutes les rides
de la vieillesse, enfin, marquées sur une peau sèche, jaune, écailleuse, et tachée, pour ainsi dire,
avant la mort, par la terre des tombeaux ?

Ah ! sans doute, pour émouvoir notre sensibilité, la nature n'avait pas besoin d'ajouter à ce
terrible tableau les mouvemens désordonnés, les
cris, les plaintes et les supplications : ces signes
sont infidèles ; ils peuvent être imités par celui qui
veut jouer la douleur ; on ne les retrouve pas dans
ses derniers excès ; la nature est muette alors [1],
comme si elle n'avait plus de secours à demander [2].
Ils se taisent devant une forte volonté de l'ame ;
ils sont nuls dans ces actes nés d'une pensée forte,

Les cris sont des signes infidèles de la douleur.

[1] Niobé qui vient de voir mourir ses quatorze enfans, est
changée en rocher.

[2] Curæ leves loquuntur, ingentes stupent.

SÉNÈQUE, *dans Hippolyte, act.* 2, *scèn.* 2.

La douleur qui se tait n'en est que plus funeste.

Andromaque de RACINE.

qui ne peignent souvent que la distance qu'il y a du génie au vulgaire, qui étonnent par le peu de rapport que l'on voit entre notre conduite et ses motifs apparens, et que l'on a nommé *fanatisme*.

Mutius-Scevola parle long-temps sans s'émouvoir, et sa main brûle sur un brasier. Cranmer, archevêque de Cantorbéry, tient la sienne immobile au milieu des flammes jusqu'à ce qu'elle tombe en cendres. Thomas Hauke fait signe à ses amis, au milieu du bûcher, que la douleur est supportable [1]. Les Iroquois affectent de la braver dans les supplices ; les martyrs des chrétiens, la secte des stoïciens en offrent les plus sublimes exemples. On a vu les mêmes effets naître d'un sentiment d'amour-propre ou de vanité. Un jeune Lacédémonien se laissa déchirer la poitrine pour ne point découvrir le vol qu'il avoit fait d'un renard [2]; le gladiateur blessé dans l'arène, déguisait sa douleur et cherchait à mourir avec graces. J'ai vu les yeux de quelques témoins [3] donner du courage, au milieu d'une opération, à l'homme qui en avait le moins : des soldats français ont chanté sous le fer qui les privait d'un membre ; l'un d'eux, à qui je coupais un bras, se félicitait d'épargner un gant. Une femme, et son courage était plus vrai peut-être, supporta, sans pousser un soupir, sans interrompre sa prière, vingt minutes de la plus dou-

---

[1] Millot, Hist. Romaine, Élémens de l'Hist. d'Angleterre.

[2] PLUTARQUE, Vie de Lycurgue.

[3] L'œil du public est aiguillon de gloire ;
   On est plus grand quand on est regardé.

loureuse opération de cancer : ma main était lassée, son courage ne l'était pas. Cent fois de pareils exemples se sont répétés à mes yeux, et toujours le plus grand nombre était chez les femmes [1] ; comme si, dans ce sexe charmant, la sensibilité était toute au cœur, ou qu'il lui fût aussi naturel de ressentir la douleur que d'inspirer le plaisir.

Pour opposer ainsi à la douleur un front inalté-rable, il faut sans doute une ame forte et résignée; mais peut-être aussi ceux qui en donnent les exem-ples, trouvent-ils un appui dans un certain degré d'insensibilité nerveuse. En général, ce ne sont pas les hommes les plus fortement constitués qui la supportent le mieux. Hercule remplit le mont Œta de ses cris ; il ne peut soutenir la douleur, et se consume sur son bûcher. Un homme robuste mourut au milieu des efforts faits pour réduire une prétendue luxation du genou [2]. Deux hommes athlé-tiques périrent de douleur peu de momens après l'opération de la taille ; et j'ose croire que la promp-titude avec laquelle on la fit put en être la cause. Sans doute il faut que la main soit légère ; il faut que le sillon que trace un fer bienfaisant se fasse avec rapidité ; mais quand la douleur

Les hommes les plus forts supportent mal la dou-leur.

---

[1] La sensibilité, chez les femmes, dépend souvent beaucoup de leur position physique ; elle est plus vive à l'époque des règles et dans le temps de la grossesse. Ces idées seront présentées avec le plus grand développement, par mon excellent ami, le docteur Parat, dans un Mémoire sur l'histoire naturelle et médicale de la grossesse, dont il doit bientôt faire jouir le public.

[2] Jean-Louis PETIT, *Traité des maladies des os.*

qu'il doit produire est atroce , on diminue son danger peut-être en prolongeant sa durée, et l'ame semble moins sentir le fardeau dont on la charge, quand c'est avec degrés qu'on en augmente le poids.

On ne s'égare point en suivant la nature , et le conseil que nous donnons ici est le sien : régulière jusque dans ses altérations , elle gradue toujours la douleur qu'elle donne ; elle la coupe par des intervalles de repos; en la rendant aiguë , elle la promet moins durable [1]; c'est un présage que savent concevoir les goutteux , à qui l'expérience apprend que leurs plus violens accès sont aussi les plus courts. Et comment pourrait-on, sans ces précautions bienfaisantes de la nature , supporter seulement les douleurs d'un panaris qui se forme , d'une dent qui se détruit, ou celles plus cruelles encore qui conduisent au bonheur de la maternité? Sa prudente lenteur fait taire toutes les alarmes; elle éloigne l'idée du danger; elle inspire ce courage, cette forte volonté de guérir que Sénèque appelait le commencement de la santé , et qui rend la douleur moins dangereuse; elle est la source enfin de cette opiniâtreté que l'on apporte souvent à refuser de guérir , par une opération légère , une maladie dangereuse [2] et cruelle,

---

[1] Parce que le nerf est plutôt détruit. — Les grandes douleurs, dit Hippocrate, finissent vîte , parce qu'elles refroidissent ou tuent la partie , tandis que les douleurs lentes l'enflamment. Montaigne disait, dans le même sens : Une vive douleur ne dure pas long-temps, elle met bientôt fin à soi ou à toi.

[2] Il est de fait qu'un coup de bistouri semble plus douloureux

tant il est peu dans le cœur humain de donner
son consentement pour souffrir.

Les intervalles de repos que laisse la douleur, sont une suite nécessaire des lois de l'organisation; nos parties n'ayant qu'un certain degré de sensibilité, la consument d'autant plus rapidement, qu'elles ont reçu des impressions plus fortes; elles ne peuvent éprouver des sensations nouvelles, qu'en retrouvant dans le repos la force qu'il faut pour sentir : toutes les douleurs sont donc nécessairement périodiques. Ce caractère s'observe surtout dans les migraines et dans les maux de dents; le rhumatisme tourmente dans les temps humides; le mal vénérien dans la nuit [1]; la goutte a ses accès; le cancer n'élance pas toujours; les douleurs de l'acouchement permettent des momens de sommeil; la pierre ne fait souffrir que par intervalles; et la fable a peint Sisyphe respirant quelquefois sur son rocher. Les distances que les retours de la douleur mettent entre eux n'ont rien de régulier, à moins que celle-ci ne soit une vraie fièvre locale, comme on le voit dans toutes les parties du corps humain, mais principalement dans la tête, les yeux et l'estomac, dont les douleurs ne cèdent souvent qu'à l'usage constant des fébrifuges [2].

Toute douleur doit avoir des intervalles de repos.

que dix coups d'épée; et j'ai vu souvent l'homme qui venait de se battre avec courage trembler à la vue d'une lancette préparée pour le soulager.

[1] Stoll a remarqué dans plusieurs malades, que la douleur ne se faisait sentir que le jour. *Ratio medendi*, part. 3, p. 3o1.

[2] Les douleurs qui s'exacerbent dans les fièvres tierces, de-

La douleur permanente n'est donc point dans la nature, et son éternité ne peut être conçue que par un Dieu. Elle se détruit par ses propres excès [1]. C'est en vain que l'on a voulu calculer tout ce que l'homme pouvait en supporter sans mourir; l'ame qui n'a à lui opposer qu'un certain degré d'énergie, trompe tous les calculs de la férocité, et lui échappe par une défaillance. Ainsi, plus d'une fois, les tyrans ont frémi en voyant cet heureux abandon des forces, suspendre pour leurs victimes les tourmens prolongés du supplice, et placer sur des traits altérés par la douleur, l'image d'un paisible sommeil. Ainsi, plus d'une fois, nous avons béni cet accablement salutaire, qui, au milieu des angoisses d'une opération cruelle, venait ravir à la douleur l'infortuné qui en était l'objet, et rendre moins affligeans les devoirs de nos pénibles fonctions.

Il est, à la vérité, des maux qui ne guérissent jamais; mais la douleur n'y est point permanente; l'habitude émousse ce qu'elle avait d'aigu [2]. On souffre davantage d'une écorchure récente et légère, que du plus vaste ulcère habituel; et c'est à cette certitude peut-être qu'on doit attribuer en général

viennent tiercennaires. HIPPOCR. *Coaques. Comm.* de PROSPER MARTIAN, p. 374.

[1] C'est pourquoi l'on regarde comme un signe fâcheux la disparition subite de la douleur; elle fait craindre ou une métastase ou la gangrène.

[2] Les douleurs anciennes sont froides, les récentes sont chaudes. HIPPOCR.

le peu d'intérêt que les incurables inspirent : car tout le cœur humain est volage, même dans sa pitié ; on veut des douleurs qui finissent ; l'ame ne peut soutenir des émotions trop-prolongées, et se lasse de voir toujours souffrir ; les premiers soins que réclame un infortuné sont donnés par le sentiment ; il est facile d'être humain une fois, l'héroïsme est de l'être long-temps. J'ai vu, dans le sein des familles, des êtres chers à tout ce qui les entourait, devenir importuns par la continuité des maux ; j'ai entendu leur reprocher leurs plaintes ; j'ai vu la négligence et le dégoût entourer le vieillard infirme et souffrant ; j'ai deviné quel motif engageait à demander le temps qu'il pouvait vivre ; et quand l'heure du trépas a eu sonné pour lui, sur son cercueil, hâté par mille vœux , j'ai vu couler les fausses larmes. O vous qui m'entendez! si jamais la nature ennemie vous condamnait à d'incurables douleurs, apprenez à suspendre vos plaintes et vos cris ; songez à épargner ceux qui vous entourent ; ne leur offrez pas constamment le spectacle d'un supplicié ; que le sourire de la gaîté vienne parfois sur vos lèvres ; prouvez qu'on vous rend des soins fructueux ; dites quelquefois que vous êtes bien, feignez-le si vous ne le sentez pas[1] ; cet aveu consolateur flatte ceux qui vous servent, il soutient leur courage ; et la main de l'humanité paraît plus douce et plus légère, quand le

---

[1] Personne ne fut plus aimable que Scarron, pendant la longue vie qu'il consacra à la douleur.

cœur peut quelquefois sourire à l'heureux succès de ses soins.

Dangers de la douleur. Avoir dépeint la douleur, Messieurs, c'est vous avoir parlé de son danger : il est grand, sans doute, puisqu'un accès suffit pour donner la mort, et que cette cruelle terminaison paraît souvent le bien suprême au malheureux qui souffre ; mais, en l'invoquant à grands cris, ce n'est pas elle qu'il appelle ; il ne veut que la fin de sa douleur quand il croit désirer la mort ; et si son spectre hideux se présentait à lui, cnmme le bûcheron de la fable, il le ferait servir à recharger son bois. Les accès douloureux, en se répétant, n'amènent pas un danger moins sûr : poison plus lent ; ils minent la vie, comme la goutte d'eau pénètre le rocher [1] ; ils troublent les digestions ; ils en détournent ou en corrompent les produits ; les organes ne sont plus nourris ; la fièvre consume les sucs qu'ils devaient recevoir ; le système nerveux se maintient dans un érétisme constant ; et l'affreuse maigreur augmente chaque jour, jusqu'à ce que la dernière étincelle de vie s'éteigne devant le dernier souffle de la douleur.

Circonstances qui font varier son danger. La promptitude avec laquelle ces effets désastreux se produisent n'est pas toujours la même ; le caractère ou la permanence des causes d'irritation, l'âge plus ou moins tendre du sujet, son sexe et le tempérament dont il est doué, l'intégrité ou l'altération de ses organes, peuvent les hâter beau-

---

[1] *Gutta cavat lapidem non vi sed sæpè cadende.*

coup ou les suspendre. En général, une ame forte
et vigoureuse, beaucoup de gaîté, rendent le danger moins grand : ce fut la gaîté qui soutint Scarron pendant le cours orageux de la plus longue
vie, et qui enfanta, pour ainsi dire, au sein des
plus vives souffrances, le Roman burlesque et
l'Enéide travestie. Mais quand l'ame, affaissée sous
le poids de la douleur, est encore déchirée par
les souvenirs amers, par les pensées funestes, par
la prévoyance cruelle; quand elle ne trouve plus
en elle la constance qui double le courage, la patience qui le soutient, l'espoir qui le console,
alors il faut mourir, et la douleur est un poison
contre lequel il n'est point d'art.

Nous n'abandonnerons point cependant à la marche lente du temps, le soin de lui donner des
bornes, et nous oserons lui chercher un remède.
Un remède à la douleur ! Oh ! qu'il serait grand
et sublime, qu'il serait digne d'admiration et de
respect, l'homme qui la maîtriserait toujours! Qu'a-
vec plaisir je voterais pour son autel ! Sans doute
il eut cet empire sur elle, cet Esculape fameux,
dont la reconnaissance fit un dieu; il sut deviner
la nature, par qui seule on apprend à guérir. L'art,
imitateur fidèle, n'a de procédé que les siens;
elle guérit la douleur par les hémorragies, et l'art
l'imite par les saignées; il amène, par d'amples
boissons et par les bains, les heureux effets de ces
sueurs salutaires; nos émétiques et nos évacuans
divers ne sont qu'une imitation de ses vomissemens
spontanés et de ces évacuations critiques; nous as-

soupissons la douleur par des narcotiques, elle la charme par le sommeil; nos vésicatoires, nos cautères et nos sétons imitent nos éruptions bienfaisantes dont elle charge la peau; nous entamons par des incisions le tissu de nos parties, comme elle ouvre par des dépôts; enfin, lorsque nous sacrifions, par le fer ou par le feu, un organe qui ne doit plus vivre, nous l'imitons encore dans l'heureux emploi qu'elle fait de la gangrène et de la nécrose.

Cure de la douleur symptomatique. Pour appliquer avec succès à la douleur les moyens curatifs de l'art, il faut bien distinguer les cas où elle existe par elle-même, de ceux où elle vit sous la dépendance d'une autre affection; symptomatique alors, elle cède avec la maladie qui l'a fait naître, et ne présente pas d'indication particulière. Ainsi, les points douloureux que développent les inflammations diverses, ceux qui s'attachent à la goutte, aux rhumatismes, aux affections vénériennes, ou aux fièvres de différens caractères, disparaissent avec les maladies dont ils dépendent, à moins que l'excès de leur intensité n'en forme un symptôme dominant, contre lequel doivent se diriger les premières ressources de l'art, et ne l'assimile ainsi à la douleur essentielle.

Comment l'art agit contre la cause de la douleur. Quoi qu'il en soit de la cause qui la produit, c'est toujours à la détruire que la première idée s'attache, et cet heureux résultat peut avoir lieu toutes les fois que cette cause est assez accessible pour être enlevée sur-le-champ. La dent que ronge la carie, le corps étranger qui s'enfonce dans les chairs, le poids qui pèse sur nos parties, produisent d'atroces douleurs qui cèdent comme par enchantement à l'adresse de la main; une légère saignée, un vomissement spontané, une constipation détruite, emportent souvent la plus cruelle douleur de tête; celle que produit un dépôt se calme sous le fer qui le divise; l'hydropique, suffoquant sous le poids de l'eau, respire dès qu'elle s'écoule par une voie salutaire; la sonde apaise sur-le-champ les inconcevables douleurs de la rétention d'urine; et le malheureux que déchire un calcul pesant, doit la fin de toutes les siennes au couteau bienfaisant qui l'en délivre.

Avouons - le cependant : notre art serait trop beau, notre ministère trop envié, si nous avions toujours sur la douleur un empire aussi prompt. Ses excès cruels et sa fatale durée ne prouvent que trop souvent combien nous sommes loin de cet heureux empire; les causes qui la produisent nous sont pour la plupart inconnues; ou, cachées dans la profondeur de nos organes, elles ne peuvent en sortir que lorsqu'élaborées par toutes les forces de la vie, elles ont été soumises à une coction salutaire, qui leur permet de s'échapper par les voies des excrétions : l'art de guérir, alors, n'a que des moyens auxiliaires à fournir; il atténue la douleur par des remèdes généraux; il déplace la sensibilité par de plus fortes irritations; il la suspend par des moyens assoupissans, ou si tous les secours sont employés vainement, il consume par le feu le siége de la douleur, ou l'emporte avec le fer.

Parmi les moyens généraux propres à combattre la douleur, la saignée tient le premier rang; si elle ne la détruit pas constamment, elle la soulage presque toujours [1]; elle relâche la peau, dispose à la sueur, fait cesser le spasme, ouvre le tissu cellulaire, désemplit le système sanguin, modère les oscillations du cœur, rend la fièvre plus légère, ouvre les organes excréteurs, et dispose au sommeil. Faite de bonne heure, elle peut suffire seule, surtout si le sujet est jeune, robuste, sanguin et la maladie du caractère inflammatoire. Hippocrate voulait qu'alors on la poussât jusqu'à la défaillance [2], ce qui n'est pas sans danger dans les hommes capables de supporter une longue perte de sang, et peut laisser pour long-temps une impression de faiblesse sensible dans tous les organes. Les petites saignées multipliées ont paru préférables. Sydenham guérit par elle la fièvre varioleuse de 1761, 67 et 69. Un chirurgien de cet hôpital eut la main transpercée par un canif; la douleur s'éteignit sous huit saignées répétées qu'ordonna M. Dussaussoy; et la nature, manquant de force pour produire l'inflammation, n'eut que celle de réunir en trois jours les lèvres de cette plaie dangereuse. Il a fallu quelquefois jusqu'à dix-huit ou vingt saignées dans le plus court espace de temps, pour éteindre la douleur d'une esquinancie ou d'un

---

[1] Dans la fluxion de poitrine, la première saignée, en augmentant la liberté de la circulation dans le poumon, rend souvent la douleur plus aiguë, mais la seconde saignée la calme.

[2] *De hemorroidibus. — De victu in acutis.*

point pleurétique. Ces exemples sont rares cependant, et la main qui verse le sang doit toujours être avare. Tissot a remarqué [1] que des saignées trop fortes augmentent la sensibilité ; il est au moins vrai qu'elles laissent dans tout le genre nerveux une mobilité, une susceptibilité d'impressions dont les femmes donnent de si funestes exemples, après des règles trop abondantes ou une hémorragie utérine. Galien recommande surtout que la saignée soit légère si le malade est affaibli, la douleur ancienne, et les humeurs du sujet portées à l'acrimonie. En général, ce sont les veines que l'on ouvre; la section de l'artère temporale, applicable à quelques douleurs de tête, est la seule exception à cette règle [2]. Dans les scarifications, on coupe aussi quelques artères superficielles, ce qui, selon plusieurs médecins, leur donne une efficacité qu'on ne trouve point dans la saignée, et qui motive la préférence que leur donnait si souvent Marc-Aurèle Séverin [3]. L'acupuncture [4] et les sangsues offrent de pareils avantages; comme les scarifications, elles conviennent dans les douleurs anciennes, fixées dans les sujets faibles et peu

Les scarifications. L'acupuncture. Les sangsues. Les ventouses.

---

[1] Maladies nerveuses, *tom.* 2, *pag.* 124, *part.* 1.

[2] Il faut tirer beaucoup moins de sang, parce que la perte de celui qui s'échappe d'une artère affaiblit beaucoup plus. Hippocrate avait déjà donné ce conseil, disant: *Cerebrum esse glutinosum, frigidique metropolis.*

[3] De la médecine efficace, p. 159.

4 Les Japonais enfoncent des aiguilles jusque dans l'estomac, pour les douleurs de cette partie.

sanguins; elles se placent à volonté sur l'organe qui souffre [1] ou loin de lui, et peuvent se répéter sans danger. Trente sangsues que j'appliquai sur un genou contus arrêtèrent rapidement les progrès d'une douleur qui pouvait devenir funeste; et je connais peu de praticiens qui n'aient de pareils exemples à citer. Les ventouses sèches ou scarifiées doivent être assimilées à ces moyens évacuans du sang; si elles ne produisent pas toujours son issue extérieure, elles ne le déplacent pas moins de ses vaisseaux pour l'attirer dans le tissu cellulaire, et sont un remède puissant de la douleur. Hippocrate les recommandait pour celles qui se fixent à la peau; Galien, dans celles du ventre et de la matrice; Avicène, dans la sciatique. Bénédictus les mettait sous le menton pour le mal de dent; Paul et Razès sur le ventre, dans la colique et le miséréré [2]. Roderic-Afonseca [3] se guérit lui-même d'une colique violente, par des ventouses sur l'ombilic; et c'est à elles que j'ai dû plusieurs fois le soulagement de maux de reins invétérés.

Remèdes évacuans. Les remèdes qui provoquent le vomissement et les selles, si utiles dans les douleurs anciennes ou symptomatiques, conviennent peu aux douleurs essentielles et récentes, parce qu'ils portent dans tout le genre nerveux une irritation funeste à la

[1] Marc-Aurèle Séverin guérissait la douleur au front par la saignée de la veine du lobe de l'oreille, et celles des parties basses, en ouvrant les veines du jarret. *Méd. eff.* p. 102 et 123.

[2] Id. de la Médecine efficace, p. 488.

[3] Consult. méd., p. 209.

sensibilité; et s'ils ont réussi tant de fois dans l'atroce colique des peintres, ou dans les engorgemens des articulations, c'est qu'ils ont évacué sur-le-champ la matière acrimonieuse qui fatiguait les entrailles ou rendu à la peau une transpiration supprimée. Quelle que soit la cause pour laquelle on les administre, il faut toujours les placer dans des intervalles de repos; au moment de la douleur ils irritent cruellement, ou donnent des superpurgations. Hoffman vit l'épilepsie suivre un purgatif de mercure doux et de jalap, donné dans les douleurs de la dentition [1].

Les médicamens qui évacuent par d'autres voies, tels que les apéritifs, les diurétiques, les expectorans, les sudorifiques et autres, peuvent être donnés avec plus de hardiesse, suivant qu'ils paraissent appliqués aux causes présumées de la douleur, parce qu'ils ont des qualités moins perturbatrices, et qu'ils sont portés par un ample véhicule qui corrige ce que pourraient avoir d'irritant les substances dont il est chargé.

Les grands bains tièdes et les différentes espèces de topiques relâchans dont on couvre la peau, tiennent un rang distingué parmi les remèdes propres à combattre la douleur [2]; ils agissent avec une grande

Bains et topiques.

[1] HOFFMAN, *Opera omnia*, tom. 1, p. 238. — C'est pourquoi les purgatifs que l'on administre doivent être doux. Le docteur Gilibert, l'honneur de notre patrie, a guéri par l'usage soutenu de l'huile de lin, des rhumatismes chroniques, avec atrophie. *Adversaria medico-pratica*, p. 206.

[2] Si vous voulez calmer la douleur, dit Boerhaave, relâchez la partie. *In Comment. proprio*, *ad* § 228.

efficacité dans les douleurs aiguës, inflammatoires et récentes , soit qu'ils soient préparés avec l'eau pure , ou chargés de décoctions médicamenteuses; soit qu'ils soient faits avec l'huile [1], le lait ou le sang des animaux, sous forme de bains locaux, fomentations, injections, vapeurs, fumigations ou cataplasme. Ils assouplissent la peau, augmentent la transpiration, tuméfient le tissu cellulaire, et calment les nerfs irrités : aussi leur application est-elle inutile, toutes les fois que ses effets ne peuvent s'étendre jusqu'à eux, comme on l'observe dans les douleurs des dents, ou les dépôts des cavités des os. Les relâchans ne conviennent plus dans les douleurs froides et chroniques , dans celles qui se fixent sur les membranes, ou qui caractérisent le cancer, dans celles qui se développent sur d'anciennes cicatrices, ou autour des ulcères habituels, surtout lorsqu'il y a relâchement dans les chairs, état fongueux et disposition à pourriture. Les applications toniques , balsamiques, spiritueuses, volatiles, âcres, obtiennent alors des succès plus réels ; et c'est par des qualités analogues, que les bains et douches d'eau thermale triomphent chaque jour des douleurs dont l'art avait désespéré. Quelque différence qui

Ils sont tous le véhicule d'une chaleur plus ou moins grande.

[1] Si les douleurs rhumatismales étaient moins fréquentes chez les anciens, l'usage plus habituel des bains ; et les huiles dont il se frottaient le corps, en étaient peut-être cause. Il est peu de substances qu'on ait cherché à combiner avec les huiles, pour en faire un remède aux douleurs. Il suffit pour cela de jeter un coup-d'œil sur les pharmacopées anciennes et modernes.

paraisse exister entre chacun de ces médicamens,
ils se réunissent tous dans une propriété commune,
celle d'être le véhicule d'une plus ou moins grande
chaleur : c'est elle qui soulage le panaris, fortement approché d'un brasier; l'ulcère carcinomateux, autour duquel on promène un charbon enflammé [1]; le rhumatisme que l'on frotte devant
la flamme des sarmens. C'est la chaleur qui, dans
de vieilles douleurs, a rendu si efficace le contact
du feu solaire : c'est elle, enfin, qu'Hérodote cherchait dans le bain de sable dont il conseillait [2] souvent l'usage, et dont Auguste, empereur, se servait habituellement pour dissiper des douleurs
sciatiques.

Ce n'est pas toujours avec succès que l'on emploie, contre la douleur, les remèdes généraux.
Leur impuissance ou la lenteur de leur action,
laissent souvent accumuler le danger sur l'organe
qui souffre : l'art doit alors invoquer de plus puissans secours, et c'est à la douleur même qu'il les
demande : elle doit donc être comptée parmi les
moyens curatifs; elle donne au principe de vie
de nouvelles forces, ou les transporte sur un organe moins dangereux; elle déplace la sensibilité;
elle excite un mouvement de fièvre salutaire [3]; elle

Remèdes qui déplacent la douleur, ou la détruisent par une douleur plus forte.

---

[1] L'acide qui se forme par la combustion du charbon, et dont
les bons effets sur les ulcères peuvent être contestés, ne change
rien à ce que nous disons ici des bons effets de la chaleur.

[2] Hist. de la Chirurgie, *tom.* 2, *p.* 340.

[3] La fièvre, disaient les anciens, guérit la douleur par intempérie froide, tandis qu'elle augmente celle par intempérie chaude.

fixe une douleur vagabonde ou l'atténue lentement par l'irritation soutenue de la suppuration. Quelquefois on profite des voies naturelles, des excrétions, pour aller porter jusque dans le centre des cavités une favorable excitation. C'est ainsi que dans les asphyxiés, les noyés, les apoplectiques, on tire grand parti des lavemens âcres, des fumigations de tabac, des alkalis volatils présentés aux yeux, aux narines ou portés dans l'estomac. Plus souvent encore, c'est sur la peau que l'on cherche à exciter la sensibilité qui doit ranimer des organes sans action, ou déplacer une douleur funeste. La grande quantité de nerfs dont elle est pourvue, ses communications avec la peau qui se réfléchit dans l'intérieur du tube intestinal, ses liaisons avec le tissu cellulaire et le système des absorbans, la faculté qu'elle a de servir de voie à l'excrétion la plus abondante du corps humain ; tout enfin concourt à rendre plus efficace l'emploi des moyens d'irritation dont on la charge, et que l'on peut rapporter aux remèdes qui la rubéfient, à ceux qui détruisent son épiderme, et à ceux qui consument toute l'épaisseur de son tissu.

Parmi les rubéfians, les frictions sont, sans contredit, les plus naturels et les plus simples : elles se font dans tous les sens, avec la main, un linge ou une flanelle, secs ou imbibés de substances médicamenteuses [1]. La flagellation a peut-

---

[1] Dans l'émaciation portée à un haut degré, les anciens faisaient usage des douces flagellations avec le plus grand succès.

être plus d'efficacité, en ce qu'elle se rapproche davantage de la douleur, et qu'on peut la graduer plus facilement, en se servant de cordes ou de parchemins noués, de petites baguettes [1], de fouets en plomb ou en fer : ces derniers, lorsqu'ils sont armés de pointes aiguës, produisent, par l'écoulement du sang qu'ils procurent, tous les bons effets de l'acupuncture des Japonais. L'urtication ou la flagellation avec des orties, a réussi dans des cas de douleurs les plus invétérées, sans doute à raison de l'abondante issue de boutons qu'elle détermine. Toutes les substances âcres des trois règnes, que l'on met en contact avec la peau, agissent sur elle comme des rubéfians plus ou moins actifs, suivant leur nature et le séjour plus ou moins long qu'elles y font. Enfin, nous leur assimilerons l'usage de l'électricité [2], et l'application de la torpille noire de mer [3], dont les bons effets dans les rhumatismes, les sciatiques, la

[1] Bartholin dit avoir vu quelquefois des douleurs extérieures se dissiper par l'effet de grands coups de poing appliqués sur les parties douloureuses. *Act. de Copenhague, an.* 1679. *Collect. acad.*, tom. 7, p. 383.

[2] Voyez SAUVAGES, Nosol. *tom.* 2, *p.* 930, 698. — *Mém. Soc. méd.*, t. 2, p. 354. — WANSWIETEN, *t.* 5, *p.* 631, 638, § 1493. — Journal de Médecine, *août* 1782, *p.* 136, 138. — BERTHOLON, de l'Electricité du corps humain, *p.* 314, 320. — BONNEFOY, Dissert. sur l'Electricité, *p.* 125.

[3] Anthero l'appliquait utilement contre la goutte chaude et froide ; Scribonius, contre les douleurs chroniques et violentes de la tête : il en appliquait successivement jusqu'à trois. *Hist. de la Chirurgie*, tom. 2, p. 49.

goutte, la migraine, l'odontalgie, etc., ont été prouvés par une multidude d'exemples.

Le bon effet des rubéfians est tout entier dans l'irritation qu'ils produisent, et dans la phlogose qu'ils déterminent à la peau. Ils réussissent dans les douleurs qui suivent une convalescence pénible, ou qui survivent à la guérison d'un rhumatisme aigu; dans les douleurs froides, suite de transpiration supprimée; dans celles qui tiennent à des éruptions qui ne peuvent se faire ou qui avaient été arrêtées imprudemment. En général, on les applique presque toujours sur le lieu de la douleur : l'irritation qu'ils produisent est trop douce pour être sentie de loin. On les multiplie à volonté et sans danger; et des malades n'ont souvent dû leur salut qu'à la grande étendue de parties que l'art avait rubéfiée.

Moyens qui détruisent l'épiderme. Il faut quelquefois une irritation plus forte que celle que les rubéfians procurent, pour détruire ou déplacer la douleur; et c'est dans l'application des différentes espèces de vésicatoires qu'on la trouve[1]. Outre l'inflammation véritable qu'ils excitent et la commotion plus grande qu'ils donnent à la sensibilité, ils produisent, en brûlant l'épiderme, un écoulement abondant de sérosité, que l'on peut aisément convertir en suppuration soutenue,

[1] Voyez sur les avantages et les inconvéniens des diverses espèces de vésicatoires, un Mémoire de mon savant ami Dumas, professeur de l'école de Montpellier. — Mém. de la Soc. de santé de Lyon, *tom.* 1, *p.* 315 — Et, sur le même sujet, Hoffman, Méd. syst., *tom.* 2, *part.* 2, *p.* 198.

et qui donne la facilité de prolonger, autant que le besoin l'exige, les moyens d'excitation sur la peau. Ils conviennent dans les mêmes circonstances que les rubéfians, mais plus particulièrement dans les douleurs [1] de tête invétérées, qui ne sont point symptomatiques [2], ou qui, formées par des matières âcres et tenaces, existent sans fièvre [3] dans des sujets cacochymes et pituiteux. Ils ont souvent réussi dans les douleurs des oreilles ou des dents, dans les douleurs inflammatoires des yeux, du col, de la poitrine, et en général dans toutes les inflammations qui n'ont pas un caractère décidément phlegmoneux [4].

Si la douleur a conservé quelque mobilité, si

[1] Marc-Aurèle SÉVERIN, *Pyrothec. chir.*, lib. II, p. 8. Lazare RIVIÈRE, *Prax. med.*, lib. II, cap. 16.

[2] Tralles a remarqué qu'ils nuisaient alors, surtout si la céphalalgie est symptôme d'une fièvre aiguë. *De usu vesicant.*, p. 133.

[3] Baglivi a remarqué qu'ils nuisaient généralement lorsqu'il y avait fièvre avec irritation nerveuse; *p.* 652, 653.

[4] Une multitude d'expériences faites dans le cours de six années, et dont je publierai bientôt le résultat, me permettent d'affirmer aujourd'hui que l'application d'un vésicatoire au centre d'une érysipèle enflammée, est le moyen de guérison le plus prompt et le plus sûr; que toujours au moins elle suspend la douleur; qu'elle soulage avec la même promptitude la douleur du phlegmon le plus aigu : mais qu'elle y hâte la suppuration, en diminuant cependant de beaucoup l'étendue de son foyer. Cette méthode que nous avons adoptée dans cet hôpital, l'emporte de beaucoup sur l'usage des émolliens, avec lesquels nous l'avons souvent combinée; et l'on peut s'en procurer une idée, en lisant le tableau qu'en a tracé le docteur Rodamel, dans une dissertation soutenue à Montpellier, pour le grade de médecin, dans le cours de l'an 6, sous le titre d'*Essai pratique sur l'emploi des vésicatoires.*

elle est purement nerveuse ou fixée dans le tissu
cellulaire, si son caractère est trop aigu, si elle
existe encore sous la dépendance d'une humeur qui
ait porté son impression dans toute l'économie animale, on peut appliquer le vésicatoire loin du siége
qu'elle occupe, mais toujours dans des lieux qui
conservent avec lui quelques correspondances. Dans
les cas opposés, il réussit mieux en l'appliquant
sur la douleur même : c'est ainsi qu'on l'a mis sur
la tête, pour la céphalée rebelle; sur le col, dans
les esquinancies menaçantes ; sur le côté, dans le
point pleurétique; sur le ventre, dans quelques
coliques violentes; sur le nerf sciatique enfin, et
dans toute l'étendue de son trajet, pour les douleurs de ce nom.

Moyens qui détruisent toute l'épaisseur de la peau. La douleur ne cède pas toujours à ces moyens
puissans; alors il faut recourir à ceux qui, en-
tamant toute l'épaisseur de la peau, irritent successivement toutes les couches qui la forment,
développent dans le système nerveux de plus fortes
oscillations, et s'ouvrent une voie de suppuration
jusque dans le tissu cellulaire. L'eau, le vin, le
vinaigre ou l'huile bouillans, le lard ou la graisse
fondus, les diverses substances métalliques en
fusion, le soufre, le nitre ou la poudre à canon,
les alkalis caustiques ou les acides minéraux, les
mèches, le coton ou les végétaux enflammés, le
charbon ou le fer rouge à blanc, ont été alterna-
tivement employés pour détruire la peau dans les
douleurs; et si l'on ne se sert aujourd'hui que des alkalis caustiques, du coton enflammé et du fer rouge,

c'est que ce sont ceux qui réunissent le plus d'avantage et le moins d'inconvéniens. Les caustiques, en ne les considérant que comme moyens d'irritation, conviennent moins contre la douleur, quoiqu'à la longue ils aient soulagé des migraines anciennes et des rhumatismes chroniques ; mais cet heureux effet est le produit de la suppuration qu'ils déterminent ; et lorsque l'aiguillon de la douleur est pressant, la patience du malade ne peut aller jusque-là : il faut alors appliquer le feu, soit avec le fer rouge ou cautère actuel, soit avec le coton enflammé ou moxa. L'irritation forte qu'il procure change brusquement la direction de la sensibilité [1], et procure presqu'aussitôt la cessation de la douleur [2]. Des céphalées cruelles ont cédé à l'application du feu à la nuque [3]. Homberg en a vu guérir une par accident qui mit le feu aux cheveux [4]. Les anciens guérissaient la douleur de dents, en cautérisant le lobe de l'oreille. Le même moyen, employé sur quelques nerfs de la face, a guéri le tic douloureux. J'ai vu un Napolitain, suffoquant et courbé sous la douleur d'un rhumatisme fixé sur la poitrine, respirer à son aise et reprendre

---

[1] Les douleurs cessent par le moyen du feu, dit Marc-Aurèle Séverin, comme la faim par le potage. *Id.* p. 343.

[2] Les Japonais seraient malheureux si on les privait de leur moxa. Ils éludent par lui, et charment presque toutes leurs douleurs. *Hist. chirurg.*, tom. 1, pag. 88.

[3] Il serait, dans tous les cas, imprudent de l'appliquer sur le crâne : la funeste tentative de Dehaen doit en éloigner.

[4] SAUVAGES, Nosol, *in-4.°*, *tom 2 ; p. 11.*

son attitude naturelle, à mesure qu'un moxa brû-
lait à la partie postérieure du dos. Le savant Louis
suspendit, comme par enchantement, les douleurs
d'un miséréré, en en consumant un sur l'ombilic.
Marc-Aurèle Séverin avait appliqué jusqu'à quatre
boutons de feu autour de la même partie, dans
une colique violente. Hippocrate [1], et après lui
Celse, Prosper Alpin, Marc-Aurèle Séverin, Kœm-
pfer, voulaient que l'on attaquât la douleur sciatique par le feu, comme le seul moyen d'éviter
la claudication. Zacutus Lusitanus [2] et Fabrice de
Hilden [3] n'ont pu calmer que par lui, d'atroces
douleurs dans le pied. Peut-être se plaindrait-on
avec raison de l'emploi aujourd'hui trop peu fréquent de ces moyens salutaires [4], beaucoup moins
douloureux qu'on ne croit [5], et vers lesquels devrait ramener plus souvent l'insuffisance de nos
moyens ordinaires.

Moyens qui atténuent la sensibilité. Si l'art a vainement épuisé contre la douleur toutes les ressources indiquées, il lui reste encore,

---

[1] *Lib.* 6, *aphor.* 60.

[2] *Opera omnia*, in-fol. *in fine operis*, p. 89.

[3] *Opera omnia*, in-fol. p. 282.

[4] Beaucoup de gens disent comme Montaigne : « Je n'aime
» point à guérir le mal par le mal; je hais les remèdes qui im-
» portunent plus que la maladie. Etre sujet à la colique, et s'abs-
» tenir de manger des huîtres, ce sont deux maux pour un. Le
» mal nous pince d'un côté, et la règle de l'autre. »

[5] M. Cartier, mon successeur et mon ami, a remarqué judi-
cieusement que les cris arrachés par l'application du feu appartiennent aux tons graves, tandis que ceux qu'on donne à la douleur de l'instrument tranchant appartiennent aux tons aigus.

pour agir avec succès, l'ensemble de tous les moyens qui peuvent émousser ou suspendre la sensibilité de celui qui la supporte. Quelquefois ils triomphent seuls; au moins soulagent-ils toujours; ils donnent à l'art le temps de se reconnaître, à la nature celui de prendre de nouvelles forces et de préparer les moyens ordinaires de guérison; enfin, par le sommeil forcé qu'ils procurent, par le calme qu'ils jettent dans tous les sens, par les idées de plaisir qu'ils rappellent, ils sont le triomphe de l'art [1] et la seule consolation de ceux pour qui il n'en existe plus.

On agit contre la sensibilité par l'emploi des remèdes narcotiques et des calmans, par l'usage bien dirigé des six choses non naturelles et par les secours moraux.

Des narcotiques.

L'opium et ses différentes préparations forment presque seuls la classe la plus efficace des remèdes narcotiques ou assoupissans. Ce que nous avons dit jusqu'à présent indique assez et leur utilité, et les cas dans lesquels ils peuvent convenir : aussi sera-ce plutôt de leur abus que nous aurons à nous entretenir; car la vue de la douleur est un spectacle si pénible, le désir de la combattre est si grand, que celui qui en prescrit le remède est bien tenté d'être prodigue. Qu'elle soit cependant avare, la main qui donne l'opium, surtout si la douleur est symptomatique [2], le sujet jeune, ro-

Opium et ses différentes préparations.

---

[1] *Mancam sine opio medicinam* Sydenhamus *statuit.*

[2] Gardez-vous surtout de l'opium, si la douleur est un symp-

buste, sanguin, les solides tendus, s'il y a tur-
gescence ou acrimonie du sang, saburres dans les
premières voies, constipation, phlogose, diposi-
tion aux mouvemens critiques. Une dose trop forte
ou une mauvaise application procurent des nausées,
des cardialgies, l'insomnie, l'agitation du sommeil,
le délire, la suppression des évacuations et des
mouvemens critiques; elles fixent la cause de la
maladie ou la rendent plus rebelle; donnent lieu
à des métastases[1], à des sueurs excessives, au vomissement, aux convulsions, aux échimoses, à
la rupture des vaisseaux, l'apoplexie et la mort.
Long-temps continué et ménagé par degrés, on
peut en supporter de très-fortes doses; mais il affaiblit toutes les facultés intellectuelles, et développe une sorte de rachîtisme que le baron de Tott
a fort plaisamment décrit dans ses Mémoires sur
la Turquie[2]. Aussi, pour corriger ses mauvais effets,
Galien et Alexandre de Tralles [3] conseillaient-ils
de l'unir toujours aux plus puissans anti-spasmodiques, tels que le camphre et le castoréum. Magatus [4] voulait qu'on l'associât aux remèdes propres

tôme utile : car, dit Galien, on ne doit combattre ces symptômes
que quand on a des raisons pour se méfier des forces du malade;
et alors il faut commencer par les narcotiques les plus doux, et
qui peuvent avoir des qualités contre la maladie, comme la thériaque, le mithridate. GALIEN, 12, *méth.* 1.

[1] L'observation en a souvent été faite dans les douleurs de
goutte.

[2] Mémoire du baron de TOTT, *première partie, page* 118.

[3] Histoire de la Chirurg., *tom.* 2, *p.* 615, 789.

[4] *De rara medicatione vulnerum*, tom. 1, p. 482.

à la maladie, et beaucoup de praticiens préfèrent à l'opium en nature, les sages combinaisons qu'on lui a fait subir dans la thériaque, le diascordium, le laudanum de Sydenham, ou les pilules de Cynoglosse. Lorsque la douleur est bien aiguë, on peut unir à l'usage interne de l'opium, son application extérieure [1]; mais celle-ci ne doit point être faite sans méthode; elle doit être mesurée avec soin, si l'on veut se garantir du danger d'une trop forte résolution [2].

Le vin a presque toutes les qualités et tous les dangers de l'opium. Galien le conseillait souvent dans les douleurs des yeux et de la tête; mais il voulait qu'on lui associât quelque nourriture solide, pour corriger ses effets nuisible, comme dans le mélange que les anciens appelaient *Cyceon* [3]. Les buveurs de profession savent y trouver un remède à tous leurs maux; et il n'est personne qui n'ait quelquefois éprouvé tout le charme d'une légère ivresse, et combien est profond le sommeil qui la suit [4]. Le vin peut donc être administré dans tous les cas où l'opium semblerait convenir, et il le serait plus souvent sans doute, s'il était narcotique à plus petite dose. Ses qualités nutritives, stomachiques et la facilité avec laquelle il passe dans

Le vin.

[1] Magatus proscrit son usage comme topique, surtout dans les plaies où il croit qu'il favorise la gangrène. *Id. p.* 483.

[2] Zacutus Lusitanus a vu la mort occasionnée par quelques grains d'opium introduits dans l'oreille. *Opera*, in-fol. p. 16.

[3] *Comm. in b.* 6. HIPPOCR. *de morb. vulg.*

[4] HIPPOCRATE, *liv.* 2, *de diæt.* 9, 1, 2.

les secondes voies, devraient peut-être lui mériter la préférence dans les sujets faibles, maigres et qui ont besoin d'être soutenus.

L'application de la glace ou l'exposition à un air très-froid, peuvent être comptés au rang des plus puissans narcotiques, Hippocrate [1] conseille les amples aspersions d'eau froide sur les tumeurs des articles et les douleurs sans ulcères. Zacutus Lusitanus [2] a soulagé les plus violentes coliques par l'usage intérieur de la glace et son application sur le ventre. Le même moyen m'a réussi dans de semblables cas; j'ai calmé par lui les douleurs intolérables d'un anévrisme faux, et celles d'un ganglion nerveux sur le pied. Hoffman [3] a soulagé par d'amples boissons d'eau froide, la céphalalgie, les douleurs de goutte, le rhumatisme et les douleurs hystériques. Enfin, tous ceux qui ont voyagé dans le nord savent combien est grand le penchant au sommeil, amené par un froid rigoureux et combien la mort frappe rapidement les imprudens qui s'y livrent. Nous placerons donc le froid au rang des narcotiques dont on doit user avec le plus de réserve, parce que, plus qu'un autre, il peut produire des résolutions, des métastases, la gangrène ou la mort; et nous bornerons les cas où il peut convenir aux douleurs venteuses, nerveuses par atonie, ou à celles qui sont avec in-

[1] Sect. 5, aphor. 25.

[2] *Opera omnia*, in-fol. p. 47.

[3] *Opera omnia*, tom. 1, p. 475.

flammation légère et sans matières [1], comme la chaleur fébrile, un coup de soleil, etc.

Les remèdes qui ne sont que calmans ont des effets moins frappans, mais souvent beaucoup plus prompts que les narcotiques; ils doivent toujours les précéder et les remplacer dans les cas où leur emploi serait dangereux : mieux qu'eux ils calment les douleurs nerveuses, hystériques, les spasmes, les tremblemens, l'irritation fébrile; ils agissent plus immédiatement sur les nerfs, produisent des impressions moins durables, et peuvent être administrés avec plus de sécurité. Les infusions de tilleul, de muguet, de fleurs d'orange, de valériane, de pivoine, le nitre, le sel sédatif, la poudre tempérante de Sthal, l'éther, la liqueur minérale d'Hoffman, le castoréum, l'esprit de corne de cerf, les fleurs de zinc, l'assa fœtida, le camphre, sont ceux dont on fait un plus fréquent usage. Nous placerons encore au nombre des calmans quelques remèdes qui, sans agir bien directement sur la fibre nerveuse, paraissent calmer spécifiquement certaines douleurs. Ainsi le quinquina guérit les douleurs périodiques ou occasionnées par une fièvre locale; le mercure, celles qui tiennent à un principe vénérien; la ciguë et l'aconit, celles que produit le cancer; enfin, Storck et Collin [2] ont prouvé par nombre de faits, que le camphre et l'extrait de jusquiame avaient quel-

Des calmans généraux.

Des calmans spécifiques.

---

[1] Galien, *Comment.* in lib. 6. Hippocrate, *de morb. vulg.*

[2] *Annus medicus.*

que chose de spécifique contre la douleur de rhumatisme.

Tous les momens de la vie de celui qui souffre,
toutes ses actions, toutes ses pensées, doivent être
un remède à la douleur. Que l'air qu'il respire soit
doux [1] et chargé d'une chaleur légère : trop vif,

ou trop froid, il augmente le ton, la sensibilité
nerveuse, et rend plus aigus les élancemens de
la plaie; trop brûlant, il accable et détruit le
courage dont on a besoin pour souffrir; trop humide, il rappelle les douleurs passées, aggrave
celles qui existent, et apprend aux rhumatisans et
aux goutteux tout ce qu'ils ont à souffrir des variations des saisons, et de l'humidité des nuits. Qu'il
ne redoute pas toujours les grandes agitations de
l'atmosphère : la même tempête qui soulève les
mers, conduit souvent le sommeil sur les yeux de
l'infortuné, et la douleur qui le presse semble se
taire étonnée, devant ces convulsions de la nature.
Plus souvent encore, qu'il invoque le souffle léger
du zéphyr; qu'il le cherche surtout dans le silence
des champs, loin d'une vive lumière, sous un abri
de feuillage, au bord d'un ruisseau qui murmure,
et l'œil fixé sur la moisson qu'il balance avec mollesse : cette vue douce et mélancolique, semble
enchanter la douleur, et le sommeil a surpris dans
cette heureuse position plus d'un ami de la nature.
Si le malade ne peut être transporté dans les champs

[1] De vie et de bonheur

Chargez l'air qu'il respire. **DUCIS.**

pour en jouir, qu'une adroite imitation l'en dédommage : parez de fleurs l'appartement qu'il habite ; ménagez-y une douce obscurité ; faites-y entendre le bruit uniforme d'un jet d'eau ; balancez un voile devant ses yeux ; agitez l'air autour de lui par de légères ventilations, et que tout le rappelle au silence et au repos.

Les poëtes ont dit, en parlant d'un infortuné : *Il vit de sa douleur et se nourrit de larmes.* Cette idée est vraie ; elle s'applique tout entière à celui qui souffre : il doit être peu nourri, surtout si la douleur n'a que de courts intervalles de repos, car la digestion s'opère mal alors ; la nature, toute entière à la douleur, semble assez occupée par le soin de la soutenir et de la combattre. Donnez peu d'alimens à la fois ; choisissez-les de préférence parmi les végétaux ; leur usage soutenu émousse la sensibilité. Le lait rend de grands services, quand il est permis par la nature de la maladie ; il a guéri seul les douleurs les plus invétérées. L'eau pure est la meilleure boisson, surtout en la chargeant d'une légère dose de nitre ; elle prévient les aigreurs, corrige les digestions imparfaites, calme et rafraîchit les nerfs irrités. Le vin ne doit être employé que comme médicament, ou à la dose qui le rend narcotique.

Veillez autour du malheureux qui repose ; éloignez-en le bruit, le tumulte et les insectes ennemis ; que tout ce qui l'entoure soit soumis au besoin qu'il a du repos ; chassez le zèle indiscret, la tendresse déplacée ; reculez un remède que l'heure semble appeler : le sommeil est celui qui lui convient le mieux; l'abréger, c'est ajouter à ses maux, c'est changer une guérison contre son espérance. Que son corps repose mollement, que son lit soit souvent changé : le pli de rose qui froissait le Sybarite indolent, blesse en réalité un corps brisé par la douleur. Placez dans un lieu plus élevé la partie qui en est le siége [1]; qu'elle soit immobile; que les voiles qui la recouvrent ne pèsent point sur elle, et qu'ils soient chauds et légers.

Lorsque la dernière heure du sommeil a sonné, occupez-vous des moyens de ramener ce favorable repos; que l'art agisse alors, et remplisse, par les espérances qu'il donne, l'intervalle qui doit s'écouler jusqu'à son retour. Pour l'assurer davantage, ne craignez même pas de le différer; en prolongeant la durée de la veille, c'est le rendre plus nécessaire, et la nature se prête mieux à un repos dont elle a plus senti le besoin. Pour arriver au même but, ordonnez au malade de se fatiguer quelquefois : qu'il fasse tout l'exercice que lui permettent ses forces et sa sensibilité [2]; il fortifie les

Le mouvement et le repos.

[1] M. Guérin, ancien chirurgien en chef de cet hôpital, a communiqué à la société de médecine des observations intéressantes sur l'utilité de la position haute des membres dans les fractures et les maladies chroniques des extrémités.

[2] Oribaze fait mention du saut, comme très-utile pour les maladies chroniques de la tête. Bartholin cite, d'après Vindingius, des douleurs de dents et d'oreille guéries par le même moyen. *Actes de Copenhague,* an 1679. — *Collect. acad.,* tom. 7, p. 383.

organes ; et chasse les douleurs légères. Lorsque tout exercice était impossible, Asclépiade [1] faisait bercer le malade dans un lit suspendu ; il avait éprouvé combien cette douce agitation [2] émousse le sentiment de la douleur. L'homme que frappe un accident subit agite la partie blessée par des mouvemens involontaires, et semble indiquer à l'art le sujet d'une heureuse imitation [3].

Ne souffrez point que de trop abondantes excré- *Les excrétions.* tions fassent naître la faiblesse : il faut des forces à celui qui doit souffrir long-temps ; il faut que le peu d'alimens qu'il prend lui profite ; de tels accidens troublent la nutrition, procurent des métastases funestes, et peuvent amener la mort. Un état opposé n'est pas moins à craindre, et demande des soins aussi empressés ; il échauffe, porte à la tête, produit une fausse plsthore, la fièvre, l'insomnie, augmente la douleur, en fait naître de nouvelles, et amène à sa suite une foule d'épiphénomènes qui surchargent la maladie et retardent sa guérison.

Veillez, ah ! veillez surtout sur l'ame de celui *Les passions de l'ame.* qui souffre ; occupez-vous aussi de son sommeil et de son repos ; n'y laissez pénétrer que les passions douces et généreuses. Que toutes les pensées qui

---

[1] Hist. de la Chirurg., *tom.* 1, *p.* 347.

[2] Goutte bien promenée
Est à demi pansée. LA FONTAINE.

[3] Il n'est personne qui n'ait éprouvé quelquefois combien un travail opiniâtre a d'empire sur certaines douleurs, et l'on peut dire, en général, qu'elles sont beaucoup mieux supportées par ceux qui se livrent aux exercices fatigans : aussi étaient-ils recommandés par toutes les institutions de Lycurgue.

en sortent, que toutes celles qui y sont reçues, parlent espérance et plaisir. La douleur se nourrit de pensées sombres ; n'en offrez que de gaies ; mettez dans votre conversation ce ton de l'aménité, cet air de l'intérêt qui force la confiance. Ne promettez pas trop, mais au moins promettez : un doux espoir est l'aliment du courage, et le courage, quand on souffre, est bientôt épuisé [1]. Rappelez à des idées chères ; peignez des temps où l'on fut plus heureux ; découvrez la félicité que promet l'avenir, offrez-en l'image dans l'exemple connu des mêmes maux soulagés ou guéris. Si l'âme se ferme à ces riantes idées, ne persistez pas trop à en offrir le tableau ; il deviendrait insupportable. Que votre ton devienne plus sévère ; qu'il soit triste alors comme la pensée de celui qu'il faut guérir : peignez-lui des maux plus cruels que les siens ; peignez-lui le danger de son accablement ; répétez-lui les mots de courage, de religion, d'un Dieu, des devoirs d'un époux, d'un citoyen, d'un père ; attendrissez, assoupissez son âme ; arrachez-en les larmes [2] ; osez même y porter quelquefois de plus

---

[1] Avec trois jours de diète, disait César, je rendrais un homme poltron. J'ai vu la douleur produire cet effet plus rapidement encore que la diète.

[2] Encor si je pouvais, libre dans mon malheur,
Par des larmes au moins soulager ma douleur !
. . . .
Et les plus malheureux osent pleurer le moins.
AGAMEMNON, *acte* I. *d'Iphigénie, scène* 5.
Ce qui peut soulager la douleur, dit madame de Staël, c'est la possibilité de pleurer sur sa destinée, de prendre à soi cette

profondes commotions; osez y exciter la colère ou la peur; mille faits ont prouvé [1] que la douleur se taisait devant elles : mais soyez avare de ces remèdes violens; soyez prudens dans leur application; car le poison est bien près du remède. Enfin, pour émousser cette sensibilité funeste, invoquez tous les sens; flattez l'œil par des objets qui lui plaisent ou qui l'étonnent : la vue d'un grand monument, d'une situation pittoresque, d'un spectacle touchant, d'un tableau sublime, d'une statue dont l'art s'honore, peuvent opérer dans la douleur une diversion utile. Enchantez-la par d'agréables odeurs, par des mets savoureux ou long-temps désirés; faites entendre à l'oreille les chants sublimes des poëtes, ou la prose non moins belle des Fénélon et des Rousseau. Que les doux sons de l'harmonie prennent le même chemin pour arriver au cœur : si Amphion sut calmer les tigres en fureur, si Orphée suspendit les douleurs du Tartare, si David apaisa la colère de Saül, croyez que vous n'emploierez pas en vain leur charme séducteur. Athénée s'en servit pour guérir une sciatique; Théophraste, Aulegelle et Bonet soulagèrent la goutte; Sauvages, la migraine; Pomme et Tissot, des accès hystériques. Un organiste en délire fut guéri par un concert. La musique des camps et le bruit de l'airain qui tonne, suspen-

Les sens.

sorte d'intérêt qui fait de nous deux êtres séparés, dont l'un a pitié de l'autre. (*De la littérature considérée dans ses rapports avec les institutions sociales.*)

[1] J'en ai recueilli un grand nombre dans mon Discours sur l'influence de la révolution sur la santé publique.

dent la douleur du guerrier, et font germer souvent dans des ames timorées tout le courage des héros. Enfin, profitez de la sensibilité du toucher, pour exciter sur la peau de légers chatouillemens : le chatouillement force le rire; il s'associe à l'idée du plaisir; il la rappelle en plaçant le corps dans la situation qu'il fait naître; et cette heureuse illusion est encore un bienfait.

Voilà par quels moyens vous émousserez le sentiment de la douleur, en agissant, non sur elle, mais sur les nerfs qu'elle tourmente, sur la sensibilité qu'elle excite, sur l'ame qu'elle déchire; en modifiant avec art la manière d'être et de sentir; en substituant à propos les sensations entre elles; en remplissant le cœur, en occupant l'esprit. Vous agrandirez ainsi le cercle des moyens calmans, et l'art vous devra de nouveaux trophées. Sans doute ils sont nombreux ses moyens; l'ébauche que je viens de tracer peut vous en donner l'idée; ils sont nombreux; mais la douleur les a souvent vaincus; que faire alors? quelle digue opposer à son activité funeste? L'art n'a plus à choisir qu'entre deux extrémités; il faut suspendre ou détruire la vie dans la partie qui souffre, ou l'emporter avec le fer.

Pour suspendre ou détruire une sensibilité dangereuse, il faut agir nécessairement sur les organes qui la produisent, c'est-à-dire sur les nerfs et sur les vaisseaux. La compression est le moyen le plus simple; elle soulage toujours, en produisant, pour ainsi dire, une défaillance momentanée dans la partie douloureuse , par la soustraction des sucs qui doivent y porter le sentiment, et la vie[1]. L'instinct le plus machinal semble nous en donner le conseil ; la main se porte malgré nous sur le front, pour comprimer la tête, dans la migraine , ou sur la joue pour calmer une douleur de dent[2]. L'homme que presse une colique violente, se courbe sur lui-même, ou se comprime le ventre contre le sol ; les mains se portent avec rapidité sur le membre qui vient d'être blessé, et l'embrassent avec force pour en soulager la douleur. Par une imitation réfléchie de ces mouvemens, les anciens, dans la céphalée, comprimaient la tête par des ligatures qu'ils faisaient porter sur l'artère temporale, ou sur la maxillaire inférieure. Les Assyriens, pour circoncire sans douleur, faisaient naître une sorte d'apoplexie, en comprimant les veines jugulaires au moment de l'opération[3]. La ligature que l'on plaçait au-dessus des membres que l'on amputait, s'appliquait dans la même intention. Wanswieten a soulagé les spasmes les plus violens des extrémités , par des bandages

---

[1] Ceux chez qui la moëlle épinière est comprimée par la luxation des vertèbres, ne sentent plus les extrémités inférieures ; et tout le monde a éprouvé cette paralysie momentanée qui naît de la compression du nerf sciatique, dans une fausse attitude, ou l'entrecroisement des cuisses.

[2] Vanswieten parle d'un charlatan d'Amsterdam , qui guérissait la douleur des dents en comprimant fortement un nerf derrière l'oreille, ou le nerf maxillaire inférieur sous la lèvre. *Tom.* I, *p.* 335.

[3] MORGAGNY, *Epist.* 19, 22, 37. — BRUHIER, de l'incertitude des signes de la mort, *tom.* 2, *p.* 227.

appliqués dans toute leur étendue ; et Théden a, par le même moyen, rendu à l'insensibilité des ulcères variqueux ou des membres considérablement engorgés.

La compression, faite avec art, peut être d'autant plus utilement employée, qu'elle peut se faire partout, à volonté, et loin du siége de la douleur ou sur ce siége même. Ce moyen, simple et facile, n'a point été assez employé dans l'art, surtout dans les douleurs aiguës et inflammatoires, où il semblerait devoir être d'autant plus favorable, qu'en suspendant le cours du sang vers la partie enflammée, il enlèverait à la douleur un de ses principaux élémens ; mais il aurait toujours l'inconvénient de ne pouvoir s'appliquer à tous les cas, et de ne produire qu'un bien momentané. En rendant la compression permanente, on tomberait dans l'inconvénient des ligatures qui font naître la gangrène, si on les applique à des vaisseaux ou à des nerfs principaux, et qui deviennent inutiles dans les cas opposés, par la facilité avec laquelle la sensibilité se rétablit par la voie des anastomoses. Au moins donnerais-je le conseil de n'avoir jamais recours à la ligature des vaisseaux, toujours insuffisante pour calmer la douleur, comme j'ai eu souvent occasion de l'observer, en opérant des anévrismes. Il n'en serait pas de même de la ligature des nerfs, ou de leur section par l'instrument tranchant : si l'on réfléchit aux paralysies qui suivent certaines luxations du bras et de la cuisse, dans lesquels les nerfs ont été contus ; à celles qui accompagnent leur section ;

au soulagement que procure leur division totale,
quand elle n'était que partielle ; à l'atrophie qui
succède dans un membre à la contusion de son
nerf principal, ou à des douleurs qui ont long-
temps porté sur lui, on concevra qu'il est naturel
d'espérer que la compression, la ligature ou la section d'un nerf pareil, pourrait calmer certaines
douleurs au-dessus des ressources de l'art ; et j'ose-
rais proposer de paralyser, d'atrophier, de dessé-
cher ainsi, par de semblables moyens, un membre
qui porterait un ulcère incurable, un cancer, un
spina-ventosa, un anévrisme ou une tumeur ano-
male dans le même cas ; on éviterait peut-être par-
là le danger d'une opération plus grave, ou l'on rendrait au moins supportable une vie toute consacrée
à la douleur.

Au défaut de la compression et des ligatures,
ayez recours aux agens capables de détruire les nerfs
où se développe une si douloureuse sensibilité. Les
caustiques et le feu vous en fourniront les moyens [1] ;
vous n'y chercherez plus des irritations utiles, mais
le calme de la destruction ; vous ne les appliquerez
plus, loin du siége de la douleur, mais sur la douleur même ; vous ne vous contenterez plus d'enta-
mer les surfaces, mais vous consumerez jusqu'aux
dernières couches irritées. Vous ferez une escarre
sèche, solide, sous laquelle s'établira une douce

____

[1] Le feu est à préférer, toutes les fois que la pusillanimité du
malade n'y met point d'obstacle : il détruit sur-le-champ les parties qu'il touche, et prolonge moins l'irritation.

suppuration, et qui ne vous offrira plus à traiter qu'un ulcère dans sa simplicité : c'est ainsi que la douleur de dents la plus cruelle se calme sous l'application de l'aiguille rougie, par laquelle le nerf dentaire est consumé ; que la cautérisation de quelques filets nerveux du petit sympathique a calmé le tic douloureux, et des convulsions partielles de la face ; qu'Ambroise Paré arracha Charles IX à la mort, en brûlant un nerf du bras, piqué dans la saignée ; que Marc-Aurèle Séverin, Fabrice de Hilden, et beaucoup d'autres que nous avons cités, ont calmé par le feu les plus attroces douleurs ; enfin, c'est par le même moyen que j'ai souvent suspendu, comme par enchantement, les douleurs aiguës des charbons les plus malins [1].

L'instrument
tranchant. L'emploi des caustiques et du feu suppose cependant peu de profondeur dans le siége de la

[1] Dans le grand nombre de faits que je pourrais citer, je ne rappellerai que celui d'un nommé Boachon, conducteur en chef des convois militaires, que je venais de guérir d'un charbon à la face, par l'application du feu, et chez qui la même maladie, au quinzième jour du traitement, se renouvela dans le pharynx, à la partie inférieure de l'amygdale droite. L'accident n'avait reparu que depuis trois heures, et déjà il suffoquait ; le col était gonflé, la poitrine prise, la tête embarrassée : quelques momens de plus, il était mort. Je proposai, et le malade eut le courage de l'accepter, une nouvelle application du feu. Quatorze fois je portai un fer rougi à blanc dans le fond de la gorge, derrière le voile du palais. Les accidens semblaient s'éteindre sous ces applications successives : à la quatorzième le malade respira librement ; le calme se rétablit dans toutes ses fonctions, un dépôt se forma au côté correspondant du col, s'ouvrit en dehors, et la guérison fut radicale au vingtième jour.

douleur, peu de volume dans les parties qu'il faut détruire, et assez de simplicité dans leur composition pour qu'on puisse les employer sans danger : lorsque ces dispositions n'ont pas lieu, la cautérisation ne peut plus être admise ; il faut livrer au fer, qui les sépare du tout, des organes qu'on ne peut plus conserver sans danger. Ainsi, la main de l'opérateur le conduit au centre d'un foyer profond ; les tumeurs qui s'élèvent à la surface du corps sont extirpées ; l'œil carcinomateux est enlevé de son orbite ; la dent cariée arrachée de son alvéole ; le sein frappé de cancer est détaché de la poitrine ; le testicule au degré du sarcocèle est enlevé de ses tuniques ; et les membres qu'altèrent d'incurables douleurs sont séparés par le couteau et par la scie, d'un corps auquel ils n'appartenaient plus que par le rapport de la plus funeste sensibilité.

Mais est-ce donc toujours en ennemie qu'il faut traiter la douleur ? L'art doit-il toujours s'armer contre elle ? non, Messieurs. Il n'était pas sans motif ce Possidonius qui disait, en la bravant, que la douleur n'est point un mal. Privilége des êtres sensibles, elle importe à l'harmonie de la vie ; elle est un de ses élémens : sans elle, nous ressemblerions à ces corps inanimés qui semblent braver les siècles : nous vivons moins qu'eux sans doute, mais notre existence est sentie, et un moment de sentiment vaut une éternité de vie. C'est la douleur qui nous vaut le plaisir : la nature la fit, dit Montaigne, pour l'honneur et le service de la volupté[1]. Socrate, après avoir quitté ses fers, jouissait de la démangeaison que leur pesanteur avait causée; il se réjouissait à considérer l'étroite alliance de la douleur et du plaisir. L'homme qu'on vient de délivrer de la pierre, la femme qui devient mère, sentiraient moins leur joie s'ils l'avaient achetée par de moins vives douleurs; et j'ai souvent appris de ceux à qui je venais de faire une opération cruelle, que rien n'est délicieux comme l'heure de sommeil qui la suit.

Non, la douleur n'est point notre ennemie, et ce fruit amer de la nature cache le germe d'un grand bienfait; c'est un effort salutaire, un cri de la sensibilité par lequel notre intelligence est avertie du danger qui nous menace; c'est le tonnerre qui gronde avant que de frapper; c'est le cri du bâtiment qui menace ruine. Sentinelle vigilante, sans elle la mort s'avancerait sur nos têtes avant que nous l'eussions soupçonnée; amie sincère, elle nous blesse pour nous servir, et la médecine imite chaque jour avec succès ses irritations salutaires. Unie au spasme[2], elle diminue la pléthore, dissout les engorgemens, chasse les humeurs hétérogènes; fixée sur la tête, elle produit une hémorragie ou un vomissement salutaire. La poitrine lui doit souvent l'avantage de se débarrasser par d'abondantes expectorations[3]; les maux

---

[1] Essais de MONTAIGNE, *in-4.º*, *p.* 485.

[2] Hoffman à remarqué que les spasmes sont salutaires dans les maladies.

[3] Dans le catharre suffoquant, dans les maladies séreuses ou soporeuses, rien n'est plus utile qu'une douleur qui se développe, ou que l'on excite au dehors.

de ventre, les coliques, le choléra-morbus, sont utiles pour chasser les humeurs accumulées [1]. Lorsque, sous le nom de goutte, elle vient assiéger la vieillesse, elle la protége contre toute autre infirmité et lui promet longue vie. Enfin, quand à nos derniers momens la douleur semble épuiser sur nous ses traits les plus aigus, elle nous sert encore à moins regretter la vie, et nous fait voir, comme un bonheur, l'asile de l'éternel repos.

O vous pour qui j'ai crayonné cette faible esquisse de la douleur, élèves dans le plus beau des arts! que l'étude de ce sentiment pénible soit l'objet constant de vos méditations et de vos travaux. Songez que la douleur est le fardeau le plus pesant dont nous ait chargés la nature; qu'elle empoisonne toutes les joies, toutes les félicités; que personne ne veut la supporter long-temps; que ce sera toujours en raison du plus d'empire que vous aurez sur elle, que vous recueillerez de vos concitoyens l'admiration, le respect et la reconnaissance plus douce qu'eux. Ne l'appréciez jamais par ce qu'elle vous paraît être, mais par ce que le malade semble souffrir : il n'est point de petite douleur pour celui qui souffre, et chacun veut être plaint. Gardez-vous de croire à toutes les promesses qu'elle enfante [2] : invoqués comme des

Conseils
aux jeunes
médecins.

---

[1] GILIBERT, Autocratie de la nature.

[2] Oh! combien le péril enrichirait les dieux,
  Si l'on se souvenait des vœux qu'il nous fait faire!
  Mais le péril passé, l'on ne se souvient guère
    De ce qu'on a promis aux cieux :
  On compte seulement ce qu'on doit à la terre.
LA FONTAINE.

dieux, au milieu du danger, vous serez souvent oubliés comme eux; imitez-les alors [1], et contens du bien que vous aurez fait, payez-vous par son souvenir. Lorsque vous armerez votre main du fer de la douleur, prenez toujours conseil de votre cœur; lui seul vous apprendra l'art de la rendre légère. Unissez les accens de la consolation aux cris d'une opération cruelle : le son de votre voix, dans ces momens affreux, et le doux nom de l'espérance, sont le premier baume de vos blessures. Lorsque, moins heureux, il vous faudra rester spectateurs impuissans de la douleur, n'offrez pas séchement la triste patience; faites-la supporter par le langage du cœur; songez que le malheureux qui souffre est avide d'illusions, et que vous les lui devez puisqu'il vous les demande ; enfin, quels que soient les chagrins de votre état ou les injustices dont on vous abreuve, soyez toujours les bienfaiteurs des hommes, et croyez qu'un titre aussi beau doit faire oublier bien des peines.

---

[1] *Homines ad deos nullâ re propriùs accedunt, quàm salutem hominibus dando.* CICER. *Orat. pro Marcello.*

DISCOURS

SUR

LES MALADIES PRINCIPALES

OBSERVÉES

A

DANS L'HOTEL-DIEU DE LYON,

PENDANT NEUF ANNÉES.

Prononcé le 2 décembre 1799, en quittant le service
de Chirurgien en chef.

MESSIEURS,

LORSQUE le cultivateur achève de tracer dans
le champ de ses pères, le dernier des sillons
qui doivent le fertiliser, un moment il s'arrête, et,
fixant ses regards sur le sol où va germer son espérance, il se rappelle, avec l'émotion du plaisir,
ses longues sueurs et ses travaux. Arrivé comme
lui au terme d'une pénible carrière, j'éprouve le
besoin du même recueillement; comme lui, je m'arrête au dernier des sillons que j'ai tracés, et, re-
portant ma pensée sur le temps qui n'est plus,
je viens au milieu de vous rendre compte de son

emploi. Assez heureusement placé pour contempler dans son vrai jour le tableau des misères humaines, je dirai franchement sous quels aspects différens il s'est offert à moi; mais je n'appellerai point encore *expérience* les résultats donnés par son observation. Ce mot a trop long-temps, peut-être, entravé les progrès des connaissances humaines. On est trop prompt à se fier à l'espèce de certitude qu'il donne. On cesse trop promptement d'observer et de réfléchir. Quand on croit avoir touché le terme où l'expérience repose, l'émulation s'arrête alors, et le secret que le génie allait ravir à la nature, reste perdu pour jamais. Je me contenterai donc de vous offrir une esquisse rapidement tracée de tous les faits que j'ai pu recueillir pendant neuf années de séjour dans cet hospice de bienfaisance. En les examinant dans chaque partie du corps humain, je formerai de leur ensemble un faisceau d'où se déduiront plusieurs propositions générales, et d'où j'aurai soin de détacher, pour vous les présenter avec plus de détails, quelques-uns de ces faits marquans par leur rareté ou par quelques circonstances extraordinaires de leur traitement. En le faisant, je ne vous cacherai point l'insuffisance de l'art, ses doutes, ses revers; quelquefois mes erreurs. Les erreurs donnent de terribles leçons qui ne sont jamais oubliées. Elles ajoutent à la prudence, et je dirais aux richesses de l'art, si quelque chose pouvait le consoler de tous les dangers qu'elles procurent. Un moment peut-être je vous rappellerai quelques succès; mais vous me le pardonnerez : le souvenir qu'en conserve le cœur est le plus beau dédommagement de nos peines, et l'amertume affreuse de nos chagrins et de nos pertes ne peut être adoucie que par lui.

Les maladies de la tête forment un des domaines les plus étendus de l'art de guérir, mais un de ceux où il a le moins de succès à compter. Toutes ses plaies sont graves, et c'est à tort que le vulgaire se repose avec sécurité sur leur peu de danger. Elles en ont d'autant plus, qu'elles n'offrent pas toujours au premier coup d'œil l'idée de leur terminaison funeste. Lorsque les accidens se sont bornés à ceux de la commotion, j'en ai triomphé par l'application du vésicatoire sur la tête, des sangsues répétées autour du col, bien préférables aux saignées; par la combinaison des huileux, des calmans et des cordiaux dans les premiers instans, et surtout par les purgatifs promptement administrés. Ces derniers moyens m'ont semblé préférables aux vésicatoires, parce qu'ils irritent une plus grande étendue de parties, parce qu'ils agissent sur des organes plus sensibles et plus près du centre de la vie, parce qu'enfin ils évacuent en même temps qu'ils irritent, et préviennent l'engouement des voies biliaires, si ordinaire dans ces cas.

Contusions de la tête et commotions du cerveau.

Dans les plaies, j'ai réuni avec succès les plus vastes lambeaux, presque toujours par les aglutinatifs, quelquefois par la suture. J'ai reconnu consécutivement la nécessité de l'incision que Louis conseille de faire à leur base; mais, faite primitive-

Plaies des parties molles de la tête.

ment, elle serait souvent inutile. Elles guérissent plus facilement lorsque quelqu'artère est lésée, et la perte du sang artériel les soulage plus que celle du sang veineux. Elles développent souvent la jaunisse et sont promptes à se frapper d'érysipèle. La pourriture d'hôpital les atteint rarement et n'y fait que de légers progrès; ce que j'ai cru pouvoir attribuer au peu de tissu cellulaire des tégumens de la tête et à la facilité avec laquelle leurs nerfs plus superficiels sont détruits.

Cas de trépan.

Avant d'être instruit par sa propre expérience, on se guide par celle d'autrui; et c'est par ses conseils que seize fois j'ai appliqué le trépan. Deux enfans seuls ont guéri. Le premier eut le front brisé par un coup de pied de cheval. Quoique trépané sur-le-champ, les accidens ne cessèrent qu'au deuxième jour. Dans le second, ils persistèrent jusqu'au sixième; l'enfant était tombé par la fenêtre d'un second étage et le coronal s'était enfoncé. La petite vérole qui survint au trente-quatrième jour, ne retarda point la guérison. Dans les quatorze blessés qui succombèrent, le trépan fut appliqué pour des contusions ou enfoncemens des os, pour des fractures simples ou compliquées et toujours plus souvent pour remédier à des accidens consécutifs. Un enfant de neuf ans m'offrit la circonstance assez rare d'un épanchement de sang considérable dans le diploé. J'eus quelques instans l'espoir de sauver un jeune Juif. Le trépan l'avait soulagé; j'avais enfoncé un bistouri dans le cerveau, et vidé un épanchement de pus.

Une canule placée dans le trajet, me servait à y porter des injections. Je m'encourageais chaque jour par la lecture des belles observations de Beranger de Carpi, et de Morand : mais la nature ne voulut point accorder à l'art ce troisième triomphe et le malade succomba. Sans doute, j'ai vu beaucoup de plaies mortelles sans le trépan, dans tous les temps, à toutes les époques, et après les espérances de guérison les mieux fondées ; mais j'ai à compter dans leur traitement des succès bien au-dessus de ceux qu'eût pu donner cette opération. Un maçon âgé de trente-six ans, guérit sans accident d'une longue fracture sur le pariétal. Pendant le siége, le même phénomène se répéta sur un enfant de huit ans, à qui un éclat de bombe avait fendu la tête, du front à l'occiput. Une fille de trois ans a le coronal enfoncé par une chûte ; le trépan est indiqué, mais elle paraît devoir succomber à chaque instant : je l'abandonne à la nature, elle guérit. Un autre échappe à un enfoncement du pariétal. Une petite fille, nouvellement sevrée, reste pendant un an paralytique du bras gauche et privée de la parole, après une chûte sur la tête : long-temps après son retour à une santé parfaite, on s'aperçoit que le pariétal avait été brisé, et que le cerveau bat à travers l'écartement des pièces fracturées. Le même désordre, chez un homme de cinquante-cinq ans, laissa, après la guérison, une paralysie du bras gauche et des accès passagers d'épilepsie. Plusieurs fractures simples ou coups de sabre dénudant la dure-mère, ont marché sans complication au terme le plus heureux. Un jeune dragon se bat à Saint-Genis ; le coup de sabre, qui lui fend le crâne, coupe la dure-mère, et blesse le cerveau. Le bras gauche se paralyse. M. Martin lui donne les premiers soins, et ne l'envoie à l'hôpital achever sa guérison que lorsqu'elle était déjà sure. Enfin, le jeune Richard, manouvrier de quatorze ans, a la tête écrasée sous une pierre de trois cents livres. Le coronal est fracturé, enfoncé ; le cerveau s'échappe en bouillie dans la plaie : la connaissance n'est point perdue ; aucun accident primitif ne se développe, et ce n'est qu'après trois mois qu'il succombe aux progrès d'un dépôt formé dans le côté opposé du cerveau, malgré les soins intelligens et affectueux de M. Salé, chargé de son pansement.

Signes d'é-panchement et d'inflammation. L'observation exacte des phénomènes qui se développent dans les plaies de tête, m'a laissé convaincu des faits suivans. Le 14 et le 21 sont des jours critiques et ceux où paraissent le plus souvent les accidens consécutifs. Ces accidens prouvent jusqu'à l'évidence l'entrecroisement des nerfs dans le cerveau. Le pouls mou, large, avec sueur abondante, est un mauvais signe. Les échymoses qui surviennent consécutivement autour des paupières ou à la base du col, sans dépendre d'un coup reçu, indiquent presque toujours la résolution d'un épanchement intérieur, et leur marche doit être étudiée avec soin. Des paroles précipitées, la répétition des mêmes mots, une sensation d'étranglement qui fait croire que l'appareil est trop serré, sont des signes d'une inflammation du cerveau commençante, et, presque toujours, des signes funestes. Un jeune homme dont le cerveau blessé s'enflammait, se mit à crier tout-à-coup et plusieurs fois : *Je deviens fou, je deviens fou.* Il mourut une heure après. Le lobe postérieur droit était blessé, le cerveau gonflé, le cervelet plus mou, plus glutineux, la substance cendrée presque brunâtre. Un accès d'épilepsie a souvent précédé la mort de quelques jours ou de quelques heures. Un jeune Prussien vit périr une femme qu'il aimait, et crut avoir à se reprocher sa mort : il tombe malade, on le transporte dans nos salles; il se précipite du haut du dôme; quelques membres se brisent et les signes d'une commotion profonde existent dans le cerveau. Revenu à lui, le mot de *pendre* est le seul qui lui échappe; il le répète pendant deux jours avec une rapidité singulière, et après un jour de tristesse, il meurt le quatrième, dans les accès d'une gaîté folle.

L'ouverture des cadavres m'a prouvé que, dans les plaies de tête, des dépôts peuvent se former loin du lieu frappé. J'en ai vu au côté opposé à celui qui avait reçu le coup, au foie, dans la poitrine, sur tous les viscères du ventre. L'exemple le plus remarquable est celui d'une jeune fille qui, après une fracture de l'occipital, nous offrit un dépôt dans les couches des nerfs optiques, et un autre dans la poitrine assez considérable pour faire saillie au-dessus de la clavicule, descendre dans le ventre le long du diaphragme, et venir se prononcer au genou. Il sera toujours bien difficile, dans ces cas, d'assurer que de semblables indispositions n'existaient pas avant la blessure, ou n'ont pas été produites par des circonstances qui lui sont étrangères. Enfin, je me suis convaincu qu'il fallait ouvrir le plus rarement possible la cavité du crâne, le contact de l'air étant presque toujours mortel pour les organes qu'elle renferme; que la nature guérissait très-bien les fractures simples et les épanchemens légers; qu'elle supportait facilement un certain degré d'enfoncement, et que le trépan ne devait s'appliquer qu'à quelques cas particuliers de contusion, aux grands épanchemens sanguins, séreux ou purulens, et à quelques plaies avec déplacement des pièces fracturées.

Plaies de la face. Si le suicide est un crime envers la nature, celui qui le commet doit trembler, et ses coups ne seront pas toujours mortels. J'ai vu la balle qui devait donner la mort, traverser la base de la langue, et venir former sur le côté du col, une tumeur qui s'est conservée sans danger. Un jeune homme de cette ville eut le cœur déchiré par un de ces chagrins que les cœurs froids ne peuvent point comprendre, mais qui sont si bien connus par les ames sensibles. Il ne vit plus de milieu entre le bonheur et la mort : il la chercha; mais le plomb meurtrier, en déchirant ses traits, n'atteignit point encore les sources de la vie. Je le soignai; ses plaies furent rapprochées par des sutures; la salive fut renfermée dans ses canaux; et peu de temps après il nous quitta guéri : depuis cette époque de malheurs, l'Égypte l'a vu ; et sans doute il rapportera de ces contrées lointaines, avec une raison plus froide , un cœur consolé de ses maux.

Appelons encore une fois le suicide un crime, mais convenons cependant qu'il n'appartient qu'aux ames peu communes. Un brigadier de gendarmerie, nommé Joseph Sauvage, intéressant par toutes les qualités qui attachent et qui honorent , s'arma contre sa propre vie, dans un délire mélancolique. Sa mâchoire fut brisée, son palais percé, sa langue déchirée ; une balle se perdit dans les narines, et s'étant applatie contre la colonne vertébrale , fut avalée dans la déglutition. De nombreuses saignées ne purent modérer les effets du gonflement ; bientôt il fut extrême : le malade suffoquait ; l'air, les alimens n'avaient plus de passage. A l'exemple de Desaut , de mon illustre maître , j'osai tenter de le sauver. Deux sondes furent portées dans les narines ; par l'une il respirait ; par l'autre j'injectais chaque jour les remèdes ou les alimens convenables à sa situation. Le danger se dissipait ; il était bien ; la parole ne lui était point encore rendue, mais chaque jour il semblait se rattacher à la vie. Il m'interrogeait par écrit sur mes espérances , il semblait sourire à la joie que j'avais à lui en donner. Ah ! qui ne s'y serait trompé comme moi ! Je les prodiguais ; je promettais sa guérison prochaine ; mais il n'enviait que celle des tombeaux : quand il se vit forcé de vivre , il s'y plongea par un coup plus assuré , et fit cesser à la fois nos espérances, son désespoir et ses maux.

Hydrocé-
phales. Dans le traitement de l'hydropisie de la tête, j'ai eu le courage de Lecat, sans obtenir plus de succès que lui. Un cautère que j'applique sur la fontanelle postérieure, découvre un os vormien; je l'enlève; la dure-mère paraît soulevée, je la pique; l'eau s'élance; l'enfant est mieux; les accidens se calment; la tête est couverte de fomentations aromatiques; on la comprime par des bandages; je ne permets à l'eau qu'une évacuation successive et très-lente : un moment je me flatte; mais l'air, cet élément destructeur pour tout autre organe que celui qui le respire et le décompose, a déjà pénétré le cerveau; il brûle, il enflamme sa surface; les accidens se multiplient, et le huitième jour nous observons dans le cadavre un second épanchement dans les deux ventricules, le *septum lucidum* percé, et le lobe droit du cervelet couenneux et semblable à la plus dure des glandes engorgées. Les revers découragent ou rendent plus prudent. Dans huit autres cas de maladies semblables, je n'osai employer que le traitement intérieur : il n'a pas été plus efficace; tous les malades ont péri, ou sont sortis de l'hôpital sans guérison.

Fongus
de la
dure-mère. Les fongus de la dure-mère sont toujours rares; je n'en ai recueilli que deux exemples, également mortels. Le premier, dans une jeune fille de six ans, existait avec un principe d'hydrocéphale, et une carie dans tous les os du crâne; le second, dans une fille adulte, avait succédé à une violente contusion. La maladie avait employé six ans à se développer; et lorsque nous la vîmes, elle existait au front sous forme d'ulcère fongueux, sans que rien pût faire soupçonner ses rapports avec la dure-mère, sur laquelle sa base s'appuyait dans une étendue de près de deux pouces. Je la découvris par six couronnes de trépan, et cherchai à consumer l'excroissance par de doux escarotiques. Les premiers jours du traitement furent heureux; mais bientôt l'inflammation du cerveau développa des accidens mortels.

La fistule lacrymale est une des maladies le plus fréquemment traitées dans cet hôpital, et le plus difficilement guéries. Presque toujours elle tient à un principe strumeux, et participe à la lenteur de ses affections, sans se dissiper comme elles par l'usage des médicamens. L'opération est rarement indispensable. La méthode de Petit, sauf quelques modifications, est celle que j'ai le plus souvent adoptée. Celle de Hunter m'a donné des succès brillans; plusieurs malades ont été guéris en moins de dix jours : mais elle ne peut convenir aux enfans, et n'a pas guéri radicalement tous les adultes, pour qui elle me paraît cependant devoir être une méthode de préférence. Les injections par les points lacrymaux ne m'ont point réussi; et les sétons passés par la même voie, à la méthode de Méjean, les ont constamment coupés, et produit un larmoiement incurable. Etonné de l'opiniâtreté de cette maladie, comparée à la facilité avec laquelle on dilate par les bougies les canaux de l'urètre les plus étroits, j'ai cru en trouver la raison dans les fausses routes du stylet, qui prend rarement le milieu du canal nasal, et dans le défaut de suppuration du sac lacrymal, au-dessous duquel les mèches passent toujours; en conséquence, j'ai combiné depuis peu un nouveau procédé. J'opère en deux temps : dans le premier, j'incise le sac lacrymal très-haut, et dans toute son étendue ; je le dilate fortement par des bourdonnets. Au sixième ou huitième jour, je porte dans son fond, c'est-à-dire à l'entrée du canal nasal, une très-petite corde à boyau, que je n'enfonce que jusqu'à l'obstacle, augmentant chaque jour son volume et sa force jusqu'à ce qu'il soit vaincu, comme dans les rétrécissemens de l'urètre on passe, sans danger de faire de fausses routes, de la plus petite à la plus grosse des bougies. Quoique je n'aie encore opéré que trois malades par ce procédé, la raison dit qu'il doit le plus fréquemment réussir.

Cataractes. De toutes les infirmités qui peuvent affliger la vie, la formation de la cataracte et l'aveuglement qu'elle détermine, est un des plus pénibles à supporter. Elle frappe l'homme dans son dernier âge, comme si la nature voulait lui faire prévoir de loin l'éternelle obscurité des tombeaux. Elle romp tout-à-coup la plus belle partie des rapports par lesquels il est lié avec les objets qui l'entourent ; elle l'isole avec sa pensée, et prive sa main du pouvoir d'exécuter tout le bien que peut concevoir son cœur. De toutes les maladies qui exigent l'opération, aucune ne s'est plus souvent offerte à moi, et j'ai recueilli près de trois cents cas opérés par différentes méthodes. Celle de l'extraction m'a paru préférable, et convenir au plus grand nombre de circonstances possibles. J'ai toujours opéré les malades couchés : la tête est plus fixe, et le corps vitré est moins exposé au danger de sortir. Le procédé de Wenzel a été le mien, avec la seule différence que je ne pique point la capsule du crystallin en faisant la section de la cornée. C'est à ces deux circonstances que je crois devoir attribuer les succès nombreux que j'ai obtenus. Ils ont été moins fréquens dans la méthode par abaissement : elle offre une apparence de simplicité trompeuse ; le malade souffre davantage ; l'œil s'enflamme plus facilement ; la vue recouvrée est moins claire. L'habitude rend tous les procédés faciles, mais ne dispense pas de chercher ceux qui peuvent être les plus simples et les plus sûrs. C'est ainsi que, le printemps dernier, j'ai opéré vingt-un malades avec l'instrument si ingénieux de M. Guérin de Bordeaux, dans lequel une lance tranchante, obéissant à un ressort de détente, part avec la rapidité de l'éclair, et coupe la cornée dans un instant indivisible. Le succès unanime que j'ai obtenu a pleinement justifié la Société de médecine de cette ville, qui avait accordé à son auteur une médaille d'or.

Il y aurait beaucoup à dire sur toutes les observations intéressantes, fournies par une longue pratique de cette opération ; et je me contenterai de vous rappeler quelques faits singuliers. Les trois quarts de ceux que j'ai opérés étaient cultivateurs : l'habitude de travailler au soleil, la tête baissée, l'œil fixé sur un terrain fortement éclairé, m'en a paru la cause la plus probable. Les yeux bleus, tachés de jaune, en sont plus fréquemment atteints. Elle est héréditaire, et j'ai opéré dans la même année la grand'-mère, la mère et le fils. Deux fois mon instrument s'est cassé dans l'œil, sans que cela nuisît au succès de l'opération. Trois cataractes se sont trouvées pierreuses; mais alors elles sont capsulaires; et ne laissent aucun espoir de guérison. Un accident plus affreux et qui peut devenir mortel, est celui d'un œil qui se vide complétement à l'instant même de la section la mieux faite, par la rupture de tous les points d'adhérence du corps vitré. J'ai eu le malheur de l'observer trois fois : dans un de ces cas, le corps vitré ressemblait à de l'huile battue avec de l'eau. Trois aveugles de naissance ont eu le bonheur d'y voir; le dernier était un enfant de cinq ans, que j'opérai des deux yeux par la méthode de l'abaissement. Si, dans cette espèce d'aveuglement, la main qui fait tomber le voile obtient un triomphe plus grand, si elle complète pour ainsi dire l'ouvrage du Créateur, le cœur jouit moins peut-être au moment de son succès, parce que celui qui retrouve un sens n'en connaît pas encore l'usage, et qu'il en est plus étonné qu'attendri. Il n'en est pas de même de l'être qui marchait dans les ténèbres, après avoir connu le bienfait de la lumière : il avait senti sa perte, il jouit de sa félicité : il revoit la nature, elle lui paraît plus belle : il salue tout ce qu'il croyait ne plus revoir : il était mort, il vit : les pleurs, les ris, les transports, les émotions profondes de la sensibilité, il éprouve tout ; et son cœur, après Dieu, s'élève vers son bienfaiteur, presqu'aussi fortuné que lui.

Parmi les autres maladies des yeux, j'ai eu à traiter beaucoup d'onglets. L'extirpation a réussi dans tous, hors un seul cas dans lequel la maladie prit un caractère carcinomateux. J'ai été moins heureux dans le traitement du staphylome : il est rare que la guérison soit parfaite, si ce n'est dans les cas de plaie, ou après l'opération de la cataracte. La compression, le beurre d'antimoine, sont les moyens que j'ai mis en usage ; je n'ai excisé que les grands staphylomes qui soulèvent toute la cornée transparente, perdent l'œil, et occasionnent une difformité. Rarement j'ai conservé l'œil, en l'ouvrant pour un épanchement de pus ; à la vérité, il ne guérit pas mieux en l'abandonnant à la nature, mais au moins le malade ne vous reproche pas de l'avoir privé de la lumière. Plusieurs fois cependant j'ai été obligé d'opérer, quoique sans espoir de succès, pour faire cesser les douleurs affreuses de la distention du globe. Dans quelques gouttes sereines je me suis bien trouvé des émétiques répétés, d'une combinaison d'opium et d'alkali volatil, et de la glace appliquée sur les yeux. Beaucoup sont restés incurables : le plus grand nombre a existé chez les femmes. Quelques plaies des paupières ont été réunies par la suture avec succès, et je n'ai pu guérir leur renversement que par l'excision de la conjonctive. Enfin, dans le traitement de

l'ophtalmie, j'ai fait connaître la pommade de Desaut, qui s'emploie comme celle de Regent, mais
qui lui est bien préférable , lorsque la maladie est
froide, humide, ou de nature scrofuleuse.

Fongus
dans l'orbite. Comme maladie tenant à la nature du cancer,
le fongus dans l'orbite se reproduit facilement.
Après l'avoir extirpé deux fois dans un enfant
de six ans, il revint une troisième. A l'ouverture
du cadavre, je trouvai une tumeur purulente sur
la couche des nerfs optiques. Dans les deux
autres cas qui se sont offerts à moi, la maladie
appartenait aussi à des enfans, et fut également
mortelle,

Fongus
du sinus
maxillaire. La membrane délicate qui tapisse le sinus maxillaire, s'élève facilement en fongus; j'en ai recueilli dix exemples. L'extirpation m'a donné des
succès, sans garantir constamment le retour de
la maladie, qu'il m'a fallu attaquer consécutivement avec le feu, ce qui n'a pas toujours préservé
de la mort. Le fait suivant m'a paru digne d'être
rappelé. Un enfant de quatorze ans reçoit sur la
joue un coup de tête de cheval; il s'y forme une
tumeur qui, par un développement successif,
prend en deux ans le volume du poing. Prise pour
un polype, on perfore le sinus et partout on trouve
un os compact et sans cavité. Ses progrès deviennent plus rapides; la gangrène s'en empare; le
malade meurt. On trouve sur la joue une tumeur
osseuse, semblable à une éponge, et qui s'enfonce
jusque dans la cavité du crâne.

Polypes. Dans le nez, les polypes m'ont offert quelquefois la complication de leur prolongement dans le sinus maxillaire et dans l'orbite ; les malades n'ont pas survécu. Un enfant de quatorze ans en portait un si volumineux, qu'il fallut l'arracher par l'arrière-bouche. L'opération fut longue, mais la guérison fut le prix de son courage. Il me fut impossible d'obtenir le même succès dans un jeune homme de seize ans ; le polype résista à tous mes efforts. Il se prolongeait dans la gorge et dans le nez par une très-large base, et je ne pus que le consumer partiellement par le fer et par le feu, pour arracher le malade au danger d'une imminente suffocation. Dans tous les autres cas que j'ai recueillis, l'extirpation a eu le plus grand succès et c'est le seul moyen que j'ai employé.

J'ai opéré un assez grand nombre de becs de lièvre naturels, même peu de jour après la naissance. Les sutures tiennent et je ne les ai vues manquer que par la négligence des nourrices à s'opposer aux cris de l'enfant. Je me suis cependant convaincu qu'il est prudent d'attendre un plus grand développement de ses forces, toutes les fois que l'on n'est pas contraint par le besoin de lui fournir le moyen de teter, ou par celui de rapprocher les os maxillaires trop écartés.

Les exemples nombreux d'ulcères et de tumeurs chancreuses aux lèvres, ont presque tous été fournis par des vieillards et des cultivateurs, chez qui ils sont produits par la malpropreté, autant que par l'abus des alimens salés. Les plus superficiels ont été guéris ou soulagés par la teinture d'opium, la compression, les caustiques et surtout celui du frère Côme. Les plus considérables ont exigé l'extirpation, qui très-souvent ne nous a pas mis à l'abri des retours.

Fistules
salivaires et
des sinus.

Trois fistules du sinus maxillaire ont été opérées avec succès par la perforation des alvéoles, et je me suis bien trouvé des caustiques et de la compression dans celles qui ouvraient les conduits salivaires.

Grenouillet-
tes,

Je n'ai recueilli que six observations de grenouillette, savoir, dans deux enfans au berceau et dans quatre adultes. L'une causa la mort ; une autre laissa une fistule au-dessous du menton. En général, cette maladie n'est point aussi simple qu'on le croit communément, et se lie presque toujours à une affection du système. Je l'ai vue succéder à une dyssenterie, à des douleurs rhumatismales, à des croûtes de lait rentrées. L'humeur qui s'en échappe varie beaucoup : elle est blanche, roussâtre, brune, jaune, noire, avec ou sans odeur, mais toujours épaisse et très-visqueuse. On ne peut exciser qu'une très-petite portion du kiste : c'est pourquoi l'incision peut suffire ; mais elle doit être grande. Il y a quelquefois deux kistes qui se communiquent, et que le muscle mylohyoïdien sépare. Dans une jeune fille de dix-huit ans, j'y trouvai une petite pierre blanche, triangulaire, fort légère : c'est la seule de ce genre que j'aie recueillie.

Plaies
de poitrine.
Empyèmes.

Une plaie évidemment mortelle n'appartient plus à l'art ; et de ce nombre sont toutes celles qui attaquent le cœur ou les gros vaisseaux que la poitrine renferme. Dans les autres on peut espérer la guérison ; et le moyen par lequel je l'ai le plus fréquemment obtenue, a été la réunion prompte de la plaie dans presque tous les cas où elle a été possible. En effet, l'indication de la faire est précise dans les plaies avec simple pénétration. Elle l'est davantage si les organes sont blessés, parce qu'alors on a bien plus à redouter l'accès de l'air et les effets de l'inflammation. Enfin, s'il existe une hémorragie, cette réunion est encore le meilleur moyen de l'arrêter par la formation successive des caillots. La crainte des épanchemens ne m'a point retenu : s'ils sont légers, ils se dissipent par la résorbtion ; plus graves, ils exigent consécutivement l'opération de l'empyème, ou se vident naturellement par la plaie. Joseph Martin, âgé de 22 ans, grenadier de la 45.ᵉ, reçoit un coup de sabre entre la troisième et la quatrième des vraies côtes du côté droit : il tombe ; le sang sort à flots par la bouche et par la blessure. Je réunis la plaie, et les accidens cèdent à la saignée jusqu'à sept fois répétée. Mais une tumeur se forme sur la cicatrice, s'élève, et, s'ouvrant au dixième jour, laisse sortir à flots le sang que renfermait la poitrine, et dont la présence avait produit des accidens consécutifs. Joseph Martin vit encore, et sa santé n'est point altérée. Laurent Migué reçoit une blessure pareille dans le côté gauche. La syncope arrête l'hémorragie déjà considérable. Je réunis sa plaie. Des accidens d'épanchement se développent. Au vingtième jour la cicatrice se rompt et verse le sang à flots. Le calme renaît; la plaie se referme, mais pour se rouvrir de la même manière à deux époques plus éloignées, et ne laisser qu'une fistule légère lorsqu'il part en convalescence quatre mois après. Dans six autres circonstances les plaies sont restées réunies, et le sang épanché s'est dissipé par de vastes échymoses couvrant toute la poitrine et les régions lombaires. Une femme a la poitrine traversée de part en part par un coup de feu : le poumon est blessé, elle crache le sang ; et sort guérie après cinq semaines. Un marchand de marrons reçoit un coup de pistolet derrière l'épaule. Les balles se perdent dans la poitrine ; les accidens d'un épanchement se manifestent : on en doute. Je propose l'empyème, les consultans s'y refusent. Le danger devient plus pressant ; je pratique l'opération, et quatre livres de sang échappées de la poitrine prouvent qu'elle était le seul moyen de salut. Cinq fois, depuis, je l'ai pratiquée dans des cas analogues ; mais les malades sont morts à des termes plus ou moins éloignés ; et je n'ai acquis de ces faits que la conviction que le lieu d'élection déterminé pour l'empyème n'est pas toujours celui qu'il faut choisir, lorsque les circonstances qui le nécessitent ont pu enflammer les viscères que la poitrine renferme ; parce qu'il s'y forme alors des points d'adhérence qui changent la forme de cette cavité, et ne laissent souvent accumuler le liquide épanché que dans un point bien éloigné de ce lieu d'élection. J'eus quelques instans l'espoir de sauver le nommé Curty, qui avait eu le sternum percé d'un coup de poignard. Je trépanai cet os; le sang épanché sortit; il y eut du soulagement : mais l'inflammation qui suivit touchait de trop près aux organes nobles, et les accidens qu'elle occasionna furent mortels. Un jeune soldat, nommé Gautier, portant une fistule au genou, eut tous les signes d'une hydropisie de poitrine. Aidé de l'avis de mes collègues dans cet hôpital, je plongeai un trocar au-dessous du cœur; trois livres d'eau s'écoulèrent; le malade put respirer et dormir : l'art eut un moment de triomphe, mais il fut court, et la maladie redevint ce qu'elle est presque toujours, c'est-à-dire mortelle. Joseph Lionard se purge au moment où un dépôt se formait sur le côté du col. Le dépôt disparaît, et son transport se fait sur les poumons. La péripneumonie qui en est la suite, ne se résout point : il se fait une vomique; et après un mois d'une fausse convalescence, le malade rejette dans un accès de toux plus d'une livre de pus. Chaque jour, il en rend beaucoup plus que le poumon ne peut en fournir par l'expectoration, et je le soupçonne épanché dans la poitrine. Un empâtement léger qui paraît au côté gauche, me sert de guide; j'y plonge le bistouri, et le pus qui s'élance à plus de dix pas prouve la vérité de ce jugement. La diète blanche, le quinquina, des injections faites chaque jour dans la poitrine, soutiennent les forces du malade. Il survit un mois; et le poumon gauche détruit par la suppuration fait voir, à l'ouverture du cadavre, que ce miracle de l'art ne pouvait être porté plus loin.

Cancer au sein. Le mot de cancer effraye l'imagination; et ce n'est pas à tort peut-être que le sexe intéressant qui en est la victime la plus ordinaire, s'épouvante à ce nom. Sa nature n'est pas connue; ses effets le sont davantage. Son traitement n'est pas toujours heureux. J'en ai vu beaucoup; et si j'osais me fier au résultat de mes observations, je vous dirais : J'ai crure marquer trois espèces de cancer. 1.º L'une, qui peut affecter les femmes les mieux portantes, succède ordinairement aux coups, aux maladies laiteuses, aux irrégularités du flux menstruel. Elle existe sous forme de glande peu volumineuse, sèche, mobile, détachée du sein, peu douloureuse, croissant lentement, sans altération dans les parties qui l'entourent. On peut la porter long-temps sans danger. Elle se guérit facilement par les saignées, les sangsues, les bains, les anti-laiteux, la ciguë, la soude, les alkalis ou savonneux en topiques, etc. L'opération réussit presque toujours et leur ulcération ne la contredit pas. 2.º La seconde espèce de cancer se développe rarement avant l'âge critique, souvent même beaucoup au-delà. Les glandes qui la forment sont larges, plates, dures, facilement adhérentes, le tissu cellulaire se dessèche autour d'elles; la peau jaunit, devient noire, terreuse, adhérente à la glande, et se couvre de tubercules plates et dures; elle s'épaissit, se tache de petits points noirs; le sein se flétrit, s'efface, s'applique contre les côtes; le mamelon rentre en dedans; l'ulcération qui s'y fait n'est jamais bien profonde; le pus qui en découle est âcre, ichoreux; les chairs sont moins saignantes. Le principe qui la forme est presque toujours rhumatismal ou goutteux : l'opération est toujours funeste; elle hâte la marche de tous les accidens. Mais on peut vivre long-temps avec cette maladie. J'ai vu des femmes qui en portaient de pareilles depuis dix, vingt, trente, quarante ans, et dont la santé, d'ailleurs, entretenue bonne par cette espèce d'émonctoire, avait été préservée de tout autre accident. 3.º Enfin, la troisième espèce de cancer m'a paru exister sous l'influence du vice scrofuleux. Elle se développe à tout âge, plus souvent cependant avant l'époque même de l'âge critique. Les glandes qui la forment sont rarement solitaires; elles grossissent facilement, en conservant toujours une sorte de mollesse. On en voit se développer sous l'aisselle, sous le muscle pectoral, le long des vaisseaux jugulaires. Le sein s'engorge; la peau reste blanche, se couvre de veines variqueuses. Le tissu cellulaire est mou, raréfié, quelquefois empâté, la graisse durcit, devient couenneuse, prend une teinte plus jaune : les douleurs sont vives, lancinantes. Il se forme des kistes ou des épanchemens partiels au centre même des glandes; elles s'élèvent en gros tubercules; s'ulcèrent, rendent beaucoup de sanie fétide; les ulcères creusent, se renversent facilement. Les hémorragies sont fréquentes; le bras devient douloureux; son tissu cellulaire s'infiltre, et les malades périssent dans l'hydropisie ou par suite de la rapidité avec laquelle l'ulcère ronge les parties qui en sont le siége. Cette espèce de cancer est la plus fréquente. Abandonnée à la nature et traitée par le régime et les médicamens, on peut en retarder les progrès : mais l'opération ne donne presque jamais que des guérisons trompeuses ; la maladie revient tôt ou tard avec une plus grande férocité , amenant avec elle le désespoir et le regret d'un courage qui fut inutile.

Gibbosité vertébrale.

De nombreux exemples de la gibbosité vertébrale se sont offerts à moi. Traités par les méthodes de Pouteau, de Pott, de Portal, les malades n'ont été qu'imparfaitement soulagés, quoique le moxa ait presque toujours suspendu les accidens. Un de mes amis, le docteur Martin le jeune, a recueilli plusieurs de ces faits dans l'excellente dissertation sur cette maladie, présentée à l'école de Montpellier à l'époque où il fut nommé docteur.

Plaies du bas-ventre.

J'ai appliqué au traitement des plaies du bas-ventre les principes que je m'étais formés sur celles de la poitrine : mais la réunion n'y est point aussi facile à obtenir, à raison de la mobilité des parois abdominales et de la direction variée des muscles qui les composent; les résultats n'en sont point aussi heureux, parce qu'il est rare qu'il n'y ait pas eu en même temps ou lésion ou issue des viscères. Les épanchemens qui s'y font se disséminent dans plusieurs siéges, et sont souvent de nature à ne pouvoir se dissiper par les voies de la résorbtion : aussi, sur une trentaine de blessures graves dont j'ai recueilli les observations, en est-il péri près des deux tiers. Le nommé Dalechamp, habitant du faubourg de Vaise, nous offrit pendant le siége un phénomène bien remarquable. Il avait eu le ventre ouvert par un coup de feu, et l'estomac sortait par la blessure. Pendant tout le temps qu'il vécut au milieu des accidens les plus graves, et presque dans les angoisses de la mort, il fut tourmenté par le sentiment d'une faim extraordinaire, occasionnée sans doute par l'irritation que portait sur l'estomac le contact de l'air, du pus et des médicamens. Au 29 mai, dans cette journée qui rappelle à tout Lyonnais de si douloureux souvenirs, le jeune Gauthier, Genevois, employé de la maison Picot et Fazi, intéressant par toutes les qualités de l'esprit et du cœur, périt en peu de jours des suites d'une blessure au ventre. A l'ouverture de son corps, nous trouvâmes que l'épiploon adhérait à l'anneau dans une ancienne hernie, ce qui lui faisait former au-devant des intestins météorisés, une bride par laquelle ils étaient étranglés, et qui contribua à le faire périr peut-être autant que sa blessure,

Le malheureux n'a pas à souffrir seulement des maux de la nature; il lui faut souvent encore supporter le mal plus grand de ne pouvoir y porter remède : c'est ainsi que beaucoup d'artisans périssent, pour ne pouvoir se procurer le bandage qui peut contenir la hernie qu'ils doivent à un travail pénible et forcé. Les occasions d'observer les accidens occasionnés par cet oubli, ont été fréquentes; mais j'ai eu beaucoup de bonheur dans leur traitement. Sur près de cent cinquante hernies étranglées, j'en ai réduit plus du tiers, par la seule application des mains; et je me suis convaincu qu'elle réussit presque toujours lorsqu'elle est faite avec prudence, et dès le principe de la maladie. Soixante-trois ont échappé aux suites de l'opération; et j'ose croire que je n'en eusse par perdu seize, si les secours eussent été réclamés à temps. Parmi les faits dignes de remarque, je rappellerai une tumeur que je crus opérer comme une hernie, et qui n'était qu'un dépôt. Une autre encore fut plus funeste. Un capitaine des Guides Piémontais portait à l'épigastre une tumeur qui avait le volume, la forme et tous les caractères extérieurs d'une hernie. Elle avait succédé à de violens efforts; elle était molle, compressible, douloureuse, facilement réductible, à peine sensible à jeun, plus volumineuse après les repas, s'accompagnant de toux, de hoquets et de vomissemens. Je crus reconnaître une hernie par étranglement de l'estomac ou du colon. En présence de tous mes collègues dans cet hôpital, et après avoir pris leur avis, je l'opérai, et trouvai en effet l'estomac au centre de la tumeur, mais il n'était point renfermé dans un sac herniaire; le pancréas engorgé l'avait poussé en avant, et le tenait comprimé entre sa surface externe et les parois abdominales. Il éprouvait là une espèce d'étranglement qui occasionnait tous les accidens trompeurs de la hernie, et qui pouvait être d'autant plus difficilement surmonté, que l'inflammation avait rendu cet organe adhérent à la surface du pancréas, et qu'il me fut impossible de le détacher. Avec un désordre semblable ce malheureux ne pouvait vivre, et nous n'eûmes que le regret d'avoir inutilement conçu l'espoir de le sauver. J'ai vu plusieurs hernies de l'estomac heureusement contenues par un bandage; dans deux autres cas, les intestins s'engageaient dans un écartement de toute la ligne blanche, et le même moyen eut un pareil succès. Trois malades portaient un anus artificiel, suite d'une hernie avec gangrène. L'intestin renversé sortait de près de quatre pouces au dehors : j'en fis l'incision, mais un seul eut le bonheur de guérir. Dans une jeune fille de dix-huit ans, j'excisai la membrane interne de la vessie, faisant hernie à travers le canal de l'urètre. Au second mois de la grossesse, j'ai vu la matrice présenter un cas de rétroversion, qui fut guérie par la situation et le taxis. Une femme portait une hernie crurale sans étranglement, lorsque son ame fut troublée par un violent chagrin; presqu'au même instant la gangrène frappa sa hernie, et cette infortunée, passant en vingt-quatre heures de la santé la plus florissante à la mort, prouva par cet exemple affreux, qu'au physique comme au moral les maux qui touchent au cœur empoisonnent la vie.

S'il est une occasion de triomphe pour l'art, c'est sans doute le traitement d'une maladie où la nature, oubliant qu'elle doit guérir, aggrave à chaque instant les maux et les douleurs; où les plus indispensables mouvemens les rendent attroces, où le temps n'a point d'espérance à donner, et où le malheureux qui souffre n'a de soulagement à demander qu'au fer qui peut enlever de ses flancs le calcul cruel qui les déchire. Ici tout est au pouvoir de l'art; et, par les procédés heureux dont on a su l'enrichir, il a acquis une telle sureté, que sur cent dix-sept malades opérés de la pierre, j'ai eu le bonheur d'en sauver cent cinq. Avant d'avoir reçu les leçons de l'expérience, j'ai quelque temps balancé sur le choix d'une méthode. Quoique celle d'Haukins m'eût valu des succès, j'ai cru devoir la rejeter comme difficile chez les enfans, peu sure, faisant des incisions trop petites, divisant les parties avec effort, et sans faire une section régulière. Celle du frère Come m'a paru devoir être, pour les adultes, la méthode de préférence; et je n'ai rien trouvé qui, dans les enfans, égalât la simplicité de celle de Cheselden. Enfin, si l'on ne devait pas se garantir de l'enthousiasme des premiers succès; si le premier sentiment qui nous entraîne vers les idées du bien et du beau, ne devait pas être soumis encore aux calculs de la froide raison, aux leçons de l'expérience et du temps; s'il ne fallait pas se garantir des séductions du génie comme de celles de la beauté, je vous dirais que l'instrument de M. Guerin de Bordeaux, frère de celui qui depuis si long-temps honore notre cité, est peut-être le meilleur de tous. Deux fois je l'ai mis en usage, en présence d'une nombreuse assemblée; un de mes amis, le docteur Martin le jeune, s'en est également servi pour un enfant de la Charité, et ce que nous avons observé de la perfection de cet instrument, promet à l'art des succès plus nombreux, plus faciles et plus surs.

En faisant le dépouillement général de mes observations, j'ai trouvé que les malades affectés de la pierre nous ont été fournis principalement par les habitans de la Bresse et du Mâconnais, beaucoup moins par ceux de notre département, très-peu par le ci-devant Dauphiné. Le plus grand nombre a été des enfans, quelques vieillards, et beaucoup d'adultes. Les femmes, à qui la nature impose dans le cours de leur vie tant de tributs douloureux, ont rarement à souffrir de la présence du calcul, et je n'en ai opéré que cinq. Dans le nombre des pierres que j'ai sorties, j'en ai trouvé de très-volumineuses; presque toutes étaient solitaires. Un ouvrier de cette ville en portait deux assez considérables. Un enfant en portait quatre, un adulte huit. Un habitant distingué de cette cité, M. Gay, âgé de soixante-quatorze ans, en portait douze, parmi lesquelles s'en trouvait une très-grosse, hérissée de pointes, et dont l'extraction fut si difficile, que la vessie fut entraînée au dehors avec elle. J'en fis la réduction : la guérison fut parfaite en cinq semaines, et ce respectable vieillard fait encore aujourd'hui la consolation de sa famille. Dans deux enfans, j'ai trouvé au lieu de pierre une masse pâteuse, formée de sables unis, sans cohésion, qui, s'écrasant sous la tenette, s'agglutinait encore aux parois de la vessie, et ne pouvait être enlevée ni par la curette, ni par les injections. Ces deux malades suc-

combèrent, quoique dans l'un d'eux je parvinsse à
sortir, au sixième jour, la masse graveleuse que je
n'avais pu enlever au moment de l'opération. Cette
circonstance est la seule où j'ai fait l'opération en
deux temps, procédé que l'on a eu tort sans doute
de chercher à réduire en méthode, puisqu'il est
toujours une suite de l'impossibilité de se conduire
différemment. J'ai opéré trois malades affectés de
fièvre lente; un seul guérit. Dans les deux suivans,
je trouvai, à l'ouverture des cadavres, les reins en
suppuration. Quoique je n'aie jamais oublié de faire
entrer les remèdes vermifuges dans les préparations des enfans, j'en ai vu périr plusieurs par suite
des accidens que développe la présence de ces insectes; sans doute parce que le foyer vermineux,
qui est supporté sans peine dans l'état de santé,
devient un sujet d'irritation plus grande, à l'époque où l'inflammation de la vessie augmente la
sensibilité de tous les organes qui l'entourent. Il
est rare que le calcul se reproduise : je n'en ai
recueilli qu'une observation, mais elle est frappante. Un jeune enfant de Châlons-sur-Saône fut
opéré dans la troisième année de sa vie; à sept ans
il le fut encore une fois, et je l'opérai pour la
troisième fois à dix. Son urine était tellement chargée de phosphate calcaire, qu'une seule goutte
tachait une étoffe noire, comme si on l'eût blan-
chie avec de la craie. Il guérit, et n'a peut-être
trouvé, dans ce bienfait de vie rendue, qu'une occasion de nouvelles douleurs. Ici je rapporterai un
fait, unique peut-être en son genre, mais qui peut

servir d'utile leçon. George Vignon, âgé de vingt-huit ans, habitant de St-Cyr, éprouve depuis long-temps tous les accidens de la pierre. Je le sonde, et crois en reconnaître la présence. Les préparations d'usage achevées, je l'opère, après avoir pris les conseils de MM. Champeaux, Martin l'aîné, Cartier, et Baucaine, chirurgien-major du 9.e de dragons, qui tous, ainsi que moi, ont cru sentir la pierre. Cependant la vessie est ouverte, et je la cherche vainement ; je n'embrasse qu'un cors mou, lisse, poli dans sa surface, et qui me paraît une tumeur squirreuse placée entre le rectum et la vessie. Cette opinion est partagée par les consultans, qui pensent, ainsi que moi, que tout procédé opératoire ne peut plus convenir. Le malade est reporté dans son lit; sa plaie se ferme en peu de jours, et je le mets à l'usage des remèdes fondans : ils sont inutiles. Les mêmes accidens persistent, la tumeur se développe : il sort de l'hôpital pour retourner dans ses champs. Après un an de souffrances il en revient, et meurt dans un état de consomption. A l'ouverture du cadavre, je trouve dans la vessie un polype du volume du poing, d'une forme pyramidale, et tenant par un pédicule excessivement étroit. Cette pièce, conservée dans mon cabinet, est une des plus curieuses de ma collection.

Il est peu de maladies qui veuillent être aussi promptement secourues que la rétention d'urine; elle ne permet point de trève à l'impatience. J'ai toujours eu le bonheur de réussir par la sonde et jamais la ponction n'a été nécessaire. A la vérité, j'ai quelquefois employé de grands efforts ; mais il ne peuvent nuire, s'ils sont dirigés prudemment et dans une bonne direction. Dans une saison où il régnait beaucoup de fièvres bilieuses et d'érysipèles, j'ai guéri presque subitement par l'émétique des rétentions d'urine qui existaient sous l'influence du même principe, et que les bains et les boissons émulsionnées ne faisaient qu'empirer.

Hydropisies. L'hydropisie est toujours une maladie grave, et ce n'est pas dans son traitement que le médecin a le plus à vanter ses succès. Deux malades affectés de leucophlegmatie, guérirent comme par enchantement, à la suite d'une salivation spontanément excitée, ce qui semble justifier l'emploi que quelques praticiens font des remèdes mercuriels. La ponction n'a guéri aucune hydropisie du bas-ventre, mais elle en a soulagé plusieurs : et dans les maux qui sont sans remèdes, lorsque l'impérieuse douleur presse de tous ses aiguillons, soulager c'est encore guérir.

Hydrocéle. Aux yeux du vulgaire, toute maladie appelle un remède ; et cet état est si peu fait pour la nature humaine, que, sans penser qu'il est souvent lui-même une guérison, personne ne veut le supporter long-temps. En vain menaçons-nous de tous les maux de l'avenir ; le mal présent est certain, et les prédictions du médecin ne le sont pas. Le remède est pris, donné par l'ignorance ou l'impéritie, et ce remède est la mort. C'est ainsi que j'ai vu périr des vieillards, des êtres faibles et cacochymes, menacés de la poitrine ou tourmentés d'un rhumatisme goutteux, qui avaient cherché la guérison d'un hydrocèle, malgré tous les conseils donnés par la prudence. Dans ceux qui permettaient de tenter la cure radicale par une opération, je n'ai employé les méthodes de l'incision ou de l'excision que dans quelques cas indispensables; dans les autres elles sont inutilement convenables, et ce ne doit pas être le caractère de nos procédés. J'ai presque toujours suivi la méthode sagement combinée de notre savant collègue Dussaussoy, à laquelle j'ai cru donner encore plus de simplicité, en combinant le caustique dont il fait usage avec le séton conseillé par Pott. Cette méthode est simple, facile et sure, peu douloureuse; et vingt-six malades, radicalement guéris par elle, confirment la vérité de ce jugement. J'avouerai, cependant, que toutes ces qualités m'ont paru se réunir plus fortement encore dans la méthode par injection. Onze fois je l'ai tentée, et la guérison à été si prompte et si facile, que je ne balance point à vous la présenter comme celle qui mérite la plus entière préférence.

Sur une vingtaine de malades affectés de sarcocèles, je n'ai eu que deux fois l'occasion de pratiquer la castration. Dans tous les autres cas, la maladie existait avec un état du système qui la rendait impraticable : et j'ai vu ceux qui la portaient se consumer lentement par la fièvre lente, le marasme, l'ulcération de l'organe affecté, les hémorragies, le développement de plusieurs tumeurs dans la cavité abdominale, les déjections sanglantes et les vomissemens de pareille nature. Un seul d'entre eux guérit de sa tumeur, par l'usage long et forcé de la ciguë; mais il tomba peu de temps après dans un état d'imbécillité, accompagné de la paralysie de tout le canal intestinal occasionnée sans doute par les effets stupéfians de ce remède.

Fistules urinaires. La patience fait autant que la force : cet axiome est aussi médicinal, et je crois utile de le rappeler souvent, parce que la nature, qui fait tout pour guérir, réussit presque toujours avec le temps, et que nos plus brillantes opérations ne font souvent que lui dérober un succès que la patience eût amené. L'usage soutenu de la sonde a guéri, dans six malades, les fistules urinaires les plus invétérées. A la vérité, plusieurs les ont portées plus d'une année, tandis que parmi ceux à qui j'ai pratiqué l'opération de la boutonnière, un seul a guéri et plusieurs sont morts. J'ai vainement appliqué tous les moyens connus de l'art à des fistules semblables, ouvertes dans le vagin et dans le rectum; toutes sont restées au rang des maux incurables.

Fistules à l'anus. Tout ce que j'ai dit de l'hydrocèle s'applique avec une égale vérité au traitement des fistules à l'anus. On veut trop souvent en guérir. On ferme la voie de dépuration que la nature avait choisie. Elle se prête mal au remplacement que l'on croit trouver dans les cautères ou les sétons : l'humeur reflue, la poitrine s'engorge, la phtysie ou l'hydropisie se déclarent, et le malade meurt à une époque qui, pour être plus ou moins éloignée, ne justifie pas davantage l'art d'avoir abusé de ses moyens. Je le dis pour l'avoir vu souvent; tandis qu'avec du temps et un régime bien dirigé, j'ai réussi à tarir, sans opération, plusieurs de ces ulcères fistuleux. Dans les cas où la maladie permettait l'opération, je n'ai employé d'autre procédé que la simple division de la fistule par le fil de plomb ou par l'instrument tranchant. Sans vouloir proscrire ici l'excision, je crois au moins que les cas qui la nécessitent sont très-bornés, et qu'elle ne doit jamais être une méthode de choix.

On peut pardonner à la nature d'avoir uni la douleur à l'acte heureux de la maternité, puisque c'est à ce sentiment pénible que nous devons ces soins plus affectueux, cette tendresse plus touchante et plus vraie, cet incomparable amour enfin qui attache une mère à l'être qui a palpité dans son sein. Quand un égal danger menace l'un et l'autre, la nature se contredit dans ses vœux, et je ne reconnais plus alors ses intentions créatrices ni son utile prévoyance. Ces réflexions, Messieurs, ont souvent été les miennes. Chargé dans cet hôpital de tous les accouchemens laborieux, elles ont dû revenir bien des fois. J'ai secouru plusieurs femmes dont les enfans présentaient la face, le placenta ou le cordon. Je les ai ramenés par les pieds; mais rarement ils ont vécu. Une femme vint avec la tête de son enfant restée seule dans l'utérus; les crochets servirent à l'en délivrer; son rétablissement fut prompt. Une autre, mère de deux enfans, avait été délivrée du premier par un travail pénible dans lequel l'utérus fut entraîné au dehors avec le second enfant qu'il renfermait. Ce fut dans cet épouvantable état qu'elle fut transportée dans l'hospice. Le sang coulait; je rompis la poche, j'amenai l'enfant par les pieds. L'utérus fut réduit, l'arrière-faix enlevé, et cette femme courageuse, en apprenant que son enfant vivait, guérit, et fut consolée de ses maux.

Polypes uté-
rins. Les polypes de la matrice sont assez rares; je n'en ai recueilli que sept observations. L'un d'eux tomba spontanément après plusieurs années d'existence; un autre amena des hémorragies mortelles; trois furent liés avec succès et promptement guéris. Le sixième nécessita trois ligatures consécutives : il repullulait comme les fongus, et me laisse encore aujourd'hui des doutes sur la certitude d'une guérison radicale. Le septième enfin fut le plus considérable de tous. Depuis dix ans il existait des hémorragies affreuses. La malade était au dernier degré d'appauvrissement. J'eus le courage d'en faire la ligature; elle réussit. Le polype se détacha; mais l'excès de son volume s'opposait à son issue. Je dus l'enlever avec le forceps. Le succès eût couronné cet heureux procédé, si le germe de mort n'avait pas existé depuis long-temps dans un dépôt formé dans l'ovaire droit, et qui se rompit au onzième jour dans la cavité abdominale.

Plaies
simples des
extrémités. Les maladies des extrémités sont si nombreuses et si variées, qu'il serait difficile de pouvoir les présenter sous un point de vue bien général. Dans les plaies qui n'intéressent que les parties molles, la nature ne calcule pas le plus ou moins de perte de substance. Elle en a bientôt rempli le vide par la dépression de certaines parties, par l'alongement de quelques autres, et par les sucs qu'elle laisse échapper de ses vaisseaux. J'en ai vu d'effrayantes par leur étendue, se guérir avec la plus grande facilité. Les membres peuvent rester difformes, gênés dans leur mouvement, mais ils se conservent. Lorsque les plaies ont intéressé le tendon d'Achille, je n'ai point suivi la méthode de Petit : elle est bonne; mais après la guérison le pied reste long-temps encore dans une extension forcée; sa plante ne peut reposer sur le sol, et tout effort peut amener une nouvelle rupture. Guidé par un grand nombre d'expériences que j'ai faites sur les chiens, je me suis convaincu que le rapprochement des deux bouts du tendon coupé n'était point nécessaire; que la nature, comme dans les plaies des os, remplissait l'espace intermédiaire par une substance parfaitement semblable à celle du tendon, et qu'après peu de temps la contraction des muscles et les mouvemens du membre s'exécutaient avec autant de facilité. En conséquence, je n'ai jamais cherché à réunir les bouts du tendon d'Achille coupé; mais, plaçant le pied dans un état moyen entre l'extension et la flexion, de manière que le malade étant debout, sa plante repose sur le sol; j'ai attendu la clôture de la plaie, et en moins de trente jours les malades ont toujours marché avec facilité.

Plaies du tendon d'Achille.

Plaies et suture des tendons.

La section complète du tendon de la main con-damne toujours à l'immobilité le doigt qui y correspond, et la chirurgie, qui depuis long-temps en avait proscrit la suture, était sans moyen de guérison. J'ai osé l'entreprendre. Nicolas Baupré, soldat de la 54.ᵉ demi-brigade, eut le tendon du doigt indicateur de la main droite, coupé par un coup de sabre. Vingt-quatre heures après l'accident, il me fut amené. Je traversai chaque bout du tendon avec une aiguille, les maintins rapprochés par un fil, un bandage et une situation convenable : au dix-huitième jour la guérison était complète, et tous les mouvemens s'exécutaient. M. de Pisancon était perclu du même doigt, à la suite d'une ancienne blessure ; il apprit la manière heureuse dont Baupré avait guéri, et vint me demander la même opération. Je m'y refusai, les circonstances n'étaient pas les mêmes ; il insista, fortifia mes doutes, me donna son courage ; je me rendis. Le dos de la main fut fendu ; j'y cherchai les deux bouts du tendon séparés par un intervalle de près de deux pouces. Ils étaient arrondis et tuberculeux ; je les coupai pour en faire une plaie sanglante. L'aiguille, le fil, la situation, le bandage furent employés comme dans Baupré ; et la guérison radicale au vingt-cinquième jour, fut une occasion de triomphe pour M. de Pisancon, pour l'art et pour son disciple.

Contusions. Echymoses.

En s'épanchant sous la peau, j'ai vu le sang former des dépôts énormes et quelquefois mortels. Je l'ai vu dans sa résolution atteindre les parties les plus éloignées, et laisser un noyau assez endurci pour simuler un troisième organe renfermé dans le scrotum.

Lorsqu'il s'épanche au dehors par l'ouverture d'un vaisseau principal, il peut occasionner rapidement la mort. Plusieurs fois j'ai comprimé avec succès les artères du bras, de l'avant-bras et de la jambe. Dans deux cas le membre est tombé en gangrène, et les malades sont morts. Un bouton de vitriol, placé sur l'ouverture même du vaisseau, m'a paru très-utile, en formant une escarre sèche et solide qui s'oppose à l'hémorragie, et rendant moins nécessaire le besoin d'une forte constriction. On a des succès plus constans par la ligature : je l'ai surtout éprouvé pour les artères de l'avant-bras et de la main, pour celles de la jambe et du pied. Un seul malade a survécu à la ligature de l'artère brachiale.

Si le sang reste contenu dans son vaisseau dilaté, ou s'il se forme un kiste autour de son vaisseau rompu, il existe anévrisme : affreuse maladie pour qui la supporte, non moins affreuse encore pour celui qui la traite. Elle est mortelle au cœur : sept fois j'ai vu se confirmer cette terrible vérité. Elle est mortelle à la sous-clavière : un homme de trente ans y succomba. Elle est mortelle aux vaisseaux du col : un jeune musicien en fut la victime. Elle est mortelle aux artères intercostales ; une jeune fille en périt. Enfin, je l'ai vue devenir mortelle à la cuisse, au jarret, au bras, et même sur le dos de la main : cette dernière observation doit être citée par les circonstances rares dont elle s'accompagna. Un armurier de St-Etienne, grand, fort, robuste, se pique l'artère radiale dorsale. Une tumeur survient; on ne peut méconnaître un anévrisme. Il vient, après plusieurs mois, chercher des secours dans l'hospice. Une opération peut seule le guérir, je l'en préviens : ce mot l'épouvante ; il se trouble ; son teint s'altère ; sa pensée devient sombre; il est rêveur. Je prolonge les préparations ; j'espère que le temps adoucira cette idée, mais c'est en vain : cet état se prolonge ; et perdant tout espoir de le changer, je le renvoie. Il s'en alarme, et veut guérir; il excite son courage, et demande l'opération. A mon tour je le refuse ; il insiste, je le refuse encore ; je fais naître le désir ; il me supplie ; j'essaie alors sa fermeté par l'intention simulée de me rendre à ses vœux. Je l'observe : son visage est tranquille, son pouls est calme ; je crois enfin qu'il est maître de lui. Mais qui peut calculer jamais ce que l'ame a senti, ce qu'elle éprouve encore ! Le jour suivant je l'opère ; je hâte tous mes mouvemens ; je diminue toutes les douleurs : elles ne lui coûtent pas un soupir. Enfin il est opéré ; on le rend au repos de son lit. Il dort : le soir il est tranquille. Le lendemain le trouve calme ; mais ce calme est affreux, il annonce la mort. Déjà la moitié de son corps est sans vie ; la gangrène le frappe, et le jour suivant ne le trouve plus.

Pour nous consoler de ce pénible tableau, disons cependant que nous avons guéri dans une

jeune fille un anévrisme de l'artère crurale, par
de petites saignées, la diète, les applications de
glace et de vinaigre; que l'opération en a guéri
plusieurs autres; enfin, que l'amputation du membre a conservé les jours dans quelques cas où le
désordre était trop grand pour qu'une autre opération fût praticable. Dans ces dernières circonstances, j'ai presque toujours vu la maladie méconnue, parce qu'on ne réfléchissait pas assez
que les pulsations ne caractérisent pas essentiellement l'anévrisme, et que l'épanchement de sang,
lorsqu'il se fait avec lenteur, détermine dans les
parties molles, et dans les os qui l'avoisinent, une
maladie secondaire qui masque le caractère essentiel de celle qu'on a intérêt de reconnaître.

Lorsqu'un os est simplement rompu au centre
d'un membre, la maladie prend le nom de fracture simple. J'ai eu pour principe de ne jamais les
réduire qu'après quelques heures écoulées, afin de
ne pas m'exposer au danger des étranglemens produits par une enflure dont le bandage gêne le développement. Trois fois j'ai vu l'oubli de cette précaution amener la gangrène. Elle est impraticable
cependant dans les enfans qui ne peuvent garder
le repos, et dans le cas où la position même des
pièces fracturées peut faire naître des accidens ou
prolonger ceux qui existent. Dans la fracture de
la clavicule, je n'ai employé que le bandage de
Desaut. Plusieurs malades ont guéri sans bandage,
et avec peu de difformité. Dans l'un d'eux, le lieu
de la fracture forma une articulation qui s'est con-

servée. Une fracture de l'humérus au-dessus de ses condyles, en imposa pour une luxation de l'avant-bras en arrière ; une autre, pour une fracture de l'apophyse coronoïde. Je n'ai jamais mis d'appareil aux fractures de l'olécrâne, et j'ai toujours conservé le mouvement et la forme du membre, en le faisant mouvoir chaque jour depuis le moment de l'accident. J'ai souvent été forcé d'en faire autant pour les fractures de la rotule, par l'impossibilité d'en rapprocher les fragmens ; et les malades n'ont pas laissé de marcher avec solidité. Pour celles du col du fémur, j'ai employé le bandage de Desaut, et plus souvent l'extension journalière. J'ai recueilli l'exemple assez frappant d'une femme qui avait les os d'une telle fragilité, qu'elle se les brisait en se tournant dans son lit, au point d'avoir sept fractures au moment où la mort la délivra de ses maux. Enfin, dans un homme de quarante ans, j'ai eu le bonheur de pouvoir alonger un membre difforme, au trentième jour d'une fracture de cuisse qui avait été mal réduite et mal contenue.

Fractures compliquées. Il faut convenir que le traitement des fractures compliquées n'est pas heureux dans les hôpitaux, surtout si elles portent sur les articulations. Beaucoup de malades sont morts, qui eussent été sauvés dans une situation plus heureuse. Je crois devoir le salut d'un grand nombre aux précautions que je vais indiquer : réunir et fermer les plaies toutes les fois qu'il y a possibilité de le faire ; ménager les incisions ; donner peu d'accès à l'air ;

ouvrir promptement les dépôts ; recourir de bonne heure aux remèdes évacuans, mais ne jamais insister aussi long-temps qu'on le fait sur la méthode affaiblissante, le régime sévère, et sur les médicamens froids ; car dans la plupart de ces cas, la nature n'a déjà pas trop de toute la force de l'âge et du tempérament, pour supporter les accidens prolongés de pareilles blessures.

Parmi les observations remarquables que m'ont fournies les luxations, je citerai celle d'une femme qui se déplaçait la mâchoire avec une telle facilité, que cinq fois dans la même semaine il fallut la remettre en situation. Une luxation du bras inconnue, ne put être réduite après le quatrième mois, quoique plusieurs fois, dans des cas semblables, j'eusse triomphé de tous les obstacles à la sixième semaine. Un homme chez qui toute tentative avait été sans doute inutile, nous offrit la circonstance assez rare d'une nouvelle cavité articulaire, formée sur le bord antérieur de l'omoplate qui avait reçu la tête de l'humérus déplacée. Après un mois, quinze jours, huit jours même, j'ai vu la luxation de l'avant-bras ne pouvoir être réduite, et les malades rester estropiés. Celle du poignet est fâcheuse ; plusieurs fois elle a causé la mort par les accidens consécutifs qu'elle a développés. Enfin, dans le cas où l'os luxé avait en sortant rompu toutes ses capsules et percé les chairs, comme cela arrive souvent à la luxation de la jambe sur le pied, j'ai perdu tous les malades chez qui j'ai voulu réduire le membre ; tandis que ceux chez qui cette réduction fut impossible, ont guéri avec le temps, mais en conservant un membre très-difforme. Le jeune fils Morenne[1] eut aussi le bras déchiré dans une chute qu'il fit au jardin d'Idalie ; l'extrémité inférieure de l'humérus sortait à travers les chairs meurtries, dans une étendue de trois pouces. Je la réduisis : la guérison fut prompte ; et cet aimable enfant, rendu à une veuve désolée, la fera jouir encore long-temps du doux titre de mère.

Engorgemens des articulations. Les engorgemens qui se fixent autour des articulations sont fréquemment observés dans cet hospice. Lorsqu'il ne sont pas le produit d'une cause extérieure et violente, ils sont presque toujours le symptôme d'une maladie dans les viscères, d'un principe rhumatismal ou scrofuleux. Parmi les moyens qui m'ont le plus fréquemment réussi, je compterai l'émétique fréquemment répété, les sels mercuriels, les alkalis et les sudorifiques. Autour des tumeurs, l'application des vésicatoires, l'ouverture des cautères, les fumigations de fleur de souffre, enfin l'usage d'un sachet préparé avec la chaux éteinte, le sel ammoniac et la poudre de quinquina. Les effets de ce dernier médicament ont été si heureux, que plusieurs membres condamnés à l'amputation, ont été rendus au mouvement et au libre exercice de leurs fonctions, et que des **Exostoses.** exostoses, ou autres gonflemens considérables dans l'os, ont cédé avec promptitude à son application.

[1] Aujourd'hui vicaire distingué d'une des paroisses de Lyon.

(Note de l'Editeur.)

L'aspect d'un membre amputé est déchirant pour une ame sensible, parce que le sentiment pénible qu'inspire cette mutilation ne peut être balancé par la vue du danger qui la rendit nécessaire. On ne voit plus qu'elle ; et le miracle de l'art a disparu ; il a sauvé la vie, mais en tranchant un nœud qu'il eût fallu défaire : pour juger qu'on ne pouvait faire mieux, il faut s'en rapporter à lui, quand mille exemples de guérisons désespérées ont prouvé que ses jugemens ne sont pas toujours certains, et que les ressources de la nature s'étendent bien au-delà de ses faibles conceptions. Il est donc permis de balancer avant d'exiger comme nécessaire le sacrifice d'un membre ; aussi, autant que je l'ai pu, ai-je éloigné de moi cette terrible opération, et compté-je comme un bonheur d'avoir pu, malgré toutes les occasions que m'a fournies la guerre, réduire à cinquante-trois les circonstances qui l'ont rendue indispensable. Dans les accidens qui, nés d'une cause violente et imprévue, laissent peu de loisir à la réflexion, j'ai amputé toute les fois que le membre ne pouvait plus vivre, ou lorsqu'en le conservant, au travers de mille dangers, il n'aurait pu remplir aucune de ses fonctions ; alors j'ai presque toujours amputé sur-le-champ ou à peu de distance de l'accident, et les trois quarts des malades ont péri. Dans le petit nombre de ceux que j'ai sauvés, presque tous ont été opérés après les accidens primitifs ; et les succès seraient plus grands sans doute, s'il était toujours possible de différer ainsi. En amputant pour des cas incurables, j'ai été beaucoup plus heureux. Tous les malades ont guéri, et dans le nombre deux portaient depuis vingt ans la carie qui nécessita l'opération, Une seule nécrose a exigé l'amputation de la jambe. Elle fut faite sous ma direction par M. Schitly, dont la dextérité fit beaucoup pour le succès. Le même bonheur a accompagné presque toutes les opérations semblables que j'ai faites pour des gangrènes ou des tumeurs incurables; dans le nombre il s'en est trouvé d'énormes. Un de mes amis, M. Renaudin, fit sous mes yeux l'amputation de la cuisse, pour une tumeur au genou de près de deux pieds de circonférence. La guérison fut radicale en peu de temps. Une tumeur anévrismale nécessita l'amputation de la jambe; je la fis pratiquer à M. Viricel, qui y mit toute la dextérité que donne un vrai talent. Dans la dissection du membre, au centre de l'épanchement sanguin, nous trouvâmes un champignon osseux, de formation nouvelle, qui nous parut formé par le suc osseux épanché d'une légère ulcération que le tibia présentait dans son voisinage. Enfin, j'ai trois fois pratiqué l'amputation partielle du pied : le dernier malade est mort à la vérité, mais des suites d'une affection scorbutique. Vincent Assenac, âgé de vingt-trois ans, guérit avec assez de promptitude, et marche aujourd'hui très-solidement. Il portait depuis plusieurs années une carie sur les os du tarse. Antoine Billet, enfant de quatre ans, guérit plus rapidement encore : une charrette lui ayant écrasé le pied, je fus obligé de l'amputer au-delà de l'insertion du

muscle jambier antérieur, le plus fort des fléchis-
seurs ; de sorte que le talon, livré à l'action de
tous les muscles extenseurs, ne reposait plus sur
le sol au moment de la guérison, ce qui me détermina à couper le tendon d'Achille, et à faire
cesser ainsi l'action funeste des muscles qui n'avaient
plus d'antagonistes. Ces deux malades ont été présentés à la Société de médecine, marchant solide-
ment, quoique n'ayant que le talon pour point
d'appui, et prouvant ainsi que l'art peut chaque
jour diminuer le danger et l'étendue de ses opérations

Il peut sembler étonnant peut-être de proposer, *Inflamma-*
comme le meilleur moyen de soulager une érysi- *tions.*
pèle ou un phlegmon très-enflammé, l'application
d'un large vésicatoire sur le point le plus douloureux. Mais quand l'expérience a parlé mille fois
pour l'utilité de ce procédé, on peut le proposer
avec assurance. J'ai arraché par lui à la suppuration et à la gangrène les phlegmons les plus
étendus : toujours au moins les soulagent-ils par
l'abondante évacuation de sérosité qu'ils procurent;
et s'ils accélèrent la suppuration, c'est en la réduisant à un si petit foyer, que, dès ce moment, la
maladie perd toute son importance. Ceux qui ont
suivi depuis six ans la pratique de cet hôpital, ont
pu s'assurer de cette vérité, dont ils trouveront
de plus grands developpemens dans une dissertation que le docteur Rodamel a soutenue sur ce sujet
dans la Faculté de Montpellier.

Le hasard est le père des plus heureuses dé- *Dépôts.*

couvertes. Je lui en dois une, dont j'ose croire que l'humanité profitera aussi long-temps qu'elle aura de maux à souffrir, c'est-à-dire éternellement. Je badinais avec un œuf, et cherchais à le vider en le suçant; j'y réussis par une très-petite ouverture, et bientôt il ne resta que la coquille. L'idée me vint qu'il serait possible de traiter ainsi les dépôts et d'épargner aux malades la douleur et le danger des incisions; de vider les plus vastes foyers sans les convertir en ulcère, d'imiter la nature dans le mécanisme des métastases, et de guérir ainsi dans deux ou trois jours, sans plaie sensible et presque sans douleur, des maladies qui exigeaient autrefois deux ou trois mois de traitement, des incisions répétées, et chaque jour des pansemens douloureux. Ce que ma pensée avait conçu, ma main l'exécuta. Je plongeai une aiguille rougie au feu, au centre d'un dépôt; l'instant de sa pénétration fut à peine sensible. Sur la piqûre imperceptible qui en résulta, j'appliquai une large ventouse. Le pus, obéissant à la force absorbante de cet instrument, s'élança comme un jet d'eau; le vide se remplit, la tumeur disparut, le recollement se fit, et le troisième jour on eût cherché la place où le dépôt avait existé. Depuis cette heureuse application, je l'ai répétée cent fois avec le même succès, dans presque toutes les parties du corps, et dans une foule de circonstances différentes. J'ai enlevé le pus aux foyers les plus profonds, et jusqu'au centre de la poitrine. En présence de quatorze commissaires de la Société de médecine, j'ai sorti près de six livres de pus de la poitrine d'un jeune soldat, qui n'en éprouva ni douleur, ni fièvre, ni besoin de s'aliter, et continua le régime d'un homme bien portant. Depuis que cette découverte heureuse a été publiée dans les actes de la Société de médecine de cette ville, elle a été mise en pratique dans plusieurs départemens, et les succès flatteurs qu'on en a obtenus, ont versé dans mon cœur toute la joie que doit inspirer l'idée d'avoir fait quelque bien à l'humanité.

Chaque jour use la vie, et nous nous consumons en détail sans être épouvantés de cette destruction anticipée, parce que le temps cache la main qui détruit, et présente en dédommagement de nos pertes, les jouissances d'un nouvel âge et le souvenir de tous les autres. Mais lorsque c'est la gangrène qui nous dévore, lorsqu'il faut souffrir encore d'un membre où la vie n'est déjà plus et se partager en un moment entre l'existence et le tombeau, alors cette perte imprévue est affreuse, et ne trouve plus de dédommagement. J'en ai observé des exemples effrayans : les doigts des mains et des pieds sont tombés gangrénés par le froid. Le poignet, l'avant-bras, le pied, la jambe, plusieurs fois les deux jambes, une seule fois les deux cuisses, ont été désséchés par des gangrènes nées de causes différentes. Lorsqu'elle a été rapidement formée, les malades ont presque toujours survécu. La jetée gangréneuse est plus complète alors, et le sang se dépouille mieux de tout principe hétérogène. J'ai vu périr au contraire le plus grand nombre de ceux chez qui la gangrène se formant lentement, a permis encore pendant quelque temps dans le membre une sorte de circulation, dont les effets ont été sans doute de porter les miasmes gangréneux sur d'autres organes, et d'attaquer dans chacun d'eux le principe de la vie. Dans la gangrène que nous appelons humide, je ne me suis point éloigné des préceptes tracés par notre savant collègue Dussaussoy, dans l'excellent ouvrage qu'il a publié. Ils sont le résultat d'observations si vraies, si bien puisées dans la nature, qu'il serait difficile de sortir du cercle qu'il a tracé. Je dirai seulement que les applications qui m'ont paru réussir davantage, sont le mélange de vinaigre et de sel ammoniac, le collyre de Lanfranc et surtout le baume de Floraventi.

La nécrose n'est autre chose que la gangrène dans les os. J'ai vu tomber par elle ou j'ai emporté par des opérations, de larges portions des os du crâne, tout l'os de la pommette, une grande portion du palais, le menton tout entier, la moitié de la mâchoire, quelques pièces du sternum et des côtes, une grande partie de l'humérus, enfin le tibia tout entier, ou les deux os de la jambe à la fois. Ce qui n'étonne plus le médecin aujourd'hui, mais ce qu'il admire toujours, c'est que de telles pertes se réparent, et que le membre, après avoir un instant perdu sa solidité, redevient ferme et capable de toutes ses fonctions.

Le charbon est la plus affreuse des gangrènes : il marche avec une rapidité désespérante et veut, pour être borné dans ses effets, un moyen prompt et terrible, c'est le feu. Il n'a point l'infidélité du caustique qui m'a trompé plusieurs fois; il soulage sur-le-champ. J'ai sauvé par lui un grand nombre de malheureux. L'un d'eux, nommé Boachon, venait de guérir d'un charbon à la face, lorsqu'il se renouvela dans le fond de la gorge. L'accident n'avait reparu que depuis trois heures, et déjà il suffoquait; le cou était gonflé, la poitrine prise, la tête embarrassée; quelques momens de plus il était mort. Je proposai, et le malade accepta une nouvelle application du feu. Quatorze fois je portai un fer rougi à blanc dans le fond de la gorge, derrière le voile du palais : les accidens semblaient s'éteindre sous ces applications successives; à la quatorzième il respira librement, le calme se rétablit, et un père de cinq enfans fut sauvé.

Dans le grand nombre de tumeurs qui se sont Tumeurs. offertes à moi, quelques-unes se sont présentées avec des circonstances assez remarquables. Une femme portait sur la tête trente-deux loupes, dont la plus petite excédait le volume d'une noisette. Des vésicatoires appliqués sur le cuir chevelu, de puissans sudorifiques, et les évacuans, en dissipèrent plusieurs et les diminuèrent toutes. Trois fois j'ai vu le cancer entourer l'oreille et la mâchoire, y former des tumeurs énormes et dévorer les malades. Antoine Girard, natif de la Haute-Loire, portait sur le côté du visage et du cou une tumeur si considérable, qu'elle surpassait deux fois le volume de sa tête. Elle avait succédé à un coup de poing, et prit dans peu de temps le développement qui la rendit incurable. Dans deux enfans j'ai vu la langue si volumineuse, qu'elle ne pouvait être contenue dans la bouche, et descendait quatre travers de doigts au-dessous du menton. L'un périt en peu de jours, l'autre guérit après six mois, par l'usage combiné du suc de laitue, du calomélas, et d'un séton à la nuque. Plusieurs goîtres volumineux ont guéri par les seuls médicamens ; et j'ai été assez heureux pour emporter avec succès par des opérations, des tumeurs considérables placées sur les vaisseaux du cou. Je n'ai point voulu emporter la loupe énorme que portait un vieillard derrière le cou, quoique j'en eusse enlevé facilement une de quatorze livres. J'ai vu plusieurs tumeurs semblables se détacher du ventre par un pédicule alongé, très-étroit, et tomber jusqu'au-dessous des genoux. L'opération, quoique simple et facile, développa des accidens fâcheux dans un vieillard. Un soldat de l'armée d'Italie portait à la cuisse une tumeur stéatomateuse, suite de douleurs rhumatismales, dont la plus grande circonférence avait près de trois pieds : elle s'ouvrit, et le malade succomba aux suites de son altération. Une sage-femme de Bourg portait au sein un cancer pesant vingt-huit livres. Il était ulcéré ; la gangrène le rongeait en plusieurs points. Sa fétidité était insupportable, et la malade allait périr. J'osai lui proposer de l'opérer ; elle eut le courage encore plus grand de ne refuser pas : j'emportai cette masse effrayante , sans que cette opération longue et douloureuse lui arrachât le plus léger soupir. Son courage et le mien furent récompensés, et elle retourna guérie dans ses foyers qu'elle ne croyait plus revoir.

De tous les accidens qui peuvent accompagner les blessures, le tétanos est le plus affreux. Toute la face est en convulsions ; la mâchoire fermée ne peut s'ouvrir ; la déglutition est impossible ; la poitrine ne peut se soulever; le ventre se resserre sur lui-même ; tous les membres sont dans une absolue rigidité ; la tête se renverse en arrière, le tronc se fléchit dans le même sens, et le corps tout entier, reposant sur les talons et sur l'occiput, présente le plus affreux des spectacles. Quatorze fois je l'ai vu, et ne puis compter que deux guérisons : elles furent dues à de vastes embrocations huileuses, à l'opium combiné avec l'esprit de Mendérérus et la thériaque. Les malades prenaient une once d'esprit de Mendérérus par jour. Tous ceux qui ont péri furent traités par l'opium seul , le camphre., le mercure , les vermifuges , le quinquina , les vésicatoires et les bains.

Oserai-je vous faire l'aveu de la désolante insuffisance de l'art, et dire que malgré les moyens les mieux avoués, j'ai vu succomber tous les malheureux qu'avait atteints la rage ? Un seul enfant de dix ans dut son salut à la combinaison du feu, des ventouses scarifiées , et du mercure. Mais l'inoculation du virus avait-elle été produite par la morsure ? Doit-elle accompagner toute plaie faite par un animal enragé ? Ici le doute est permis ; et c'est peut-être à ce défaut d'inoculation qu'on doit attribuer la fausse réputation de tant de spécifiques vantés. Mais s'il est vrai que cette affreuse maladie dévore tout ce qu'elle touche, comment peut-on, avec autant d'indifférence, multiplier autour de soi les occasions du danger, et comment laisse-t-on tant de chiens inutiles se multiplier dans nos cités ? Ah ! que cet ami fidèle de l'homme l'accompagne dans ses travaux, au milieu de ses champs, qu'il ramène au bercail ses troupeaux indociles, qu'il veille dans ses foyers ; qu'il partage sa solitude et ses malheurs, qu'il soit le dernier ami qui lui reste, et qu'il expire sur son tombeau ; j'excuserai l'attachement qu'il fait naître, et je vivrai sans crainte, parce que dans cet échange réciproque de sentimens, je n'ai rien à redouter de l'oubli ou de l'ingratitude, et que celui qui veille sur les foyers du maître, est sûr au moins d'y trouver le pain et l'eau qu'il doit à sa fidélité. Mais quand au sein d'une population nombreuse, je vois sans asile et sans maîtres cette foule de chiens abandonnés, quand je pense que du milieu d'eux peut s'élever et se porter sur mes concitoyens, sur mes amis, sur mes enfans, un mal affreux et sans remède, alors je crois autour de moi voir promener la mort, et je demande aux magistrats une loi qui m'en garantisse.

Il me resterait encore à vous parler, Messieurs, des nombreuses observations recueillies sur les ulcères, les dartres, les hémorragies, les empoisonnemens, les maladies régnantes, les affections nerveuses, les fièvres, les dyssenteries, les vices de conformation, les exemples singuliers d'une montre avalée, d'un homme qui mangeait des cailloux, de l'ossification de la plèvre, de trous à l'estomac et au diaphragme, enfin de mille autres faits non moins intéressans à rappeler; mais le temps, dont je connais le prix, m'avertit en secret de ne pas abuser de celui que vous daignez consacrer à m'entendre. Je terminerai donc ici cette esquisse rapide de faits, qui, dérobée à près de trois mille observations, ne peut suffire à vous énumérer les plus saillans d'entre eux.

Il ne me reste plus à présent qu'à laisser échapper ma dernière pensée; elle sortira du fond d'un cœur pour qui la reconnaissance est un besoin. Appelé bien jeune encore aux importantes fonctions que j'abandonne aujourd'hui, il fallait de nouvelles lumières à ma jeunesse, à mon inexpérience: j'étais riche de mon émulation; mais l'émulation fait désirer le talent et ne le donne pas. Un navire ne peut se confier sans voiles à la mer orageuse. L'administration qui m'avait honoré de son suffrage, fixa sur moi ses bontés encore plus paternelles. Je dus à ses bienfaits de pouvoir devenir le disciple et l'ami de ce fameux *Desaut*, dont l'éloge a retenti dans cette enceinte, et qui laissera long-temps encore un vide irréparable dans la science et dans mon cœur. Administrateurs bienfaisans qui me liâtes ainsi par la reconnaissance au service sacré de l'infortune, ai-je rempli vos intentions paternelles? A-t-il été fait par

moi tout le bien que vous vouliez produire? Je n'ose
m'en flatter; l'humanité blessée peut parler seule
de la main qui la soulage : mais au moins toutes
les intentions pures ont été dans mon cœur; et si
j'eusse pu réaliser tout le bien qu'il osait concevoir,
la douleur eût été moins funeste, et le malheureux
eût séché jusqu'à sa dernière larme.

Vous qui m'avez honoré d'une bienveillance égale,
Administrateurs qui remplissez aujourd'hui l'honorable emploi de veiller sur le patrimoine du pauvre, daignez accepter aussi mon hommage reconnaissant. Les encouragemens que vous avez donnés
à mes travaux les ont rendus plus faciles : fier de
votre confiance et de votre estime, la crainte d'altérer l'une ou l'autre a redoublé mon zèle, et pour
le diriger avec succès vous m'avez servi de modèle.

En remettant à mon successeur l'honorable dépôt
qui me fut confié long-temps, qu'il me pardonne
aussi d'exprimer publiquement ce que je lui dois
pour l'attachement qu'il m'a témoigné, pour la com-
plaisance et le zèle avec lesquels il a partagé mes
pénibles travaux. Je n'offenserai point sa modestie
accoutumée par l'éloge de ses talens, ils seront bientôt proclamés par de nombreux succès; mais je
louerai son cœur qui consola le mien, qui partagea
mes peines, et dans ces lieux si souvent troublés
par les échos de la douleur, fit retentir pour moi
les doux accens de l'amitié.

Vous serez aussi nommés dans mes remercîmens,
jeunes disciples, dont je m'éloigne à regret, et qui
m'avez aidé dans tout le bien que j'ai voulu faire.

Votre assiduité, votre zèle, votre intelligence ont rendu mes succès plus faciles ; puissé-je également avoir travaillé pour les vôtres ! puissent les efforts que j'ai faits pour vous instruire, tourner au profit de l'humanité souffrante ! Cette idée me remplira de joie ; et lorsque vous opposerez à ces maux l'adresse et la sureté de votre main, je me dirai, dans la plus douce illusion : « *C'est moi qui le premier* » *leur appris à s'armer contre la douleur ; c'est* » *encore moi qui la soulage.* »

Non, je ne quitte point cet asile de la bienfaisance ; j'y serai souvent rappelé par mes souvenirs et par mon cœur. On n'oublie pas avec facilité les lieux où l'on passa neuf ans de sa plus belle vie ; on s'y attache par le bien qu'on y a reçu, par celui qu'on a pu faire, et plus encore peut-être par les maux que l'on a éprouvés : car j'ai vu cet hospice malheureux dévoré par des flammes ennemies, et les victimes de la douleur dispersées loin de lui. Mais l'humanité n'a pas eu à souffrir long-temps d'un aussi sanglant outrage ; le zèle le plus ardent a réparé ses pertes ; elle a retrouvé dans son asile les mêmes vertus et les mêmes secours. Puisse ce monument de la piété publique trouver l'appui dont il a besoin dans un Gouvernement tutélaire ! Puisse-t-il braver désormais tous les outrages du temps, ou ne tomber au moins qu'avec le dernier des malheureux !

L'ANATOMIE.

ODE.[1]

> Proscrire les arts agréables, et ne vouloir que
> ceux qui sont absolument utiles, c'est blâmer
> la nature qui produit des fleurs, les roses, les
> jasmins, comme elle produit des fruits.
>
> (*Essais sur Paris*, tom. IV.)

J'AVAIS vu l'homme prêt à rendre
Sa triste dépouille au néant,
Cherchant en vain à se défendre
D'un tribut que la mort attend :
J'avais vu le temps inflexible
Lui creusant, de sa main terrible,
Un tombeau pour l'éternité;
Et ma raison faible et grossière,
Ne croyait pas de sa poussière
Tirer encor la vérité.

Dans ces lieux où la mort entasse
Les victimes de sa fureur
Je descendis avec audace,
Et j'y dépouillai mon erreur.

Dans cette funèbre retraite
Je vis la nature muette,
Et je respectai son tombeau;
J'aperçus le Dieu du génie
Sur les ruines de la vie
Allumant encor son flambeau.

Mânes sacrés, plaintives ombres,
Suspendez vos gémissemens;
Je ne viens point dans ces lieux sombres
Troubler la paix des monumens.
Mon désir n'est point téméraire,
Guidé par un Dieu salutaire,
Je suis loin d'oser vous braver.
Je viens apprendre l'art suprême
De rechercher dans l'homme même
Les moyens de le conserver.

Mortels dont le vol fut sublime,
Dont les noms survivront au temps,
Présidez au feu qui m'anime,
O Winslou, Malpighi, Wienssens!
Et toi dont l'heureuse imposture
Sut triompher de la nature,
Et nous déguiser le trépas[1],
Ruish, éclaire mon audace,
Ose me découvrir la trace
Où la gloire entraînait tes pas.

[1] Ruich conservait depuis trois ans des enfans injectés avec tant
d'art, que Pierre-le-Grand qui visitait le cabinet de cet anatomiste, crut en les voyant qu'ils n'étaient qu'endormis.

Que de vaisseaux de toute espèce
A mes regards viennent s'offrir !
Leur nombre et leur délicatesse
Trompent mon avide désir.
Là [1] le fluide de la vie,
Par une loi toujours suivie,
Loin de son centre [2] est emporté ;
A d'autres loix ici [3] fidèle,
Il suit celle qui le rappelle
Au centre qu'il avait quitté.

Fleuve bienfaisant, il n'arrose
Nos corps que pour les féconder ;
Et dans chaque organe il dépose
Les sucs qu'il semble demander :
C'est la matière de la bile :
Une lymphe pure et subtile
Que dans cent canaux il conduit :
C'est une salive écumeuse,
Ou la liqueur plus précieuse
Par qui l'homme se reproduit.

Quel est ce fluide [4] invisible
Qui trompe mon entendement ?
Qui, rendant mon être sensible,
Lui donne encor le mouvement ?
L'ame moins promptement décide ;

1 Par les artères.
2 Loin du cœur.
3 Les veines qui rapportent le sang au cœur.
4 Le fluide nerveux.

Et de Franklin le dieu [1] rapide
L'est moins que lui dans ses effets.
Est-ce le dieu de Franklin même?
Ou de notre ignorance extrême
Faudra-t-il ne sortir jamais ?

Des Euclide, des Archimède,
Rival illustre autant qu'heureux,
Descartes, accours à mon aide;
Sur tes pas j'oserai plus qu'eux.
Si du talent la main féconde
Crut pouvoir ébranler le monde
Par l'usage d'un seul levier [2],
Je t'offre une palme aussi belle;
Un nouveau monde ici t'appelle,
Et te garde un nouveau laurier.

Du jeu de cent forces [3] mouvantes,
Viens me dévoiler les secrets :
Par quel art, sans cesse agissantes,
S'aident-elles dans leurs effets ?
L'une sur un centre immobile
Fait jouer un levier docile;
L'autre l'y maintient arrêté :
Sur sa grandeur et sur sa masse
Celle-ci mesure l'espace
Dans lequel il est emporté.

[1] L'électricité qui doit tant à Franklin, et que quelques auteurs
ont cru pouvoir prendre pour le fluide nerveux.
[2] *Da mihi punctum et terram movebo*, disait Archimède.
[3] Les muscles.

Mais quel effrayant assemblage
D'ossemens hideux et grossiers !
D'un inévitable naufrage
Voilà donc les débris derniers... !
Sans doute à cet aspect terrible,
Et devant ce squelette horrible,
Va se briser l'orgueil humain ;
Non, dans cette froide matière
Que le vers cède à la poussière,
Brille encor un rayon divin.

Qui pourrait ne pas reconnaître
Qu'en moulant ces objets divers,
Un Dieu songeait à donner l'être
Au roi de ce vaste univers !
Tissu léger, délicatesse,
Rapports, solidité, souplesse,
Tout en eux paraît étonnant !
Base d'un fragile édifice,
Ils sont encor le triste indice
De l'éclat qu'il eut un instant.

Enfin, j'ai parcouru la lice
Que tu prescris à tes enfans,
Déesse[1], dont la main propice
Ne lance que traits bienfaisans,
Pour avoir accès en ton temple,
Du zèle j'ai donné l'exemple :
J'ai, veillant parmi les tombeaux,

[1] La Chirurgie.

Vaincu les dégouts légitimes
Qu'inspirent de froides victimes
Et de sanguinaires couteaux.

Pour prix d'une utile victoire,
Conduis-moi dans l'heureux sentier,
Où Petit[1] avec tant de gloire,
Chaque jour cueillait un laurier.
Ose m'ouvrir le sanctuaire
Où brûle le feu salutaire
Qui rendit Pouteau[2] triomphant;
Donne à mon cœur plus d'assurance:
Rends-moi cruel, par bienfaisance,
Je ne veux l'être qu'un moment.

Cette Ode fut dédiée à M. Louis, secrétaire de l'académie de chirurgie de Paris, et insérée dans le journal encyclopédique de la même année 1788.

[1] Chirurgien de la réputation la mieux méritée, mort en 1750.
[2] Chirurgien en chef de l'Hôtel-Dieu de Lyon, mort depuis plusieurs années.

PENSÉES.

Ce ne sont pas toujours les meilleurs raisonnemens, les idées les plus claires, les conséquences
les plus justes, qui sont propres à reveiller l'espérance. J'ai vu les hommes les plus instruits d'ailleurs, dédaigner les conseils de l'expérience et du
talent, pour se laisser toucher par les motifs les plus
frivoles et les plus ridicules que leur présentaient
l'ignorance et la cupidité : j'en ai gémi; mais j'ai
conçu cependant que, puisque la raison ne s'adres-
sait pas au cœur, elle pouvait ne pas suffire pour
y placer l'espérance; que ce sentiment qui y prend
sa source, veut plutôt être inspiré que prouvé;
et que, comme l'amour, comme la religion surtout, il a besoin du mystère et du charme attaché aux promesses que l'on ne conçoit pas.

Il existe une espérance vague, indéterminée,
fruit de l'instinct ou de l'amour de la vie, dont on
jouit sans la caresser, et qu'on trouve en soi sans
la chercher, comme Pandore la trouva dans le fond
de la boîte fatale; mais, en général, l'espérance a
besoin d'un motif; elle s'y complaît, elle s'en nourrit, et s'identifie davantage avec l'ame qui l'a conçue; l'un espère dans sa jeunesse, l'autre dans
la force de sa constitution. Celui-ci attend une crise
heureuse de la nature; celui-là l'influence d'une sai-

son plus prospère : l'un croit trouver la fin de ses maux dans le fréquent changement de conseils et de remèdes, l'autre ne l'attend que de sa constance à suivre les avis du dépositaire de sa confiance ; il faut donc qu'un médecin prudent établisse ses principaux moyens d'espérance et de consolation dans la direction que l'ame de celui qui souffre paraît donner à ses vœux ; car il est aisé de faire croire ce que l'on désire, et de charmer le malheur par le tableau d'un avenir dont lui-même a conçu l'idée.

L'espérance est, comme la piété, un sentiment tendre et religieux que le ciel envoie au secours des infortunés, ou plutôt elle n'est que la piété même, car sentir naître l'espérance au milieu des plus grandes douleurs, et dans le sein de maux presque désespérés, c'est déjà élever son ame vers le Dieu qui les donne et qui seul a le pouvoir de nous en délivrer.

Un des bienfaits du temps et des progrès de la vie, est de nous rendre sensibles aux charmes de l'espérance. Elle naît pour nous quand notre raison, déjà formée, a pu se faire l'idée de Dieu, de l'avenir, de notre destinée. L'enfant n'a pas le bonheur d'espérer : heureux par son défaut de prévoyance, il ne demande rien à un avenir qu'il ne connaît pas ; plein du sentiment de sa force, le jeune homme lui demande tout et ne cesse jamais d'espérer. L'homme fait ose douter de l'avenir et de lui ; il a déjà vu les illusions détruites et les espérances trompées. Le vieillard n'espère plus; les forces qui soutiennent ce sentiment ne sont plus de son âge, et pour s'en consoler il se jette dans le sein de l'imprévoyance, comme s'il allait recommencer la vie.

Quelles que soient les horribles douleurs que l'homme éprouve, il peut en espérer la fin tant que l'art n'a pas avoué l'impuissance de ses ressources. Quand cet art vaincu les a épuisées toutes, quand il n'attend plus rien de lui, l'espérance ne le quitte point encore, et le force à sourire à la pensée que ses douleurs au moins se calmeront dans le tombeau. L'espoir ne s'éloigne donc jamais de l'homme souffrant, et ce n'est que sur la porte d'un enfer que le Dante a pu inscrire ces mots : « Vous qui entrez ici, dépouillez-vous de toute » espérance[1]. »

Il n'est pas vrai que l'espérance soit le dernier sentiment qui se conserve dans le cœur de l'homme : dans mille occasions elle nous quitte avant la fin de la vie : et que pourrait-il en rester au criminel que toutes les lois ont condamné et dont l'heure du supplice est marquée ? au médecin instruit qui sent palpiter un anévrisme en son sein ? au centenaire épuisé qui compte les derniers jours du siècle

[1] M. Caillau, docteur en médecine, de Bordeaux, avait demandé à M. Petit quelques idées sur l'espérance, elles lui inspirèrent une épître dans laquelle il les inséra ; envoyée à l'académie des jeux floraux, elle y fut couronnée du prix de la violette, dans la séance de cette académie du 3 mai 1811.

qui s'achève? L'espoir de prolonger leur vie n'existe plus pour eux, mais ils sont pleins encore du désir d'en reculer le terme. C'est donc ce désir, cet amour de la vie qui occupe la dernière pensée de l'homme, et l'espérance est déjà loin de lui que ses lèvres cherchent encore à toucher la coupe de la vie dans laquelle il se plaignit si souvent de boire avec amertume.

Voulez-vous un grand exemple de l'empire que peut exercer l'espérance? voyez une mère courbée et veillant sur le berceau de douleur de son fils : indifférente à tout ce qui se passe autour d'elle, son ame, concentrée sur cet objet chéri, ne sait plus qu'espérer et que craindre; elle s'inquiète s'il ne dort pas, et cependant la durée de son repos l'épouvante. Il pâlit : elle craint; il rougit : elle espère; un cri la déchire, un sourire la console; elle ne peut se dissimuler le danger où elle le voit, mais elle embrasse toutes les espérances qu'on lui donne. L'accroissement de sa faiblesse, la décomposition de ses traits, la font frémir; elle se laisse séduire par l'espoir d'un nouveau remède, et elle répète cent fois qu'il y a bien de la vie cachée dans l'être qui la commence. A la pâleur de son front, à la sueur froide qui le couvre, elle oppose que son cœur palpite encore. Son bras qui tombe, sa paupière qui se ferme, sont à ses yeux des mouvemens qui lui restent; le froid qui le glace n'est que celui d'une défaillance; elle croit le sentir réchauffer sur son sein : on l'arrache,

*

malgré elle, à cet objet inanimé ; mais elle veut le revoir, car elle espère, elle espère encore !!... Tant il est difficile à une mère de croire à la fin d'une vie qu'elle a donnée, et de se souvenir qu'on ne peut la donner qu'une fois.

Serait-il vrai qu'il existât, pour l'humanité, un fatal privilége, qui, ajoutant pour elle seule à l'inépuisable fécondité de la nature, la laissât dans le cas de trembler chaque jour pour la formation de nouvelles douleurs et de maladies inconnues. Les maux qui l'assiègent de toutes parts ne se pressent-ils donc pas assez autour d'elle ? et la bonté divine qui ne permet pas au temps d'en éclaircir les rangs, lui aurait-elle laissé le pouvoir d'en enfanter de nouveaux ? non, la raison se refuse à cette idée. La pensée forte qui tira l'univers du néant, acheva la création par l'acte d'une seule et même volonté. Les biens et les maux, tout ce qui doit servir à l'homme et tout ce qui peut lui nuire fut produit à la fois, et l'avenir, chargé de la reproduction des espèces, ne le fut pas du soin d'en créer de nouvelles. Quand nous appelons nouvelle maladie un phénomène non encore observé dans le nombre de ceux qui peuvent troubler les lois de l'économie animale, nous employons donc une fausse dénomination, puisqu'il est certain que le même fait a déjà dû se reproduire souvent, et qu'il n'a pu s'échapper de la mémoire des hommes que par l'infidélité des souvenirs, ou l'inexactitude de l'observation. Les végétaux précieux que Humbold a découverts dans les vallées solitaires, brillaient depuis long-temps aux yeux des pâtres sauvages avant que ce savant observateur les eût inscrit dans le rang de nos richesses acquises; ils n'étaient pas inconnus aux abîmes de l'océan, ceux de ses froids habitans dont Lacépède nous fit connaître l'existence; et ces races perdues que Cuvier demande aux entrailles de la terre et dispute au sein des rochers, n'ont-elles donc pas joui de la vie, quoique rien ne les rappelle à la mémoire des hommes?

La main du temps pèse sur notre tête avant d'être sentie sur notre cœur.

La reconnaissance est une belle fille qui devient muette en grandissant.

Ne versez jamais de l'eau froide sur le cœur.

Lorsque pour la première fois je contemplai l'océan, son effrayante étendue, son horizon sans bornes et se perdant dans les cieux, pour la première fois aussi, je me formai l'idée de l'immensité d'un Dieu; mais j'eus celle de sa puissance quand je vis ce même océan, se soulevant tout entier, s'avancer lentement vers le rivage qu'il dévore et menaçant le continent de son poids; que dis-je? à ce mouvement, à ces flots agités, à cette apparence de force et de vie, j'eusse pris l'océan pour un dieu?... Mais la limite qu'il ne peut franchir était là, je la vis : la grandeur de l'océan disparut, et il ne fut plus à mes yeux qu'un esclave moins noble et moins obéissant que moi.

La douleur physique rend impatient, colère, insensible aux maux d'autrui, égoïste, parce qu'elle est fixe et ne peut se répandre par la communication ; la douleur morale épure le cœur, l'amollit en en parlant ; en arrachant d'autres larmes, il semble que l'on se soulage de la douleur que l'on communique. Les larmes sont intermittentes : elles ne peuvent toujours couler ; la douleur subsiste, mais son signe manque, on aime alors ceux qui pleurent avec nous, qui rafraîchissent notre douleur, on s'y attache, on compatit à son tour et le cœur a gagné quelque chose.

La mort n'est point un acte de douleur. La première et la dernière étincelle de la vie se ressemblent, et l'instant qui sépare l'ame et le corps ne doit pas différer du moment qui les unit. Pourquoi l'ame frémirait-elle en recouvrant sa liberté, après avoir tressailli de plaisir en devenant esclave? car elle n'est pas étrangère au trouble, à l'ivresse de deux êtres réunis dans le sein du bonheur, et dont les ames, se confondant avec celle qui descend des cieux, semblent ne devoir leur extrême félicité qu'à ce contact établi entre trois subtances immortelles ; si elle est heureuse en arrivant à la vie, elle doit l'être encore en la quittant pour habiter les cieux ; car, dans ces deux momens d'un exil qui commence et d'un exil qui finit, elle éprouve un grand déplacement, un froissement doux et prolongé délicieusement senti par les organes qu'elle anime, et qui ferait désirer la mort si on pouvait la supporter deux fois, et si la prévoyance du ciel ne nous eût pas fait un mystère de cette félicité.

On a donc calomnié la mort; pour l'apprécier, il fallait l'étudier dans les phénomènes de la vie.

En 1804, la ville de Lyon fut épouvantée par un crime affreux : le directeur d'un hospice de charité fut assassiné dans son enceinte par deux hommes que l'humanité y avait recueillis; pendant un mois les monstres qui devaient l'y plonger vivant, virent chaque jour leur victime, obéirent à ses ordres, furent témoins de ses pieuses sollicitudes pour les pauvres, sans que leurs cœurs endurcis pussent s'ouvrir à des remords, qu'ils ne trouvèrent pas même au pied des échafauds. Eh bien, quelque affreux que ce crime puisse être, il se reproduit souvent à nos yeux sans exciter en nous qu'une faible indignation; car, je le demande, le vil calomniateur qui prend la plume pour outrager l'homme de bien, qui cherche à porter jusque sur lui la souillure de ses libelles, qui pendant long-temps prépare, sans remords, le poison qu'il lui destine, n'est-il pas à son tour un infâme assassin qui prépare aussi de loin la fosse dans laquelle il veut le plonger vivant? et si sa victime n'est point ensanglanté, le coupable en est-il moins digne de l'échafaud[1]?

---

[1] M. Joyeux, directeur de la Charité, dont il est ici question,

Le mouvement fait croire à la vie. Tout ce qui est entraîné par une certaine force de mouvement

allant un jour dans la cave de la maison y faire une inspection, est saisi par deux frères et enfans de cette hospice, qui y avaient été élevés ; terrassé par eux, entraîné dans la partie la plus reculée avec son propre mouchoir qu'ils lui avaient passé au col, il est assommé avec une *demoiselle* de paveur qui se trouva sous leurs mains ; là, une fosse de six pieds de profondeur, creusée d'avance, attendait la victime ; ils y placèrent le cadavre et crurent aussi y enterrer à jamais leur forfait. Ce ne fut qu'au bout de six semaines, après beaucoup de recherches et quelques soupçons vagues qu'on découvrit les auteurs de cette attrocité. Cet événement inspira à M. Petit la pièce suivante :

VERS

SUR LA MORT DE M. JOYEUX, FAITS EN ASSISTANT A SON SERVICE FUNÈBRE,
LE 1.er SEPTEMBRE 1804.

Le bras de l'assassin a frappé la victime :
Complice du forfait, la terre a bu son sang,
Et, sans s'épouvanter de ce corps palpitant,
Dans son sein entr'ouvert elle a caché le crime.

Tu l'as voulu, grand Dieu ! de semblables forfaits
Vainement sont commis dans l'ombre,
Ton œil s'ouvre dans la nuit sombre,
Le crime hésite encor et déjà tu le sais.

L'homme juste est tombé, sa tête s'est fléchie,
Sans qu'il ait pu, mon Dieu, tourner les yeux vers toi ;
Sans que son cœur ait pu te parler de sa foi,
Sans qu'il ait pu t'offrir sa vie.

Ah, qu'il repose en paix dans ton immensité,
Et comme lui jamais s'il faut que je périsse,
Comme lui, que je sois offert à ta bonté
Avant de l'être à ta justice.

semble appartenir à la vie et former un être à part.
Dans les petits objets, le peu d'importance de ce
mouvement n'excite que de faibles émotions; mais
quand les vents sont déchaînés, quand le tonnere
se précipite dans les vallées, quand l'océan soulève
ses flots tumultueux, je prête malgré moi une ame,
une volonté à ces êtres inanimés, je redoute leur
courroux, et je pardonne à l'erreur qui crut y voir
des dieux.

Il y a dans la société une classe d'hommes toujours empressés à s'emparer des événemens pour
les apprendre à ceux qu'ils intéressent, pour être
les premiers témoins d'une scène de plaisir ou de
larmes, et ajouter un épisode au drame de leur
propre vie; mais ceux qui ambitionnent de tels
messages connaissent-ils bien avec quels ménagemens il faut toucher une ame? prennent-ils toutes
les précautions pour que la nouvelle qu'ils ont à
donner ne soit point fatale? Ah, bien peu savent
exercer l'art délicat d'épargner celui qu'on afflige;
d'employer en lui parlant d'heureux détours, des
réticences propices, et des expressions consolantes
et choisies; aussi ne laissez jamais approcher de
l'homme souffrant celui à qui cet art est étranger.
Soyez vous-même le porteur intelligent d'une nouvelle dont vous redoutez les effets, et croyez que
le bien que vous ferez en cela appartient aussi à
vos devoirs, et peut l'emporter encore sur les plus
utiles conseils.

ANECDOTE MÉDICALE.

Une demoiselle de Dijon, douée de toutes les qualités de l'esprit et du cœur, avait cherché dans les montagnes de la Suisse un asile et un repos que la France, déchirée par les factions, ne pouvait plus offrir à sa famille; là, ses talens les placèrent au-dessus des besoins, sans l'arracher toutefois à ses réflexions douloureuses et à la tristesse accablante des proscrits; sa santé en reçut de funestes atteintes, et malgré la force de l'âge, elle tomba dans un état de fièvre et de langueur d'autant plus difficile à combattre, que, croyant n'avoir plus rien d'heureux à demander à la vie, elle refusait absolument tous les moyens qui pouvaient l'y rappeler; mais son médecin était le fameux Tissot, de Lausanne : il avait deviné cette ame tendre, et parvint à la sauver malgré ses fatales résolutions. Pendant une semaine il la visita chaque jour avec soin, l'écouta dans le récit de ses maux, en parut profondément occupé, et se retira chaque fois après avoir gardé le silence le plus absolu; il le rompit enfin par ces mots qui furent entendus sans effroi : « Je ne puis vous sauver, Mademoiselle, mon art
» que j'interroge est sans ressource pour vous; mais
» votre persévérance à en refuser tous les secours
» désespère ceux qui vous entourent : ils vous
» aiment, et vous leur devez quelques consola-
» tions : suivez, pour les obliger, mes inutiles
» conseils, et souffrez qu'ils conservent un espoir

» que nous n'avons plus. » Elle crut aisément à l'approche d'un trépas qu'elle désirait, et se prêta sans efforts à des moyens qu'elle croyait sans vertus; mais le génie y avait caché les germes de sa guérison; ils fructifièrent bientôt; la fièvre s'éteignit, la langueur se dissipa, et la santé, si souvent désirée, revint affliger celle qui regardait sa perte comme un bienfait. Mademoiselle B.... frémit en se sentant renaître, et adressant un jour la parole à son médecin : « Ah, Monsieur Tissot, vous m'avez » trompée, lui dit-elle : cela est affreux; vous avez » reporté la vie dans un sein qui désirait la mort: » que me rendez-vous qui vaille le repos que j'al- » lais goûter? » Tissot sourit à ce reproche, et continuant son ouvrage, il recueillit bientôt dans la reconnaissance la plus juste et dans l'affection la mieux sentie, le prix le plus heureux de ses talens et de ses soins.

Nota. C'est par erreur que dans le cours de cet ouvrage le nom de M. Desault, chirurgien en chef du grand Hôtel-Dieu de Paris, a été écrit Desaut; lisez partout : Desault.

FIN.

TABLE DES MATIÈRES.

ESSAI SUR LA MÉDECINE DU CŒUR.

FIN DE LA TABLE.

9 782013 481373